GU Kompass

300 Fragen zum Impfen

DR. NICOLE SCHAENZLER
DR. MED. BRIGITTE STRASSER-VOGEL

WICHTIGER HINWEIS

Wie jede Wissenschaft ist die Medizin einem ständigen Wandel und neuen Erkenntnissen unterworfen. Dies gilt für das Thema Impfen in besonderem Maße: Allein die jährliche Aktualisierung der öffentlich empfohlenen Impfungen durch die Ständige Impfkommission (STIKO) kann nach sich ziehen, dass ein Impfratgeber regelmäßig nach Ergänzungen oder Änderungen verlangt.
Die Autorinnen haben größte Sorgfalt darauf verwendet, dass die Angaben sowohl zu den Erkrankungen als auch zu den einzelnen Impfungen wie Wirkstoffzusammensetzung, Dosierung oder Impfabstände dem aktuellen Wissensstand bei Drucklegung entsprechen. Es können jedoch immer bislang noch nicht bekannte unerwünschte Wirkungen oder sonstige Gründe dafür auftreten, dass eine Impfung oder auch eine therapeutische Methode nicht mehr durchgeführt werden darf oder sollte. Eine Haftung der Autorinnen oder des Verlags für eventuell entstandene Schäden, die aus den im Buch gemachten Hinweisen entstehen, ist daher ausgeschlossen. Auch bietet der vorliegende Impfratgeber keinen Ersatz für kompetenten persönlichen medizinischen Rat.

ÜBER DIE AUTORINNEN

Dr. Nicole Schaenzler ist promovierte Philologin und seit vielen Jahren als Medizinjournalistin tätig. Als Fachautorin hat sie zahlreiche Bücher zu medizinischen Themen verfasst. Bei GU sind von ihr bereits die Großen Kompasse »Laborwerte« und »Medizinische Fachbegriffe« sowie der »Quickfinder Symptome« erschienen. Sie ist Herausgeberin eines Gesundheitsmagazins (Topfit) in München.
Dr. med. Brigitte Strasser-Vogel, Kinder- und Jugendärztin, arbeitete nach sieben Jahren Kliniktätigkeit zunächst in der medizinischen Forschung, anschließend in der Erwachsenenbildung, in der städtischen Mütterberatung sowie als Krippenärztin und Dozentin für Kinderheilkunde. Einen besonderen Schwerpunkt legte sie dabei immer auf das Thema Impfungen.

Ein Wort zuvor

Rund 40 Millionen Mal lassen sich Menschen in Deutschland jedes Jahr impfen. Das Impfangebot richtet sich inzwischen nicht mehr nur gegen schwere, oft tödliche verlaufende Erkrankungen wie Diphtherie oder Tetanus, sondern auch gegen Infektionen, die wie Röteln und Windpocken eher als harmlos eingestuft werden. Doch sind wirklich alle empfohlenen Impfungen notwendig? Bergen Impfungen nicht auch Gefahren? Wie wirksam sind Impfungen überhaupt? Im vorliegenden GU-Kompass finden Sie auf diese und viele andere Fragen ausführliche und verständliche Antworten. Denn auch wenn Impfungen eine der wirksamsten medizinischen Maßnahmen zur Krankheitsverhütung sind, so sollte doch jeder Impfung – im Schulterschluss mit dem Impfarzt – eine Phase des kritischen Abwägens vorausgehen. Dies gilt für Eltern ebenso wie für ältere oder chronisch kranke Menschen und gelegentlich auch für Urlaubsreisende.
Kernstück des vorliegenden Ratgebers sind die derzeit von der Ständigen Impfkommission (STIKO) am Robert Koch-Institut in Berlin empfohlenen Standard-, Indikations- und Reiseimpfungen. Dazu haben wir alle wichtigen Fragen aufgegriffen und uns dabei immer wieder auch bewusst ins Spannungsfeld der Impfbefürworter und -skeptiker begeben, um die verschiedenen Positionen kritisch zu hinterfragen. Da weder ideologische Erwägungen noch blindes Vertrauen in alles (medizinisch) Machbare gute Ratgeber sind, haben wir bei unseren Erläuterungen stets größten Wert auf Objektivität gelegt. Denn nur fachlich fundierte Information taugt als Grundlage für eine selbstbestimmte Entscheidung.

Dr. Nicole Schaenzler
Dr. med. Brigitte Strasser-Vogel

Wissenswertes rund um das Thema Impfen

Erste Impfversuche gab es bereits in der Chinesischen Medizin des 6. Jahrhunderts: Nachdem Ärzte erkannt hatten, dass Menschen nach einer überlebten Pockeninfektion kein zweites Mal erkrankten, brachten sie Nase oder Haut von Kleinkindern mit Pockenkrusten in Kontakt. Auf diese Weise sollte eine mild verlaufende Erkrankung provoziert werden, um die Behandelten vor einer erneuten Ansteckung zu schützen. Obwohl nicht überliefert ist, wie viele Kinder die Prozedur überlebten, verbreitete sich die Methode bis nach Europa. Erst Mitte des 18. Jahrhunderts wurde das Verfahren offiziell verboten. Der Impfgedanke geriet jedoch nicht in Vergessenheit: Nur einige Jahrzehnte später führte der englische Arzt Edward Jenner 1796 die erste Pockenimpfung mit einem selbst entwickelten Impfstoff durch. Wenige Jahre darauf übernahmen viele Länder die Pockenschutzimpfung als Pflichtimpfung. In Deutschland kam es zu einer deutlichen Senkung der Erkrankungs- und Sterblichkeitsrate, als 1874 das Reichsimpfgesetz erlassen wurde. Rund 50 Jahre später galt Deutschland als »pockenfrei« – weltweit trat der letzte Pockenfall 1977 in Somalia auf.
Die wissenschaftlichen Grundlagen für das erste staatlich gesteuerte deutsche Impfprogramm wurden parallel geschaffen: Forscher wie Louis Pasteur, Robert Koch oder Emil von Behring entdeckten nicht nur zahlreiche Bakterien als Ursache für Krankheiten, sondern entwickelten auch immunologische Modelle, die der Entwicklung neuer Impfstoffe dienten, um andere weitverbreitete Infektionskrankheiten wie Pest, Tollwut, Diphtherie, Tetanus oder Tuberkulose zu bekämpfen. Die Ära der breit angelegten Impfkampagnen begann jedoch erst in den 1950er- und 1960er-Jahren, als in vielen Ländern der Welt die

Schluckimpfung zur Bekämpfung der Kinderlähmung propagiert wurde: Die Erkrankung konnte ausgerottet werden; ebenso wurden weitere schwere Erkrankungen wie Diphtherie oder Tetanus stark zurückgedrängt.

Wie wirken Impfungen?

Wenn das Immunsystem zum ersten Mal mit einem bestimmten Krankheitserreger konfrontiert wird, mobilisiert es umgehend die unspezifische (angeborene) Immunabwehr und leitet damit die Immunantwort ein: Zunächst werden Abwehrzellen aktiviert, welche die Krankheitserreger aufnehmen und in ihrem Inneren einschließen (»fressen«). Diese so genannten Fresszellen (Makrophagen) tragen einen Steckbrief mit den Merkmalen der verdauten Erreger an ihrer Zelloberfläche, beispielsweise Bestandteile der Außenhülle eines Bakteriums. Diese »Identitätsmerkmale« werden auch als Antigene bezeichnet. Der Erfolg der Fresszellen, Krankheitserreger vollständig unschädlich zu machen, ist jedoch meist begrenzt. Denn sie sind nicht gegen eine bestimmte Art von Erregern gerichtet. Nichtsdestotrotz können sie eine Infektion so lange kontrollieren, bis die spezifische (erworbene) Immunabwehr greift. Nun kommen hoch spezialisierte Zelltypen zum Einsatz, die allein darauf ausgerichtet sind, gegen bestimmte Krankheitskeime vorzugehen:

- die B-Lymphozyten, die als einzige Zellen in der Lage sind, Antikörper (Immunglobuline) zu bilden,
- und die T-Lymphozyten, die für das Erkennen von Antigenen verantwortlich sind.

Eine Untergruppe der T-Lymphozyten – die T-Helferzellen – produziert nach Kontakt mit den Antigenen der Fresszellen Botenstoffe, welche die T- und B-Lymphozyten dazu anregen, sich zielgerichtet umzuwandeln: Ein Teil der T-Lymphozyten wird dadurch zu Killerzellen, die genau die Erreger zerstören, deren Antigene zu ihrer Entstehung geführt haben. Ein anderer

Teil bildet so genannte T-Gedächtniszellen, die sich die Struktur der Antigene merken. Sobald der Organismus erneut mit demselben Antigen in Kontakt kommt, lösen diese T-Gedächtniszellen schnell und gezielt eine entsprechende Abwehrreaktion aus. Die B-Lymphozyten bilden sich nach dem ersten Kontakt mit einem Antigen zu so genannten Plasmazellen um. Diese produzieren dann Antikörper, die wie ein Schlüssel zum Schloss ganz genau zum Antigen passen. So können sich die Antikörper an die Antigene heften (Antigen-Antikörper-Reaktion) – und dieser Verbund (Immunkomplex) kann rasch bekämpft werden. Darüber hinaus können sich die B-Lymphozyten ebenfalls zu Gedächtniszellen umwandeln: Auch sie merken sich die Struktur der Antigene und der dazugehörigen Antikörper. Kommt das Immunsystem noch einmal mit dem gleichen Erreger in Kontakt, machen schnell produzierte Antikörper und T-Killerzellen diesen sofort unschädlich – der Organismus ist immun gegen eine erneute Infektion.

Was ist eine Aktivimpfung?

Auch die aktive Impfung (aktive Immunisierung) zielt darauf ab, ein immunologisches Gedächtnis und damit eine spezifische Immunität zu erzeugen: Anhand von Impfstoffen aus abgeschwächten lebenden (Lebendimpfung) oder abgetöteten (Totimpfung) Krankheitserregern (beziehungsweise Teilen von ihnen) sollen die Gedächtniszellen des Immunsystems das Erregerprofil speichern, um den Erreger bei einer Infektion sofort zu erkennen und unschädlich zu machen. Eine Variante der Totimpfung ist die Impfung mit Toxoidimpfstoffen. Sie enthalten den von den Bakterien ausgeschiedenen Giftstoff (Toxid) in abgeschwächter Form – auf diesem Prinzip basieren die Diphtherie- und Tetanusimpfung.
Um einen zuverlässigen Impfschutz aufzubauen, sind meist mehrere Gaben (Basisimpfung) in bestimmten Abständen notwendig. Dieses Vorgehen wird als Grundimmunisierung bezeichnet. Ist diese abgeschlossen, sind die Gedächtniszellen

des spezifischen Immunsystems mit den Merkmalen des Erregers so vertraut, dass im Bedarfsfall sofort Antikörper gegen ihn aufgebaut werden können: Es besteht eine Immunität. Bei einigen Infektionskrankheiten muss man den Impfschutz einige Jahre später mit einer erneuten Impfung auffrischen (Auffrischimpfung, Boosterimpfung), zum Beispiel für einen lang anhaltenden Schutz gegen Tetanus, Diphtherie oder FSME.

Was ist eine Passivimpfung?

Die Passivimpfung (passive Immunisierung) greift sehr viel schneller als die Aktivimpfung: Im Idealfall wird der Immunschutz innerhalb weniger Stunden, spätestens aber binnen einiger Tage aufgebaut. Bei der Passivimpfung werden dem Organismus nämlich vorgebildete Antikörper (Immunglobuline) verabreicht, die vom Immunsystem eines menschlichen oder tierischen Spenderorganismus produziert wurden. Auf diese Weise muss der Körper nicht selbst Abwehrstoffe bilden. Den Vorteil der sofortigen Wirkung macht man sich vor allem dann zunutze, wenn eine nicht immunisierte Person einem gefährlichen Erreger ausgesetzt war. Ein Nachteil der Passivimpfung: Ihre Wirkung hält nur wenige Wochen an, da die verabreichten Antikörper rasch wieder abgebaut werden.

Was bedeutet Simultanimpfung?

Mitunter ist es notwendig, die schutzlose Zeit zwischen Infektion und Antikörperproduktion zu überbrücken – etwa wenn bei einer Verletzung Tetanusgefahr besteht, eine Impfung aber schon lange zurückliegt. In diesem Fall werden gleichzeitig eine Aktiv- und eine Passivimpfung durchgeführt.

Wie wirksam sind Impfungen?

In Europa wird jeder Impfstoff vor der Zulassung nach den Richtlinien der Europäischen Zulassungsbehörde (EMEA)

genauestens geprüft und auch nach der Zulassung noch überwacht. Gemäß internationalen Vereinbarungen muss ein gut wirksamer Impfstoff eine Schutzrate von mindestens 80 Prozent aufweisen. Wenn der Impfhersteller die Wirksamkeit eines Impfstoffes – ebenso wie seine Sicherheit und Verträglichkeit – nicht durch größere Studien nachweisen konnte, erhält der Impfstoff keine Zulassung.
Ein wichtiger Parameter für die Wirksamkeit eines Impfstoffs ist die gebildete Antikörperkonzentration gegen den Erreger (Antikörpertiter); sie wird mit einer Blutuntersuchung bestimmt. Allerdings muss dazu bekannt sein, wie hoch der Antikörperwert sein muss, damit man von einem ausreichenden Immunschutz ausgehen kann.
Mitunter kommt es vor, dass ein bestimmter Antikörperwert keine eindeutige Aussage zulässt. In diesem Fall wird der Wirksamkeitsnachweis durch Langzeitstudien erbracht: Dazu lässt sich zunächst eine möglichst große Zahl freiwilliger Teilnehmer impfen. Anschließend werden die Probanden über Monate, mitunter sogar Jahre beobachtet, um festzustellen, ob die Erkrankungsrate im Vergleich zu einer nicht geimpften Kontrollgruppe deutlich abgenommen hat.
Nicht zuletzt lässt auch die jeweilige Entwicklung der Erkrankungsrate in der Bevölkerung Rückschlüsse auf die Wirksamkeit eines Impfstoffs zu: Im Idealfall gehen die Erkrankungszahlen bereits kurz nach der Einführung einer Impfung deutlich zurück.

Wie verträglich sind Impfungen?

Die modernen Impfstoffe sind im Allgemeinen gut veträglich. Dennoch lassen sich – wie bei allen therapeutisch wirksamen Substanzen – Nebenwirkungen nie völlig ausschließen. Dabei kann eine mögliche Impfreaktion sowohl durch den erregerhaltigen Wirkstoff selbst als auch durch die im Impfstoff enthaltenen Zusatzstoffe (→ Seite 20 f.) ausgelöst werden.

Typische Impfreaktionen

Häufige, aber unbedenkliche und vorübergehende Impfreaktionen im Bereich der Impfstelle sind Rötungen, Schmerzen und Schwellungen, schmerzhafte Verhärtungen oder Knoten an der Einstichstelle sowie Schwellungen der benachbarten Lymphknoten. Meist entwickeln sich die Beschwerden innerhalb der ersten 48 Stunden nach der Impfung. Zudem können Reaktionen des ganzen Körpers auftreten. Typische Allgemeinreaktionen sind mäßig hohes Fieber und grippeähnliche Symptome wie Abgeschlagenheit und Müdigkeit, Frösteln, Kopf- und Gliederschmerzen. Auch vorübergehende Magen-Darm-Beschwerden wie Appetitlosigkeit, Bauchschmerzen, Übelkeit oder Erbrechen werden häufig beobachtet; sie zeigen an, dass das Immunsystem durch die Impfung aktiviert wurde.

Impfkomplikationen und Impfschäden

Geht eine Komplikation infolge einer Impfung über das übliche Ausmaß einer Impfreaktion hinaus, wird sie als Impfkomplikation oder Impfschaden bezeichnet. Hierzu gehören vor allem allergische Reaktionen etwa an Haut oder Atemwegen, die meist bereits wenige Minuten nach der Impfung auftreten. Die schwerste allergische Reaktion ist der anaphylaktische Schock, der eine sofortige notärztliche Versorgung zur Stabilisierung der Vitalfunktionen erfordert. In selten Fällen können sich aber auch schwerwiegende Erkrankungen – manchmal sogar mit Dauerfolgen – entwickeln. Hiervon ist besonders oft das zentrale oder periphere Nervensystem betroffen, wobei die Erscheinungen von Entzündungen einzelner peripherer Nerven (Neuritis) bis hin zu einer lebensbedrohlichen, akuten Entzündung des Hirngewebes (Impfenzephalitis) reichen.
Auch das Guillain-Barré-Syndrom kann durch eine Impfung ausgelöst werden: Hierbei entwickelt sich im Rahmen der Immunantwort aus bisher ungeklärter Ursache eine akute entzündliche Erkrankung der peripheren Nerven und Nerven-

wurzeln. Typisch ist eine plötzliche, von den Beinen aufsteigende Muskelschwäche, die in eine symmetrische, schlaffe Lähmung mündet. Weitere Symptome sind unter anderem Schluck- und Atemschwierigkeiten bis hin zur lebensbedrohlichen Atemlähmung; mitunter gesellen sich Herzrhythmusstörungen und starke Blutdruckschwankungen dazu.
Eine ursächliche Therapie ist nicht möglich, sodass sich die Behandlung im Wesentlichen auf eine intensivmedizinische Überwachung und Sicherung der Vitalfunktionen beschränkt. In den meisten Fällen bilden sich die Symptome nach einigen Wochen jedoch vollständig zurück; mitunter bleiben allerdings neurologische Defizite wie Sensibilitätsstörungen zurück.

Wann darf nicht geimpft werden?

Gemäß den Empfehlungen der STIKO sollte eine Impfung nicht durchgeführt beziehungsweise verschoben werden, wenn

- eine behandlungsbedürftige Erkrankung vorliegt: In diesem Fall sollte frühestens zwei Wochen nach der Genesung geimpft werden.
- eine schwere unerwünschte Arzneimittelwirkung im zeitlichen Zusammenhang mit der Impfung aufgetreten ist. Hier-

WICHTIG

Lebendimpfstoffe bewirken in der Regel eine stärkere Immunantwort als Totimpfstoffe und erzeugen daher bisweilen auch mehr Nebenwirkungen. Besonders oft werden leicht verlaufende Formen der Krankheit beobachtet, gegen die sich der Impfstoff richtet, zum Beispiel Impfmasern. Die Erscheinungen klingen jedoch ein paar Tage später von selbst ab. Auch nahestehende Personen eines Geimpften, der einen Lebendimpfstoff erhalten hat, können an einem Impfschaden erkranken. Besonders gefährdet sind dabei Patienten mit einem geschwächten Immunsystem, gelegentlich auch Schwangere.

von abzugrenzen sind harmlose Impfreaktionen (→ Seite 10 f.), die keine Kontraindikation sind.

- eine Allergie gegen einen Impfstoff oder dessen Bestandteile bekannt ist oder vermutet wird.
- ein angeborener oder erworbener Immundefekt besteht und mit einem Lebendimpfstoff geimpft werden soll; hier ist eine sorgfältige Nutzen-Risiko-Abwägung mit dem behandelnden Arzt unabdingbar. Gleiches gilt, wenn eine Dauerbehandlung mit Kortison (in Tablettenform) oder eine andere medikamentöse Behandlung zur Hemmung des Immunsystems durchgeführt wird. Impfungen mit einem Totimpfstoff sind in den genannten Fällen in der Regel unproblematisch.
- eine Schwangerschaft besteht: Wenn möglich, sollte die Impfung nach der Entbindung durchgeführt werden; dies gilt vor allem für Impfungen mit Lebendimpfstoffen gegen Masern, Mumps, Röteln, Windpocken und Gelbfieber. Bei einigen Impfungen, insbesondere bei der Windpockenimpfung, müssen die Risiken allerdings sorgfältig abgewogen werden, sofern eine Infektionsgefahr mit schwerwiegenden Folgen für das Ungeborene besteht.

Was versteht man unter »falschen« Kontraindikationen?

Bisweilen unterbleiben notwendige Impfungen, weil bestimmte Umstände irrtümlicherweise als Hindernis angesehen werden. Solche »falschen« Kontraindikationen sind beispielsweise banale Infekte, auch wenn sie mit Fieber ($\leq$ 38,5 °C) einhergehen, Hautausschläge oder eine Gelbsucht bei Neugeborenen. Ebenso sind laut STIKO Bedenken unbegründet, wenn der Impfling schon einmal einen Fieberkrampf erlitten hat oder in der Familie bereits Krampfanfälle aufgetreten sind. Das Gleiche gilt für die Behandlung mit Antibiotika oder Kortisonsalben. Frühgeborene sollten – unabhängig von Reifealter und aktuellem Gewicht – entsprechend dem empfohlenen Impfalter geimpft werden. Zudem sind viele chronische Erkrankungen kein Grund, auf eine Impfung zu verzichten, sofern es sich nicht um fortschreitende Erkrankungen des zentralen Nervensystems handelt.

Impfungen und chronische Erkrankungen

Einige (Indikations-)Impfungen wenden sich sogar ausdrücklich an chronisch kranke Patienten, da diese oft ein besonders hohes Risiko für einen schweren Verlauf und/oder Komplikationen tragen. So wird zum Beispiel Asthmakranken und anderen Patienten mit einem chronischen Lungenleiden ausdrücklich eine Pneumokokken- und/oder eine jährliche Grippeimpfung empfohlen: Bei ihnen verläuft eine durch Pneumokokken ausgelöste Lungenentzündung oder eine Influenza meist deutlich schwerer als bei lungengesunden Menschen.
Auch für Patienten, die unter Multiple Sklerose (MS) leiden, können bestimme Impfungen sinnvoll sein: Studien haben gezeigt, dass vor allem Infekte der oberen Luftwege, Harnwegsinfektionen und Magen-Darm-Infekte Krankheitsschübe auslösen können. Deshalb profitieren auch MS-Patienten von einer Grippe- und Pneumokokkenimpfung. Überhaupt scheinen für die meisten MS-Betroffenen Totimpfstoffe unproblematisch zu sein; von Lebendimpfungen rät der Bundesverband der Deutschen Multiple Sklerose Gesellschaft derzeit jedoch ab.

Impfungen auf dem Prüfstand

In Deutschland besteht keine Impfpflicht. Im Zweifelsfall kann jeder, ohne Angabe von Gründen, eine Impfung für sich oder sein Kind ablehnen. Gleichwohl drängen die öffentlichen Institutionen im Gesundheitswesen auf eine möglichst konsequente Umsetzung der öffentlichen Impfempfehlungen. Nur so ist nach Ansicht der Gesundheitsbehörden gewährleistet, dass die Allgemeinheit dauerhaft vor Seuchen geschützt wird. Impfkritiker halten die Impfprogramme dagegen für verfehlt: Der Nutzen werde überschätzt, Nebenwirkungen und mögliche Langzeitfolgen würden verharmlost. Hardliner plädieren sogar dafür, alle Impfungen abzuschaffen.
Die Standpunkte von Impfbefürwortern und -gegnern scheinen unversöhnlich – dazwischen stehen verunsichert die Eltern, die

eine Impfentscheidung für ihre Kinder treffen müssen, ältere Menschen oder chronisch kranke Patienten, denen die STIKO spezielle Impfungen wie die jährliche Grippeimpfung empfiehlt, und sogar Personen, die eine Fernreise in ein Risikogebiet für bestimmte Infektionskrankheiten planen.
Für Eltern stellt die Impffrage eine besonders große Herausforderung dar: In dem Bestreben, ihrem Kind die bestmöglichen Voraussetzungen für eine gesunde Entwicklung zu schaffen, müssen sie sich bereits neun Wochen nach der Entbindung im Klaren darüber sein, ob und welche der derzeit öffentlich empfohlenen zwölf Standardimpfungen durchgeführt werden sollen. Die Entscheidung für ein Standardimpfprogramm fällen die Eltern im Vertrauen darauf, dass der erste medizinische Eingriff in das Leben ihres Kindes ohne negative Folgen bleibt – eine Garantie gibt es dafür allerdings nicht.
Bei ihren Überlegungen werden Eltern schnell feststellen, dass die freie Impfentscheidung ihre Grenzen hat. Individuelle Abweichungen vom Impfplan sind zwar möglich, scheitern jedoch oft daran, dass viele Impfstoffe heute nur noch in Kombinationen zur Verfügung stehen. Eines der Motive hierfür ist, dem kleinen Impfling möglichst wenig Injektionen zuzumuten. Dies kann jedoch dazu führen, dass Eltern Impfungen wie einer Röteln- oder Windpockenimpfung zustimmen (müssen), obwohl sie von deren Notwendigkeit eigentlich nicht überzeugt sind.

Der Solidaritätsgedanke

Tatsächlich ist es auf den ersten Blick nicht unbedingt nachvollziehbar, weshalb ein Schutz gegen jene Krankheiten empfohlen wird, die viele Eltern selbst im Kindesalter unbeschadet überstanden haben. Auch heute noch heilen beispielsweise die meisten Windpocken bei gesunden Kindern innerhalb weniger Tage folgenlos von selbst ab. Insbesondere bei Menschen mit einer Immunschwäche können sie jedoch schwere Gesundheitsschäden hervorrufen, im Extremfall mit tödlichem Ausgang. Ebenso kann eine Rötelninfektion für das Ungeborene oder eine

Keuchhustenerkrankung für ein wenige Wochen altes Baby lebensbedrohlich sein. Sind jedoch mehr als 90 Prozent der Bevölkerung geimpft, wird eine Herdenimmunität erzeugt, sodass die Erkrankungswahrscheinlichkeit auch für Ungeimpfte sinkt. Hiervon profitiert besonders jener Anteil der Bevölkerung, der aus medizinischen Gründen nicht geimpft werden kann: Der immungeschwächte Patient oder das gerade geborene Baby sind geschützt, weil von ihrer Umgebung keine Ansteckungsgefahr ausgeht. So gesehen, zielen die Impfprogramme nicht nur auf die Gesundheitsvorsorge des Einzelnen ab, sondern auf die der gesamten Bevölkerung. Die Weltgesundheitsorganisation (WHO) geht noch weiter: Mit Blick auf die teilweise verheerende medizinische Versorgungssituation in den Entwicklungsländern, die jährlich Millionen Menschen das Leben kostet, strebt sie mit breit angelegten Impfkampagnen die Ausrottung aller weltweit verbreiteten Infektionskrankheiten an – ein Ziel, dem sich auch alle westlichen Industrienationen verpflichtet haben. Denn nur, wenn alle Staaten die Impfprogramme konsequent umsetzen, hat die Strategie Aussicht auf Erfolg.
Impfkritiker erkennen diesen Solidaritätsaspekt dagegen nicht an: Sie argumentieren aus dem Blickwinkel der individuellen Vorsorge, wenn sie das Gefahrenpotenzial einer Impfung für den Einzelnen betonen und damit oft die Empfehlung verbinden, auf Impfungen zu verzichten. Zu bedenken ist jedoch, dass letztlich jeder Einzelne davon profitiert, wenn das Erkrankungsrisiko auf ein Minimum reduziert werden kann. Ein eindrucksvoller Beleg ist die weitgehende Ausrottung der Kinderlähmung – neben der Eliminierung des Pockenerregers der bislang größte Erfolg in der Geschichte der Schutzimpfung.

Furcht vor Nebenwirkungen

Über 90 Prozent aller Eltern nehmen zumindest die erste Grundimmunisierung für ihr Kind wahr. Manchen ist jedoch nicht wohl dabei: Untersuchungen zeigen, dass sich Eltern heute sehr viel bewusster mit der Gefahr möglicher Impfnebenwirkungen auseinandersetzen als noch vor einigen Jahren. Dies hat zur Folge, dass empfohlene Zweit- oder Auffrischimpfungen zur Aufrechterhaltung des Impfschutzes inzwischen deutlich seltener durchgeführt werden: So sind beispielsweise in den alten Bundesländern weniger als 70 Prozent der Erstklässler ein zweites Mal gegen Masern, Mumps und Röteln geimpft, obwohl der Impfkalender zur Vorbeugung eines möglichen Impfversagens eine zweimalige Impfung vorsieht. Ebenso besitzen mehr als die Hälfte der Personen, die über 25 Jahre alt sind, keine ausreichende Immunität gegen Diphtherie, weil sie es versäumt haben, die in regelmäßigen Abständen notwendigen Auffrischimpfungen durchzuführen.

Die Furcht vor Impfkomplikationen ist nicht unbegründet: Wie alle medizinisch wirksamen Substanzen, so können auch Impfstoffe eine Reihe von unerwünschten Wirkungen bis hin zu bleibenden Schäden hervorrufen – im Extremfall sogar mit Todesfolge. Statistiken belegen jedoch, dass die Zahl der Impfschäden in den letzten Jahren kontinuierlich abgenommen hat und derzeit unter 1:10 Millionen Geimpften liegt. Dabei ist der Rückgang der Impfschäden nicht zuletzt darauf zurückzuführen, dass in Deutschland schon seit Jahren keine Pocken- und Tuberkuloseimpfungen mehr durchgeführt werden. Ihr Anteil machte bei den registrierten Impfschäden rund 70 Prozent aus. Andere Impfstoffe, wie der erste entwickelte Keuchhustenimpfstoff, wurden inzwischen wegen häufiger Nebenwirkungen durch einen neuen ersetzt.

Die meisten modernen Impfstoffe enthalten keine kompletten Krankheitserreger mehr, sondern nur noch deren Bestandteile. Sie zeichnen sich daher durch eine gute Verträglichkeit aus – für einige neue Impfstoffe, wie den Pneumokokken- oder Meningokokkenimpfstoff, stehen Langzeitstudien allerdings noch aus. Für andere Impfungen liegen inzwischen ausreichende Daten vor: So ist etwa die Gefahr, nach einer Impfung gegen Masern, Mumps und Röteln (MMR-Impfung) eine Gehirnentzündung zu erleiden, extrem gering (1:1 Million) –

demgegenüber erkrankt jeder tausendste Masernkranke an einer Masernenzephalitis. Dieses Beispiel macht deutlich: Impfschäden sind zwar reale Gefahren, doch kommen sie sehr selten vor. Ebenso sind Befürchtungen, wonach Impfungen an Erkrankungen wie Asthma, Autismus, plötzlicher Kindstod, Typ-1-Diabetes oder Multiple Sklerose schuld sein könnten, vielfach wissenschaftlich untersucht worden – bislang hat sich jedoch in keinem Fall der Verdacht bestätigt.

Allgemeine Impfmüdigkeit – auch eine Folge des Impferfolgs

Dass in Deutschland seit einigen Jahren ein Rückgang der Impfquote zu verzeichnen ist, lässt sich jedoch nicht allein auf die Furcht vor Nebenwirkungen zurückführen. So hat die viel zitierte »Impfmüdigkeit« wohl auch etwas damit zu tun, dass die Gefahren, die von Seuchen ausgehen, immer mehr in Vergessenheit geraten: Größere Epidemien liegen Jahrzehnte zurück, Todesfälle durch schwere Infektionskrankheiten sind in Deutschland inzwischen sehr selten. Hierzu haben maßgeblich der hohe Lebens- und Hygienestandard und eine gute medizinische Versorgung beigetragen, aber eben auch eine konsequente Impfstrategie. Nun droht der Erfolg allerdings sich selbst zu untergraben: Je effektiver die Impfungen, desto unwichtiger erscheint es, sich gegen Krankheiten zu schützen, die heute kaum noch jemand kennt. Es ist jedoch ein Trugschluss zu glauben, dass die Zurückdrängung einer Infektionskrankheit ohne Schutzimpfungen von Dauer ist: Abgesehen davon, dass einige Keime wie beispielsweise die Tetanusbakterien nicht ausrottbar sind, kann eine Erkrankung jederzeit wieder aufflammen, solange der Erreger nicht global eliminiert ist – und dies ist bislang nur mit dem Pockenerreger gelungen. Krankheitserreger sind nämlich – wie auch ihre Träger – sehr mobil. Immer wieder kommt es vor, dass sie durch Reisende importiert werden. In einer Bevölkerung mit ungenügender Durchimpfungsrate kann sich der eingeschleppte

WICHTIG

»Jede Impfung gilt!« Dieser Grundsatz der Impfmedizin besagt, dass jede Impfung hinausgeschoben werden kann, ohne dass die vorher verabreichten Impfungen ihre Wirkung verlieren.

Erreger rasch verbreiten. Für dieses Szenario genügt es bereits, wenn die Impfbeteiligung unter 90 Prozent sinkt. Dann reicht die bevölkerungsbezogene Vorsorge nicht mehr aus, um eine erneute Ausbreitung der Krankheitserreger und damit den Ausbruch von Epidemien zu verhindern.

Welche neuen Entwicklungen stehen an?

Rund 400 Impfstoffe befinden sich weltweit in Entwicklung – nicht nur als Schutz vor Infektionskrankheiten, sondern auch gegen Zivilisationskrankheiten wie Arteriosklerose, Bluthochdruck und Übergewicht oder gegen unheilbare Krankheiten, allen voran die Alzheimer-Krankheit, Multiple Sklerose oder Schuppenflechte (Psoriasis). Außerdem werden zur Zeit verschiedene neue Impftechnologien erforscht, die neue Wege eröffnen könnten. So arbeiten Wissenschaftler zum Beispiel an einem neuen Verfahren, bei dem der Impfstoff nicht mehr mittels Spritze injiziert wird, sondern mit Hilfe eines wirkstoffhaltigen Hautpflasters in den Organismus gelangt.
Demgegenüber kommt die Impfstoffforschung bei der Suche nach wirksamen Impfstoffen gegen so schwere Infektionskrankheiten wie AIDS, Malaria oder Hepatitis C nach wie vor kaum voran. Dass hier – trotz jahrelanger intensiver wissenschaftlicher Bemühungen – bislang kein Durchbruch in Sicht sind, hängt vor allem mit der Art der Erreger zusammen. Beispielsweise hat sich das AIDS-Virus als enorm wandlungsfähig erwiesen, sodass es dem Immunsystem immer wieder entkommt – ein Problem, das nach völlig neuen Ansätzen in der Impfstoffentwicklung verlangt.

Umstrittene Impfzusatzstoffe

Immer wieder machen Impfkritiker Impfstoffzusätze für Nebenwirkungen und sogar langfristige Folgeschäden verantwortlich. Viele dieser Zusatzstoffe sind jedoch für die Herstellung und Konservierung von Impfstoffen sowie für eine ausreichende Wirksamkeit der Impfung notwendig. Auch der Nährboden, auf dem die Krankheitserreger angezüchtet werden, kann im Impfstoff trotz mehrmaliger Reinigung Spuren hinterlassen. Deshalb dürfen zum Beispiel Menschen mit einer Hühnereiweißallergie nicht mit einem Stoff geimpft werden, bei dem Erreger auf Hühnerembryozellen vermehrt wurden.

Aluminiumsalze

Seit über 80 Jahren werden einigen Totimpfstoffen Aluminiumsalze (Aluminiumhydroxid oder -phosphat) beigefügt, um ihre Wirksamkeit zu erhöhen. Warum die Salze die Immunantwort verbessern, ist nach wie vor unklar. Vermutlich bilden sie an der Einstichstelle eine Art Depot, aus dem das Impfantigen langsam und in kleinen Mengen freigesetzt wird. Das ist aber wohl auch der Grund, warum die Substanzen für ausgeprägte Impfreaktionen im Bereich der Einstichstelle verantwortlich gemacht werden; manche Menschen reagieren zudem allergisch auf Aluminiumsalze. Impfkritiker vermuten darüber hinaus einen Zusammenhang zwischen aluminiumhaltigen Impfungen und der Zunahme von neurologischen Krankheitsbildern wie Autismus, ADHS (Aufmerksamkeitsdefizit-Hyperaktivitäts-Syndrom) oder Multiple Sklerose. Nach derzeitiger Datenlage gibt es laut Robert Koch-Institut und anderen internationalen Institutionen jedoch keinen Beleg für diese These.

Antibiotika

Antibiotika werden zugesetzt, um eine Verunreinigung der Impfstoffe während des Herstellungsprozesses zu verhindern. Auch wenn sie beim abschließenden Reinigungsprozess weitgehend wieder entfernt werden, lassen sich doch in einigen

Impfstoffen Spuren von Antibiotika nachweisen (etwa Chlortetracyclin, Gentamycin und Neomycin). Wer auf die Antibiotika allergisch reagiert, sollte auf einen anderen Impfstoff ausweichen oder ganz auf eine Impfung verzichten.

Formaldehyd

Formaldehyd wird in der Impfstoffherstellung zur Inaktivierung von Viren (beispielsweise Polio- oder Influenzavirus) sowie von Bakteriengiften (wie Diphtherie- oder Tetanuserreger) eingesetzt und ist deshalb teilweise in Spuren vorhanden. Impfexperten weisen darauf hin, dass der Körper selbst Formaldehyd bildet, weshalb die geringen Mengen problemlos abgebaut werden. Dagegen berufen sich Impfkritiker darauf, dass Formaldehyd zu den krebserregenden Stoffen gehört und deshalb in Impfstoffen nichts zu suchen habe.

Thiomersal

Thiomersal ist ein Konservierungsmittel, das seit den 1930er-Jahren Totimpfstoffen zugesetzt wird, um eine Kontamination mit Krankheitserregern zu verhindern. Allerdings ist Thiomersal – wie die ebenfalls verwendete Substanz Natriumtimerfonat – quecksilberhaltig. Thiomersal- oder Natriumtimerfonat-haltige Impfstoffe können deshalb gerade im Säuglings- und Kleinkindesalter zu einer starken Quecksilberbelastung führen. Vor allem in den USA häuften sich in den 1990er-Jahren Klagen von Eltern, die autistische und andere Entwicklungsstörungen ihrer Kinder mit thiomersalhaltigen Impfstoffen in Verbindung brachten. Und auch in Deutschland wiesen Impfkritiker immer wieder auf das mögliche Risikopotenzial hin. Inzwischen haben Studien zwar ergeben, dass kindliche Entwicklungsschäden nicht zu befürchten sind. Dennoch forderten die Gesundheitsbehörden, auf andere Konservierungsmittel zu wechseln. Nach Auskunft des Paul-Ehrlich-Instituts wird einem Kind, das heute nach den Empfehlungen der STIKO mit Kombinationsimpfungen grundimmunisiert wird, kein Thiomersal oder nur noch eine in Spuren vorhandene Restmenge verabreicht.

Wie eng ist die Verbindung der STIKO zur Pharmaindustrie?

Impfkritiker beklagen schon seit Jahren die Nähe der STIKO zur Pharmaindustrie und schlussfolgern, dass den verschiedenen Studien zur Wirksamkeit und zum Nebenwirkungsrisiko von Impfungen die notwendige Objektivität fehle. Dass das Misstrauen tief sitzt, verwundert nicht: Einige Mitglieder der STIKO, die vom Bundesministerium für Gesundheit berufen wird, sind an industriefinanzierten Impfstudien beteiligt und erhalten dafür Forschungsgelder. Andere arbeiten in von Impfherstellern finanzierten Arbeitsgemeinschaften mit, die über Impfstoffe beraten. Die STIKO selbst macht kein Hehl aus den guten Kontakten zum Gros der Impfhersteller. Sie weist aber darauf hin, dass ihre Mitglieder nicht an Beratungen teilnehmen, wenn sie mit dem betreffenden Impfstoff eine Studie durchgeführt haben oder ein potenzieller Interessenskonflikt vermutet wird.
Dass die Impfforschung hierzulande im engen Kontakt zu Industrie steht, liegt vor allem daran, dass den deutschen Universitäten die notwendigen finanziellen und personellen Mittel für unabhängige Studien fehlen. Ein sicherlich bedenkenswertes Argument – gleichwohl bleibt das ungute Gefühl, dass die enge Verquickung zwischen Industrie und Impfkommission tatsächlich zu einer Beschönigung von Zahlen und Quoten führen könnte. Verschärft wurde die Diskussion noch einmal durch die umstrittene Entscheidung der STIKO, für vier weitere Impfungen neue Empfehlungen auszusprechen: 2004 für die Windpockenimpfung (→ Seite 229 ff.), 2006 für die Meningokokken- und die Pneumokokkenimpfung (→ Seite 151 ff. und 172 ff.) und 2007 für die HPV-Impfung zur Vorbeugung von Gebärmutterhalskrebs (→ Seite 93 ff.). Impfgegner zweifeln den Nutzen der Impfungen an – und vermuten eine Einflussnahme der Pharmaindustrie. Um derartige Spekulationen im Keim zu ersticken, wäre zweifellos mehr Transparenz wünschenswert. Zugleich wäre es wichtig, baldmöglichst angemessene Rahmenbedingungen für eine unabhängige Forschung zu schaffen.

Die individuelle Impfberatung

Trotz aller Vorbehalte: Solange es keine wirksame Alternative gibt, bleiben die meisten Impfungen eine unverzichtbare Maßnahme, um schwere Infektionskrankheiten zu verhüten. Wichtigster Ansprechpartner in der Entscheidungsfindung für oder gegen eine Impfung ist der Arzt. Seine Aufklärungspflicht ist sogar gesetzlich geregelt. Danach muss er vor jeder Impfung den Impfling oder seine Eltern über die zu verhütende Krankheit sowie den Nutzen beziehungsweise mögliche Nebenwirkungen und Komplikationen der Impfung informieren. Außerdem sollte er über die Art des Impfstoffs, die Durchführung der Impfung, die Dauer des Impfschutzes, die Notwendigkeit und die Termine von Folge- und Auffrischimpfungen aufklären sowie darüber, was nach der Impfung zu beachten ist. Ein weiterer wichtiger Aspekt ist die Klärung möglicher Gegenanzeigen oder Kontraindikationen, was gegebenenfalls eine eingehende Voruntersuchung mit einschließt.

Gleichwohl hat der Arzt in erster Linie eine beratende Funktion: Die individuelle Entscheidung für oder gegen eine Impfung liegt beim Impfling beziehungsweise bei seinen Eltern. Im Zweifelsfall muss der Impfarzt also auch gegen seine Überzeugung darauf verzichten, eine Impfung durchzuführen, wenn dies der Wunsch des Patienten ist.

INFO

Seit Inkrafttreten des Infektionsschutzgesetzes (IfSG) Anfang 2001 gibt es in Deutschland ein offizielles Meldesystem, das Ärzte dazu verpflichtet, alle über eine normale Impfreaktion hinausgehenden Nebenwirkungen den Gesundheitsämtern zu melden. Diese leiten die Berichte an das Paul-Ehrlich-Institut weiter, die für die Zulassung und Überwachung von Impfstoffen zuständige Bundesbehörde. Dort werden die Daten ausgewertet und im Internet veröffentlicht.

Impfungen im Fokus der Kritik

Seit Einführung des ersten Impfstoffs werden Sicherheit, Wirksamkeit und Nutzen von Impfungen immer wieder hinterfragt – dies allerdings nicht nur aufgrund medizinischer, sondern auch aufgrund religiöser oder weltanschaulicher Erwägungen. Impfen ist jedoch keine Glaubensfrage, sondern eine auf Sachargumenten basierende Abwägung von Vor- und Nachteilen. Zu den gängigsten Argumenten der Impfgegner zählen:

1. **Indem Impfungen die natürliche Auseinandersetzung des Immunsystems mit Erregern verhindern, sollen sie zu einer nachhaltigen Schwächung des körpereigenen Abwehrsystems beitragen.** Nach Meinung der meisten Wissenschaftler kommt das Immunsystem jedoch tagtäglich mit so vielen anderen Erregern in Kontakt, dass es genügend trainiert wird. Dies wird auch durch aktuelle Studien untermauert: Danach leiden geimpfte Kinder nicht häufiger an Infektionskrankheiten als ungeimpfte.
2. **Die Vorbeugung insbesondere von Kinderkrankheiten durch Impfungen soll der körperlichen und seelischen Entwicklung des Kindes schaden.** Doch auch weniger bedrohliche Erkrankungen gehen mit Wachstumsschüben einher oder leiten wichtige Schritte im seelischen Reifungsprozess ein. Umgekehrt kann eine Infektion Kinder in ihrer körperlichen und seelischen Entwicklung auch zurückwerfen – etwa Keuchhusten, durch den Kinder nach ihrer Genesung oft noch monatelang körperlich geschwächt sind.
3. **Impfungen sollen das Immunsystem anders stimulieren als natürliche Infekte. Dadurch entstünde ein Ungleichgewicht im empfindlichen Abwehrsystem, wodurch Allergien Vorschub geleistet würde.** Dies jedoch schließt das Robert Koch-Institut nach derzeitigem Erkenntnisstand aus. So verweist das Institut unter anderem auf Erfahrungen in der ehemaligen DDR, wo eine gesetzliche Impfpflicht bestand, Allergien jedoch selten waren. Um Restzweifel auszuräumen, sollten aber noch Langzeitstudien durchgeführt werden.

4. **Impfungen sollen das noch nicht vollständig ausgereifte Immunsystem eines Säuglings überfordern.** Es gibt derzeit jedoch keine Hinweise, dass Säuglinge Impfungen schlechter vertragen als ältere Kinder. Allerdings treffen bestimmte Infektionen Säuglinge deutlich schwerer, weshalb einige Impfungen bereits ab dem dritten Lebensmonat empfohlen werden. Dass Impfkritiker insbesondere den frühen Zeitpunkt der Hepatitis-B-Impfung monieren, hat eine offene Diskussion in Gang gesetzt: Auch einige STIKO-Mitglieder sprechen sich inzwischen für eine spätere Impfung aus.
5. **Auch geimpfte Kinder sollen an Infektionen erkranken können, gegen die sie durch die Impfung eigentlich geschützt sein sollten.** Fakt ist, dass die Wirksamkeit von Impfung zu Impfung stark variiert: Während sich beispielsweise die Diphtherie- oder Tetanusimpfung durch eine hohe Schutzrate auszeichnen, erzeugen eine Hepatitis-B- oder Masernimpfung bei etwa fünf Prozent der Geimpften keine ausreichende Immunantwort (Nonresponder); eine Wiederholungsimpfung wird notwendig. Zudem kommt es vor, dass die Qualität des Impfstoffs durch falsche Lagerung und/oder unsachgemäßen Transport beeinträchtigt wird oder dass nicht korrekt geimpft wird. Insgesamt ist die Wahrscheinlichkeit, trotz Impfung zu erkranken, aber sehr gering.
6. **Impfungen sollen im Gegensatz zu einer durchgemachten Infektion keine lebenslange Immunität erzeugen.** Richtig ist, dass die Wirkung vieler Impfungen zeitlich begrenzt ist, sodass alle fünf bis zehn Jahre eine Auffrischimpfung notwendig ist. Allerdings: Auch einige Infektionskrankheiten erzeugen keinen lebenslangen Immunschutz, etwa Diphtherie, Keuchhusten oder Tetanus; Windpocken oder Masern können Jahre später eine Zweiterkrankung hervorrufen.
7. **Die enthaltenen Hilfsstoffe seien gesundheitsschädlich.** Nicht zuletzt der hartnäckigen Kritik an Impfzusatzstoffen (→ Seite 20 f.) ist es zu verdanken, dass die Hersteller sich verstärkt um die Entwicklung neuer Impfstoffe bemühen – ohne umstrittene Begleitsubstanzen.

Empfohlene Impfungen im Säuglings-, Kindes- und Erwachsenenalter

Die Ständige Impfkommission (STIKO) am Robert Koch-Institut berät über Impfstoffe und gibt jährlich eine Empfehlung für die Grundversorgung heraus. Sofern keine Grunderkrankung dagegenspricht, sollte jeder diese Standardimpfungen durchführen lassen.

- Die Grundimmunisierung durch Standardimpfungen muss bereits im Säuglingsalter begonnen werden. Sie ist in der Regel bis spätestens zu Beginn des dritten Lebensjahrs abgeschlossen. Bei einigen Impfungen sind nach einigen Jahren Auffrischimpfungen notwendig.
- Von den Standardimpfungen sind die Indikationsimpfungen abzugrenzen, die ausdrücklich nur für bestimmte Risikogruppen empfohlen werden. Dazu gehören unter anderem Menschen, die aus beruflichen Gründen bestimmten Erregern ausgesetzt sind, zum Beispiel das Personal von Gesundheitseinrichtungen, aber auch Jäger oder Waldarbeiter – sie tragen ein erhöhtes Risiko für eine durch Zecken übertragene Frühsommer-Meningoenzephalitis (FSME-Impfung) oder für eine Infektion mit dem Tollwuterreger. Zudem richten sich Indikationsimpfungen an Personengruppen, für die bestimmte Infektionen aufgrund chronischer Erkrankungen oder ihres Alters gefährlich sein können.
- Mitunter ist es notwendig, dass eine Impfung außerhalb des von der STIKO festgelegten Impfplans erfolgt. Solch eine postexpositionelle Impfung ist zum Beispiel erforderlich, wenn eine Infektion mit Tetanus- oder Tollwuterregern nicht auszuschließen ist und keine Immunität besteht.

Diphtherie

- **Standardimpfung**

- **Basisimpfung:** Zur Grundimmunisierung empfiehlt die STIKO drei Impfungen bzw., wenn die Impfung in Kombination mit der Keuchhustenimpfung erfolgt, vier Impfungen ab dem dritten Lebensmonat. Der Abstand zwischen den ersten Impfungen sollte mindestens vier Wochen, zwischen der vorletzten und letzten Impfung mindestens sechs Monate (im 11. bis 14. Lebensmonat) betragen.

- **Auffrischimpfung:** Die erste Auffrischimpfung wird im Alter von fünf bis sechs Jahren, die nächste mit 9 bis 17 Jahren empfohlen, danach sollte sie alle zehn Jahre, jedoch möglichst vor Ablauf von fünf Jahren durchgeführt werden.

- **Nichtgeimpfte oder Menschen mit fehlendem Impfnachweis** sollten zwei Impfungen im Abstand von vier bis acht Wochen und eine dritte Impfung sechs bis zwölf Monate nach der zweiten Impfung erhalten, die dann alle zehn Jahre durch eine weitere Impfung aufgefrischt wird (Auffrischimpfung).

Die Erkrankung

Diphtherie ist eine schwere, hoch ansteckende Infektionskrankheit. Sie wird durch das Bakteriengift des weltweit verbreiteten, in Industrieländern aber inzwischen sehr seltenen Erregers Corynebacterium diphtheriae hervorgerufen. Befallen sind meist Rachen und Mandeln (Rachen-Diphtherie), doch können auch die Schleimhäute der Nase (Nasen-Diphtherie) oder des Kehlkopfes (Kehlkopf-Diphtherie) betroffen sein. Seltener dringt der Erreger über eine bestehende Wunde in die Haut ein (Haut-Diphtherie). Gelangt das Bakteriengift in den Kreislauf, kann eine tödlich verlaufende Herzmuskel- oder Herzinnenhautentzündung auftreten; ebenso sind Nieren-, Nerven- und andere Organschäden möglich.

Welche Symptome sind typisch?

Anfangssymptome sind Schluckschmerzen und mäßig starke Schmerzen im Rachen mit speckigen, blau-gelb-weißen Belägen auf Gaumen und Mandeln und einem süßlich-fauligen Mundgeruch. Später drohen schwere Schluckstörungen, Verschlucken oder Atemlähmung verbunden mit Lähmungen des Gaumensegels, der Schlund- und/oder Augenmuskulatur; breiten sich die Beläge auf den Kehlkopf aus, besteht die Gefahr zu ersticken.

Welche Behandlung kommt infrage?

Bereits bei Verdacht auf Diphtherie wird ein Gegengift (Antitoxin) injiziert, um das Bakteriengift zu binden. Um die weitere Toxinproduktion zu verhindern, werden zusätzlich hoch dosierte Antibiotika (wie Penizillin oder Erythromycin) per Infusion verabreicht. Zur Überwachung der Vitalfunktionen bedürfen viele Patienten einer intensivmedizinischen Betreuung.

Wie hoch ist die Wahrscheinlichkeit zu erkranken?

In Deutschland tritt Diphtherie aufgrund des hohen hygienischen Standards und der hohen Durchimpfungsrate nur noch vereinzelt auf – und dann meist nach Auslandsreisen. In vielen Entwicklungsländern ist Diphtherie jedoch weit verbreitet; ebenso kam es Anfang der 90er-Jahre in der ehemaligen Sowjetunion vermehrt zu Krankheitsfällen. Dies zeigt, dass bei einer Durchimpfungsrate unter 80 Prozent das Risiko rasch steigt.

Wie wird die Erkrankung übertragen?

Übertragen wird Diphtherie meist durch erregerhaltige Sekrettröpfchen, die beim Sprechen, Husten oder Niesen abgegeben und dann eingeatmet werden (Tröpfcheninfektion), seltener durch den direkten Kontakt mit infizierten Wunden.

Wann treten die ersten Symptome auf?

Die Zeit zwischen der Infektion und Auftreten der Symptome beträgt zwei bis fünf Tage, mitunter auch weniger als 24 Stunden, selten bis zu acht Tagen.

Besteht die Gefahr eines tödlichen Verlaufs?

Die Sterblichkeit liegt zwischen fünf und zehn Prozent, bei Säuglingen und alten Menschen sogar bei 20 Prozent.

Die Impfung

Welcher Impfstoff wird eingesetzt?

Es handelt sich um einen Totimpfstoff, der auf dem Bakteriengift (Toxin) des Diphtherieerregers basiert; deshalb wird er auch als Toxoidimpfstoff bezeichnet. Um das Bakteriengift zu reinigen und zu »entgiften«, wird es einer chemischen Behandlung mit Formaldehyd unterzogen. Zur Verstärkung der immunisierenden Wirkung ist der Impfstoff an Aluminiumhydroxid gebunden (adsorbiert). Auf diese Weise wird das Immunsystem aktiv (Aktivimpfung, → Seite 8 f.) zur Bildung von Antikörpern gegen die Diphtherietoxine angeregt und macht diese unschädlich.
Der Diphtherieimpfstoff steht in verschiedenen Dosierungen zur Verfügung. In einer hohen Dosierung wird der so genannte »D«-Impfstoff Säuglingen und Kleinkindern bis zum vollendeten fünften Lebensjahr zur Grundimmunisierung verabreicht; der niedriger dosierte »d«-Impfstoff wird bei Kindern ab dem sechsten Lebensjahr beziehungsweise bei Jugendlichen und Erwachsenen zur Impfauffrischung eingesetzt.

Welche Zusätze sind im Impfstoff enthalten?

Neben Spuren von Formaldehyd und Aluminiumhydroxid sind Natriumtimerfonat als Konservierungsmittel und verschiedene Salze enthalten.

Wird der Impfstoff einzeln oder kombiniert verabreicht?

Der Diphtherieimpfstoff wird meist in Kombination mit dem Tetanusimpfstoff und zunehmend auch mit dem Keuchhustenimpfstoff eingesetzt. Die STIKO empfiehlt einen Sechsfachimpfstoff gegen Diphtherie, Tetanus, Keuchhusten, Polio, Hib und Hepatitis B.

Wie hoch ist die Schutzrate?

Die Schutzrate nach der Grundimmunisierung beträgt 94 bis 100 Prozent und ist damit sehr hoch.

Wer sollte geimpft werden?

Gemäß den Empfehlungen der STIKO sollten alle Säuglinge ab dem dritten Lebensmonat geimpft werden; außerdem jeder, dessen letzte (dokumentierte) Diphtherieimpfung länger als zehn Jahre zurückliegt.

Wann sollte nicht geimpft werden?

- Besteht eine behandlungsbedürftige Erkrankung, sollte erst zwei Wochen nach vollständiger Genesung geimpft werden. Banale Erkältungen stellen keinen Hinderungsgrund dar.
- Kam es bei einer vorangegangen Impfung zu einer allergischen Reaktion auf Bestandteile des Impfstoffes oder ist eine Allergie oder Überempfindlichkeit gegen einen der im Impfstoff enthaltenen Bestandteile bekannt, sollten Sie von einer (weiteren) Impfung absehen. Gleiches gilt, wenn sich als Folge der Impfung eine vorübergehende Thrombozytopenie, eine Nierenerkrankung, neurologische oder andere Komplikationen entwickelt haben.

Welche Nebenwirkungen sind bekannt?

Der Diphtherieimpfstoff ist gut verträglich. Da die Diphtherieimpfung meist in Kombination mit anderen Impfungen erfolgt, kann bei einer möglichen Impfreaktion nicht immer zweifelsfrei geklärt werden, welche Komponente ursächlich verantwortlich ist. Sowohl mit der Diphtherie- als auch mit der Tetanusimpfung (→ Seite 207 ff.) werden jedoch Gefäßentzündungen (Vaskulitiden), neurologische Komplikationen, Nierenerkrankungen (Glomerulonephritis) sowie eine vorübergehende Verminderung der für die Blutgerinnung bedeutsamen Blutplättchen (Thrombozytopenie) in Verbindung gebracht. Nach Auskunft des Robert Koch-Instituts handelt es sich jedoch um Einzelfälle, der Zusammenhang ist noch nicht geklärt.

Reaktionen an der Impfstelle

In rund 20 Prozent der Fälle treten meist ein bis drei Tage nach der Impfung eine vorübergehende Rötung, Schmerzen und Schwellungen im Bereich der Injektionsstelle auf; mitunter schwellen auch die benachbarten Lymphknoten an und reagieren schmerzhaft auf Druck. Gelegentlich bilden sich schmerzhafte Verhärtungen oder Knoten an der Einstichstelle.

Allgemeinreaktionen

Häufig (bei ein bis zehn Prozent) kommt es zu leichtem Fieber, grippeähnlichen Symptomen wie Abgeschlagenheit, Frösteln, Kopf- und Gliederschmerzen sowie zu Magen-Darm-Beschwerden, beispielsweise Übelkeit und Erbrechen. Von diesen Allgemeinreaktionen sind besonders die Personen betroffen, die bereits häufiger gegen Diphtherie geimpft wurden. Diese Erscheinungen sind vorübergehend und klingen im Allgemeinen nach 24 bis 48 Stunden wieder ab.

Allergische Reaktionen und andere Komplikationen

Allergische Reaktionen an der Haut (etwa Nesselsucht) und/oder den Atemwegen (wie asthmatische Beschwerden) bis hin zum allergischen Schock sind selten und treten meist unmittelbar nach der Impfung auf. In Einzelfällen wurden Erkrankungen des zentralen und peripheren Nervensystems wie aufsteigende Lähmungen bis hin zur Atemlähmung (Guillain-Barré-Syndrom) und Entzündungen peripherer Nervengeflechte (Plexusneuritiden) beobachtet.

Das sagt der Kritiker

Impfgegner bezweifeln, dass der starke Rückgang der Diphtherie in Mittel- und Westeuropa allein mit einer konsequent umgesetzten Impfstrategie zu erklären ist – zumal in Deutschland nur bedingt von einer hohen Durchimpfungsrate ausgegangen werden kann. Fakt ist, dass hierzulande nur Kinder einen sehr hohen Impfschutz haben (zirka 97 Prozent, Erwachsene maximal 60 Prozent). Deshalb vermuten die Kritiker, dass vor allem die deutlich verbesserten Lebensbedingungen für die drastische Reduzierung der Erkrankungsrate verantwortlich sind. Weil damit zumindest das Infektionsrisiko für Säuglinge extrem niedrig sei, wird angeregt, frühestens nach dem vollendeten fünften Lebensjahr zu impfen, wenn der Diphtherieimpfstoff in einer niedrigeren Dosierung (»d«-Impfstoff, → Seite 29) verabreicht werden kann. Weil der Impfstoff zudem Spuren von Formaldehyd sowie den Hilfsstoff Aluminium enthält, zweifeln einige Impfkritiker an der von den Gesundheitsbehörden postulierten Unbedenklichkeit: Es gebe Belege dafür, dass Aluminium die Entstehung von Autoimmunerkrankungen und neurologischen Erkrankungen begünstigt und Formaldehyd Allergien hervorruft.

Häufige Fragen

? Weshalb wird der Diphtherieimpfstoff in zwei Dosierungen verabreicht?

Es hat sich gezeigt, dass das ausgereifte Immunsystem eines älteren Kindes, Jugendlichen oder Erwachsenen teilweise stark auf den (erneuten) Kontakt mit dem Diphtherieimpfstoff reagiert. Deshalb ist es üblich, bei Auffrischimpfungen ab dem sechsten Lebensjahr einen Impfstoff mit reduziertem Diphtherie-Toxoid-Gehalt (»d«-Impfstoff) zu verwenden. Demgegenüber geht man davon aus, dass das unvollständig ausgereifte Immunsystem eines Säuglings und Kleinkinds noch nicht in der Lage ist, die für eine Immunisierung notwendige Menge an Antikörpern zu bilden. Deshalb ist für sie ein Diphtherieimpfstoff mit einem höheren Toxoidgehalt (»D«-Impfstoff) vorgesehen. Dieser wird zwar im Allgemeinen gut vertragen; gleichwohl gibt es keine aussagekräftigen Studien, die belegen, dass es tatsächlich notwendig ist, Kindern unter sechs Jahren höher dosierte »D«-Impfstoffe zu verabreichen.

? Warum sind Auffrischimpfungen notwendig?

Nach Abschluss der Grundimmunisierung fallen die Antikörpertiter gegen Diphtherie allmählich ab, sodass bereits im sechsten oder siebten Lebensjahr und dann alle zehn Jahre eine Auffrischimpfung notwendig ist.

? Sollte man seine Diphtherieimpfung auch als Erwachsener routinemäßig auffrischen?

Auf jeden Fall. Während Kinder in Deutschland in der Regel einen etwa 97-prozentigen Impfschutz aufweisen, sind rund 60 Prozent aller 30- bis 40-Jährigen unzureichend geschützt.

? Lässt sich der Impfschutz nachweisen?

Die Bestimmung der Diphtherieantikörper im Blut kann sinnvoll sein, wenn die zeitlichen Abstände der Impfungen, etwa aus Krankheitsgründen, nicht eingehalten werden konnten oder Unklarheit bezüglich des richtigen Zeitpunkts für eine Auffrischimpfung besteht.

? Sollte ich mich vor einer Reise ins Ausland gegen Diphtherie impfen lassen?

Planen Sie eine Reise ins Ausland, ist dies grundsätzlich ein sinnvoller Zeitpunkt, den Impfstatus zu überprüfen und gegebenenfalls eine Auffrischimpfung durchzuführen. Besteht noch keine Grundimmunisierung, sollten vor Reiseantritt mindestens zwei Impfungen erfolgen. Die dritte Impfung sollte dann nach sechs bis zwölf Monaten durchgeführt werden.

? Welche Länder gelten als Infektionsgebiete?

Zu den Gebieten mit erhöhtem Diphtherie-Infektionsrisiko gehören derzeit Osteuropa, vor allem Russland sowie die ehemaligen Staaten der Sowjetunion, einige afrikanische Länder (wie Algerien, Tunesien), aber auch bestimmte Gebiete in Asien (etwa Teile Indiens, Jemen, Nepal) und Südamerika (zum Beispiel Brasilien, Haiti, Ecuador).

Hilft eine Impfung auch im Infektionsfall?

Die übliche aktive Immunisierung bringt bei einer akuten Diphtherieerkrankung keine Vorteile. Jedoch kann mit einer möglichst frühzeitigen Passivimpfung (→ Seite 9) der Krankheitsverlauf positiv beeinflusst werden. Weil selbst nach überstandener Erkrankung nicht von einer vollständigen Immunität auszugehen ist, sollte in der Rekonvaleszenzphase eine Aktivimpfung erfolgen.

Schützt mich die Impfung vor einem Befall durch Diphtherieerreger?

Nein, Sie können sich trotzdem infizieren. Das Immunsystem hat jedoch genug Antikörper gebildet, um das Bakteriengift unschädlich zu machen. Theoretisch kann ein Infizierter aber auch bei ausreichendem Impfschutz zum Überträger der Erkrankung werden, was bei uns aber noch nicht vorkam.

Pro und Kontra

Für eine Impfung spricht ...

... die Schwere der Krankheit, die eine hohe Komplikationsrate aufweist, nicht selten tödlich verläuft und bei der selbst nach überstandener Krankheit keine völlige Immunität besteht.
... eine hohe Schutzrate von annähernd 100 Prozent.
... eine gute Verträglichkeit: Trotz häufig auftretender Lokalreaktionen sind schwere Impfreaktionen extrem selten.
... die Gefahr, dass es auch hierzulande wieder häufiger zu Diphtheriefällen kommen könnte, wenn die Impfung keine Standardimpfung mehr wäre.
... dass eine Reise in ein Risikogebiet ansteht und die letzte Impfung mehr als zehn Jahre zurückliegt.

Gegen eine Impfung spricht ...

... die Möglichkeit, dass Nebenwirkungen auftreten.
... die bei uns geringe Wahrscheinlichkeit, zu erkranken.

FSME

- **Indikationsimpfung**
- **Basisimpfung:** Nach der ersten Impfung (frühestens nach vollendetem ersten Lebensjahr) erfolgt die zweite Impfung ein bis drei Monate später; die dritte Impfung wird neun bis zwölf Monate nach der zweiten Impfung verabreicht.
- **Auffrischimpfung:** Die erste Auffrischimpfung sollte drei Jahre nach der dritten Impfung und dann immer alle drei Jahre erfolgen. Inzwischen wird bei der Frage nach dem angemessenen Zeitpunkt für die Auffrischimpfung allerdings zunehmend auch das Alter des Impflings berücksichtigt. Danach erhalten Kinder bis Ende des 12. Lebensjahres auf jeden Fall alle drei Jahre eine Auffrischimpfung, wohingegen die Auffrischung zwischen dem vollendeten 12. und dem vollendeten 49. Lebensjahr erst nach drei bis fünf Jahren zu erfolgen braucht; ab dem 50. Lebensjahr ist dann wieder ein dreijähriges Intervall vorgesehen. In Österreich werden Auffrischimpfungen seit Anfang 2006 altersabhängig alle fünf bis acht Jahre, in der Schweiz nur noch alle zehn Jahre empfohlen.

Die Erkrankung

FSME ist die Abkürzung für Frühsommer-Meningoenzephalitis, eine Virusinfektion der Hirnhäute und des Gehirns, die durch einen Zeckenstich übertragen wird. Deshalb wird die Erkrankung bisweilen auch als »Zeckenenzephalitis« bezeichnet. Nach Vermehrung direkt an der Einstichstelle (Infektionsort) gelangen die Viren aus der Familie der Flavi-Viren bei einem Teil der Infizierten über das Blut ins zentrale Nervensystem und lösen dort eine Hirnhautentzündung (Meningitis) und/oder Gehirnentzündung (Meningoenzephalitis) aus. Sehr selten ist auch das Rückenmark betroffen (Meningoenzephalomyelitis).

INFO

- In zirka 50 % der Fälle bleibt die FSME-Infektion auf die Hirnhäute beschränkt.
- Bei rund 40 % spielt sich die Erkrankung sowohl an den Hirnhäuten als auch am Hirngewebe ab.
- Bei etwa 10 % ist zusätzlich das Rückenmark betroffen.

Obwohl ein tödlicher Verlauf eher selten ist, sind vor allem bei Erwachsenen Komplikationen oder zumindest eine längere Rekonvaleszenzphase keine Seltenheit – dies gilt auch dann, wenn die Erkrankung auf die Hirnhäute beschränkt bleibt und weitgehend folgenlos abheilt. Insgesamt leidet rund die Hälfte der an FSME erkrankten Patienten Wochen und sogar Monate nach der eigentlichen Genesungsphase noch unter Folgeerscheinungen. Dazu gehören vor allem eine verminderte Belastbarkeit, Müdigkeitsattacken und Gedächtnis- sowie Konzentrationsstörungen, 10 bis 15 Prozent der Betroffenen klagen zudem über starke Kopfschmerzen. In drei bis elf Prozent bleiben Restlähmungen und eine allgemeine Schwäche der Muskulatur, in Einzelfällen sogar ein Anfallsleiden zurück.

Welche Symptome sind typisch?

Die Erkrankung verläuft in zwei Stadien: Bei zirka 70 Prozent der FSME-Infizierten treten zunächst grippeähnliche Symptome wie Kopf- und Gliederschmerzen, Übelkeit und mäßiges Fieber auf, die nach einigen Tagen folgenlos abklingen (erstes Stadium). In zehn Prozent der Fälle stellen sich nach einem beschwerdefreien Intervall ein erneuter Fieberanstieg und die Krankheitszeichen einer Hirnhautentzündung ein (zweites Stadium). Typische Symptome sind starke Kopfschmerzen, (hohes) Fieber, Bauchschmerzen und Erbrechen, Licht- und Lärmempfindlichkeit sowie ein steifer Nacken beim Versuch, den Kopf an die Brust zu beugen (Meningismus). Greift die Krankheit auf das Hirngewebe über, kommt es zusätzlich zu

Bewusstseinsstörungen bis hin zum Koma, ebenso können sich Krampfanfälle, Bewegungsstörungen und Lähmungen der Arme oder Beine entwickeln. Ist zudem das Rückenmark beteiligt, sind von den Lähmungen oft auch Gesichts-, Hals- und Atemmuskulatur betroffen. Als Folge sind erhebliche Schluck-, Sprech- und Atemstörungen möglich; Letztere machen fast immer eine künstliche Beatmung notwendig. Die schwerste Verlaufsform ist jedoch selten und betrifft nur etwa zehn Prozent derjenigen, die das zweite Stadium durchmachen. In diesem Fall bleiben nach überstandener Krankheit oft Lähmungserscheinungen und eine eingeschränkte Muskelkraft bestehen.

Welche Behandlung kommt infrage?

Eine Therapie, die die Krankheitserreger unschädlich macht und damit ursächlich wirkt, gibt es nicht. Deshalb werden hohes Fieber, Kopfschmerzen und Krampfanfälle symptomatisch mit schmerzlindernden beziehungsweise antiepileptischen Medikamenten behandelt. Fast alle Patienten, die das zweite Stadium durchmachen, bedürfen der Einweisung in ein Krankenhaus; bei einer (drohenden) Lähmung der Atemmuskulatur oder wenn schwere Bewusstseinsstörungen vorliegen, ist eine ständige intensivmedizinische Überwachung notwendig. Einige neurologische Funktionsbeeinträchtigungen erfordern zudem krankengymnastische, ergotherapeutische und gelegentlich auch logopädische Behandlungsmaßnahmen.

TIPP

Suchen Sie bei unklaren Beschwerden einen Arzt auf, wenn Sie

- sich kürzlich in einem Risikogebiet aufgehalten haben,
- in den letzten zwei bis drei Wochen einen Zeckenbiss festgestellt haben,
- unter Fieber, Kopfschmerzen und gegebenenfalls neurologischen Funktionsbeeinträchtigungen leiden (z. B. Koordinations- oder zunehmende Bewegungsstörungen).

Wie hoch ist die Wahrscheinlichkeit zu erkranken?

In absoluten Zahlen ausgedrückt, ist das Risiko auf den ersten Blick eher gering: Im Jahr 2006 wurden in Deutschland 546 FSME-Krankheitsfälle registriert. Fakt ist jedoch, dass die Erkrankungsrate in Deutschland spätestens seit der Jahrtausendwende kontinuierlich ansteigt. Während in den 1980er-Jahren im Durchschnitt 30 bis 50 FSME-Fälle pro Jahr gemeldet wurden, stieg die Anzahl der registrierten Fälle 2003 und 2004 auf 270 und 2005 bereits auf 432 Fälle. Um dieser doch relativ rasanten Entwicklung entgegenzuwirken, weist die STIKO die Öffentlichkeit inzwischen verstärkt auf die Möglichkeit der FSME-Schutzimpfung hin; sie gilt derzeit als einzig sichere Prävention gegen eine Infektion.

Allerdings ist hierzulande die Gefahr, an FSME zu erkranken, bislang auf so genannte Hoch- beziehungsweise Risikogebiete (Endemiegebiete) beschränkt. Als Risikogebiete werden jene Regionen bezeichnet, in denen regelmäßig FSME-Erkrankungen auftreten. Dies sind in Deutschland vor allem größere Gebiete in Baden-Württemberg und Bayern; jedoch scheinen sich FSME-übertragende Zecken zunehmend nach Norden auszubreiten: In Hessen, Niedersachsen, Bremen, Brandenburg und Mecklenburg-Vorpommern sind bereits vereinzelt FSME-Erkrankungen aufgetreten. Gleichwohl hängt die Wahrscheinlichkeit, sich eine FSME-Infektion zuzuziehen, nach wie vor im Wesentlichen davon ab, ob Sie in einem ausgewiesenen FSME-Risikogebiet wohnen (die Einstufung der Gebiete wird in Deutschland seit 1998 jährlich aktualisiert). Auch ob und wie häufig Sie sich in diesen Regionen in Zeckenbiotopen wie Wald, Parks oder Gärten aufhalten, spielt eine Rolle – Forstarbeiter, Jäger oder Landwirte etwa sind tendenziell besonders gefährdet. Gleiches gilt für dort ansässige Spaziergänger, Pilzsammler, Radfahrer, Jogger, Hobbygärtner und für Urlauber, die sich nur vorübergehend in diesen Gebieten aufhalten. Demgegenüber besteht nach derzeitigem Erkenntnisstand außerhalb ausgewiesener Risikogegenden keine Infektionsgefahr.

Wie wird die Erkrankung übertragen?

Die Infektion erfolgt über Zeckenbisse; eine Ansteckung von Mensch zu Mensch ist nicht möglich. Das krankheitsverursachende FSME-Virus befindet sich im Speichel der infizierten Zecken und wird während des mehrstündigen Saugaktes auf den Menschen (Wirt) übertragen – und zwar meist bereits in den ersten zehn Minuten nach dem Biss.
Bei uns kommt bislang primär der gemeine Holzbock (Ixodes ricinus) als Überträger infrage. Ob auch die Auwaldzecke FSME überträgt, ist zur Zeit noch nicht vollständig geklärt; diese Zeckenart kam früher nur in Südeuropa vor, hat sich aber mittlerweile auch in Deutschland eingenistet. Unklar ist, inwieweit es auch durch den Verzehr von Rohmilchprodukten zu einer FSME-Infektion kommen kann. Dieser Übertragungsweg wurde bislang nur im Baltikum beobachtet.

Wann treten die ersten Symptome auf?

Die Zeit zwischen Infektion und ersten Symptomen beträgt durchschnittlich zehn Tage, gelegentlich zeigen sich erste Beschwerden schon nach vier, manchmal erst nach 28 Tagen. Das erste Stadium dauert drei bis acht Tage. In zehn Prozent der Fälle zeigen sechs bis zehn Tage nach einem beschwerdefreien Intervall die Symptome (→ Seite 36) eine Beteiligung des Gehirns und den Beginn der zweiten Krankheitsphase an.

Besteht die Gefahr eines tödlichen Verlaufs?

Wenn die Erkrankung das zweite Stadium durchläuft, liegt die Sterblichkeit bei ein bis zwei Prozent. Dabei ist die Prognose besonders ungünstig, wenn neben Hirnhäuten und Hirngewebe auch das Rückenmark betroffen ist.

Die Impfung

Welcher Impfstoff wird eingesetzt?

Es handelt sich um einen Totimpfstoff, der abgetötete FSME-Viren enthält, die auf Hühnerzellen (Hühnerfibroblasten) ange-

züchtet werden. Zur Verstärkung der immunisierenden Wirkung ist der Impfstoff an Aluminiumhydroxid gebunden. So wird das Immunsystem aktiv (Aktivimpfung, → Seite 8 f.) zur Bildung von Antikörpern gegen die FSME-Erreger angeregt und macht diese im Falle einer Infektion unschädlich.
Es stehen unterschiedlich dosierte FSME-Impfstoffe für Erwachsene und Kinder zur Verfügung; der Impfstoff für Kinder enthält die halbe Antigendosis des Erwachsenen-Impfstoffs.

Welche Zusätze sind im Impfstoff enthalten?

Neben geringen Anteilen an Hühnerzellkulturen, Formaldehyd und Aluminiumhydroxid sind im Impfstoff Spuren der Antibiotika Chlortetracyclin, Gentamycin und Neomycin sowie verschiedene Salze enthalten.

Wird der Impfstoff einzeln oder kombiniert verabreicht?

Der FSME-Impfstoff steht als Einzelimpfstoff zur Verfügung.

Wie hoch ist die Schutzrate?

Sehr hoch: Nach derzeitigem Kenntnis beträgt die Schutzrate nach der Grundimmunisierung 96 Prozent und mehr.

Wer sollte geimpft werden?

Die STIKO empfiehlt die FSME-Impfung nur Personen,

› die in amtlich eingestuften Risikogebieten wohnen oder arbeiten und sich daher häufiger in Zeckenbiotopen aufhal-

INFO

1998 musste ein FSME-Impfstoff vom Markt genommen werden, weil es insbesondere bei Kindern wiederholt zu allergischen Reaktionen gekommen war. Ursache war vermutlich eine Gelatine-Verbindung, die als Stabilisator diente. Die jüngste Impfstoff-Generation enthält diesen Inhaltsstoff nicht mehr; seitdem wird eine gute Verträglichkeit bescheinigt.

ten. Dies sind in erster Linie Berufsgruppen, die überwiegend im Freien arbeiten, sowie Menschen, die sich in ihrer Freizeit häufig in der Natur aufhalten.
- die sich aus anderen Gründen in Risikogebieten aufhalten, beispielsweise als Touristen.

Wann sollte nicht geimpft werden?

- Besteht eine behandlungsbedürftige Erkrankung, sollte erst zwei Wochen nach vollständiger Genesung geimpft werden. Eine banale Erkältung stellt dagegen keinen Hinderungsgrund für die Impfung dar.
- Kam es bei einer vorangegangenen Impfung zu einer allergischen Reaktion auf Bestandteile des Impfstoffes oder ist eine Allergie oder Überempfindlichkeit gegen einen der im Impfstoff enthaltenen Bestandteile bekannt, sollte von einer (weiteren) Impfung abgesehen werden. Dies gilt insbesondere dann, wenn Sie eine Allergie gegen Hühnereiweiß haben oder wenn Sie auf (bestimmte) Antibiotika allergisch reagieren.
- Kam es als Folge der Impfung zu neurologischen oder anderen Komplikationen, sollte ebenfalls keine FSME-Impfung durchgeführt werden – auch wenn die Erscheinungen nur vorübergehend waren.

Welche Nebenwirkungen sind bekannt?

Der seit 2002 erhältliche FSME-Impfstoff ist im Allgemeinen gut verträglich. Allerdings stehen Langzeitstudien noch aus, um verbindliche Aussagen über Art und Häufigkeit von Nebenwirkungen zu treffen.

Reaktionen an der Impfstelle

Sehr häufig (in zirka 20 Prozent der Fälle) treten meist ein bis drei Tage nach der Impfung eine vorübergehende Rötung, Schmerzen und Schwellungen im Bereich der Injektionsstelle auf; mitunter schwellen auch die benachbarten Lymphknoten an und reagieren schmerzhaft auf Druck.

Allgemeinreaktionen

Häufig kommt es nach der ersten Impfung – meist innerhalb der nächsten 24 Stunden und besonders bei Kindern – zu Fieber (> 38,0 °C). Bei den Drei- bis Elfjährigen sind fünf Prozent, bei Kindern zwischen ein und zwei Jahren sogar 15 Prozent betroffen. Dabei steigt das Fieber bei Kindern unter drei Jahren nicht selten über 39 °C, und es besteht die Gefahr, dass sich ein Fieberkrampf entwickelt; dieser vergeht jedoch in der Regel innerhalb weniger Minuten ohne Folgen. Eine weitere häufige Begleiterscheinung sind Schmerzen und ein Gefühl von Steifigkeit im Nackenbereich. Auch diese Erscheinungen treten besonders häufig im Kindesalter auf und sind im Allgemeinen nach spätestens zwei bis drei Tagen überstanden. Grippeähnliche Symptome wie Kopf- und Gliederschmerzen, Erbrechen und Durchfall sind häufig – sowohl bei Kindern als auch bei Erwachsenen. Nach der zweiten und dritten Impfung sind Impfreaktionen dagegen selten; zu einem Fieberanstieg kommt es – vornehmlich bei Kindern – nur noch in sieben Prozent der Fälle.

Allergische Reaktionen und andere Komplikationen

Allergische Reaktionen an der Haut (wie Nesselsucht) und/ oder den Atemwegen (etwa asthmatische Beschwerden) bis hin zum allergischen Schock sind sehr selten und treten meist unmittelbar nach der Impfung auf. Außerdem liegen Berichte vor, wonach es zu einzelnen Erkrankungsfällen des peripheren und zentralen Nervensystems mit aufsteigenden Lähmungen bis hin zur Atemlähmung (Guillain-Barré-Syndrom), stark schmerzhaften Nervenentzündungen (Neuritis) und Gehirnentzündungen (Enzephalitis) kam.

Das sagt der Kritiker

Nach Meinung vieler Impfgegner wird hierzulande das Risiko einer FSME-Infektion deutlich überbewertet. Außerdem wird auf ein bislang nicht ausreichend abzuschätzendes Nutzen-Risiko-Verhältnis verwiesen, da aufgrund fehlender Langzeitstudien Gesundheitsschäden durch mögliche Impfnebenwirkungen derzeit nicht sicher ausgeschlossen werden können. Gleiches gilt für die Schutzwirkung der FSME-Impfung, für die nach Meinung der Kritiker die Datenlage noch nicht umfangreich genug ist.

Häufige Fragen

? Überträgt jede Zecke FSME?

Nein, Fachleute gehen davon aus, dass lediglich 0,5 bis 5 Prozent der Zecken FSME übertragen können.

? Wie kann ich mich vor einem Zeckenbiss schützen?

Um es gleich vorweg zu sagen: Einen absoluten Schutz vor Zecken gibt es nicht. Allerdings können Sie einiges tun, um das Risiko zu reduzieren. An oberster Stelle steht eine sorgfältige Bekleidung, die den Zecken möglichst keinen Hautkontakt erlaubt, also vor allem eine Kopfbedeckung (Kappe oder Sonnenhut mit Krempe), Oberteile mit langen Ärmeln und Hosen mit langen Beinen. Ziehen Sie sich am besten Ihre Socken über die Hosenbeine, oder tragen Sie hohes Schuhwerk (Gummistiefel); auf diese Weise können die Zecken nicht von unten am Bein nach oben krabbeln. Tragen Sie außerdem möglichst helle Kleidung, da auf ihr die Zecken besser zu sehen sind. Einen gewissen Schutz bieten auch Zeckenschutzmittel (Repellents); allerdings halten sie die Zecken maximal sechs Stunden auf Distanz. Auch wenn Sie alle Vorsichtsmaßnahmen beachten: Suchen Sie nach einem Wald- oder Wiesenspaziergang, nach der Gartenarbeit oder einer anderen Freizeitbeschäftigung im Grünen unbedingt Ihren Körper sorgfältig auf Zeckenbefall ab. Achten Sie bei Ihrem Kind auch auf einen möglichen Zeckenbiss am Kopf und in der Halsgegend. Kinder sind durch ihre geringere Größe an diesen Körperstellen besonders gefährdet.

Können sich Zecken auch in der Kleidung einnisten?

Beim Ausziehen kann eine Zecke, die sich noch nicht festgesaugt hat, durchaus »versehentlich« in Jacke oder Hose gelangen. In diesem Fall hilft Hitze: Schleudern Sie die Kleidung im Wäschetrockner 30 Minuten bei 60 °C; das tötet alle noch in der Kleidung verbliebenen Zecken sicher ab. Einen normalen Waschgang überstehen Zecken dagegen meist unbeschadet.

Gibt es Körperregionen, an denen sich Zecken bevorzugt festsaugen?

Zecken bevorzugen warme, feuchte Bereiche am Körper. Häufige Saugstellen sind deshalb Kniekehlen, Achselhöhlen, Bauchdecke, Oberschenkel und Genitalbereich; auch hinter den Ohren sind sie häufig zu finden. Bei Kindern ist auch der (verschwitzte) Kopf oder die Halsgegend betroffen. Prinzipiell kann sich eine Zecke jedoch an jedem Hautareal festsaugen.

Kann ich mir eigentlich auch im Winter einen Zeckenbiss zuziehen?

Dies kommt selten vor, ist aber möglich, insbesondere in milden Wintern. Im Allgemeinen entwickeln Zecken ihre Aktivitäten, wenn die Außentemperatur mehr als 5 bis 8 °C beträgt, wobei sie in warmem Klima mit hoher Luftfeuchtigkeit besonders rege sind. Dementsprechend gilt in unseren Breitengraden die Zeit zwischen April und Oktober als »Zeckensaison«.

Stimmt es, dass Zecken vor allem von Bäumen fallen?

Nein. Zwar leben Zecken auch im Wald oder an Waldrändern, jedoch nicht auf Bäumen, sondern im hohen Gras (bis zirka 1,5 Meter hoch) beziehungsweise in Farnen, im Unterholz und im Gebüsch. Mitunter krabbeln sie auch auf dem Boden, sodass selbst ein kurz geschnittener Rasen keine 100-prozentig »zeckenfreie Zone« darstellt. Aus diesem Grund sind auch Parks, Spielplätze, der heimische Garten, eine Lichtung, ein Bach- oder Flussufer als Zeckenbiotope bedeutsam.

? Gibt es heute eigentlich mehr Zecken als früher?

Die Anzahl der Zecken hängt vor allem von den Temperaturen in den Wintermonaten ab: Nach einem besonders milden Winter steigt die Zeckenrate im Frühjahr sprunghaft an; umgekehrt überleben nur wenige Zecken einen langen, frostigen Winter. Während sich die Zeckenpopulation hierzulande beispielsweise nach dem kalten, schneereichen Winter 2005/2006 verringerte, nahm sie ein Jahr später nach den insgesamt sehr warmen Wintermonaten deutlich zu. Langfristig gehen Experten für unsere Breitengrade von einer steigenden Zeckenzahl aus: Man vermutet, dass es infolge der globalen Erderwärmung künftig öfter zu milden Wintern kommen könnte.

? Haben FSME-Infektionen zugenommen?

In Europa stieg die Zahl der FSME-Krankheitsfälle zwischen 1974 und 2003 um etwa 400 Prozent an – und die Tendenz ist weiterhin steigend. Eine Ausnahme stellt Österreich dar: Dort sind inzwischen zirka 85 Prozent der Bevölkerung gegen FSME geimpft, die Zahl der Erkrankungen ist entsprechend stark zurückgegangen.

? Wann ist der richtige Zeitpunkt für die erste FSME-Impfung?

Da im Winter die Gefahr eines Zeckenbisses sehr klein ist, sind die kalten Monate ideal, um die erste FSME-Impfung vorzunehmen. Auf diese Weise hat der Körper ausreichend Zeit, bis zum Beginn der »Zeckensaison« im März oder April Antikörper zu bilden.

? Macht es Sinn, sich nach einem Zeckenbiss noch schnell gegen FSME impfen zu lassen?

Ob eine FSME-Schutzimpfung nach einem Zeckenbiss (Inkubationsimpfung) den Ausbruch von FSME verhindern kann, wird von Experten bezweifelt. So hält die STIKO vor allem aufgrund der relativ kurzen Inkubationszeit einen schützenden Effekt für unwahrscheinlich, insbesondere, wenn es sich dabei um die erste Impfdosis überhaupt handelt. Dagegen spricht auch, dass die Schutzimpfung das Erkennen von Krankheitszeichen deutlich erschweren könnte, wenn es doch zum Ausbruch der FSME kommt.

? Gibt es auch eine Passivimpfung gegen FSME?

Nein, das FSME-Immunglobulin, das seit Mitte der 1980er-Jahre im Rahmen der passiven Immunisierung (→ Seite 9) gegen eine mögliche FSME-Infektion nach einem Zeckenbiss verabreicht wurde, ist 2003 vom Markt genommen worden. Die Substanz stand im Verdacht, vor allem bei Kindern schwere Krankheitsverläufe mit teilweise bleibenden Schäden hervorzurufen.

? Kann man sich zweimal an FSME infizieren?

Nein, die Infektion hinterlässt eine lebenslange Immunität.

? Ist es ratsam, eine entfernte Zecke auf Krankheitserreger untersuchen zu lassen?

Das bringt wenig. Selbst wenn das Tier infiziert ist, heißt das nicht, dass es seinen Wirt infiziert hat.

? Meine Familie und ich planen einen Urlaub in Bayern. Sollten wir uns vorab gegen FSME impfen lassen?

Wenn Sie sich als Naturliebhaber oder Aktivurlauber viel im Freien aufhalten oder Ihre Reisepläne Sie quer durch Bayern führen werden, ist es ratsam, dass sich alle Familienmitglieder vor der Reise impfen lassen. Zwar ist Bayern nach wie vor nicht flächendeckend betroffen, doch hat das Robert Koch-Institut im April 2007 erstmals 74 bayerische Landkreise als FSME-Risikogebiete ausgewiesen (19 Landkreise mehr als im Vorjahr), darunter auch einige beliebte Urlaubsziele. Damit ist Bayern weitaus am stärksten betroffen (Stand April 2007), vor Baden-Württemberg mit 39 Landkreisen (unter anderem der Schwarzwald und Teile des westlichen Bodensees), Hessen mit acht Landkreisen (vor allem der Odenwald), Thüringen mit sieben Landkreisen und Rheinland-Pfalz mit einem Landkreis. Experten rechnen mit einer weiteren Ausdehnung der Risikogebiete, da infizierte Zecken etwa durch Rehwild oder Vögel auch in (angrenzende) Regionen eingeführt werden können, die bisher als virusfrei galten.

? Wo erfahre ich, welche Landkreise in den einzelnen Bundesländern als FSME-Risikogebiete eingestuft sind?

Das Robert Koch-Institut veröffentlicht auf seiner Homepage regelmäßig Epidemiologische Bulletins, in denen unter anderem auch der jeweils aktuelle Stand der betroffenen Bundesländer und Landkreise aufgeführt ist.

? Tritt FSME auch in anderen europäischen Ländern auf?

Ja. Als besonders gefährdete FSME-Gebiete gelten in Europa neben Süddeutschland die Schweiz und Österreich sowie Russland, die baltischen Länder, Schweden, Finnland, Ungarn, Tschechien, Slowakei, Slowenien und Polen. Aus Frankreich, Italien und Griechenland werden zur Zeit nur einzelne Fälle gemeldet. Welche Länder und welche Regionen im Ausland betroffen sind, können Sie beim Robert Koch-Institut erfragen.

? Ich habe kurzfristig eine Reise in ein FSME-Risikogebiet geplant. Für eine komplette Impfung reicht die Zeit nicht mehr, was kann ich tun?

Sie können eine »Schnellimmunisierung« durchführen lassen. Die beiden Hersteller der derzeit erhältlichen FSME-Impfstoffe bieten hierfür ein verkürztes Impfschema an: Entweder werden die beiden ersten Impfungen im Abstand von 14 Tagen verabreicht; die dritte Impfung erfolgt neun bis zwölf Monate nach der zweiten. Oder es werden drei Impfungen am 1., 7. und 21. Tag durchgeführt, wobei die erste Auffrischimpfung bereits nach 12 bis 18 Monaten erfolgt. Der Schutz vor FSME besteht dann ab 14 Tagen nach der zweiten Impfung. Danach gelten bei beiden Varianten die gleichen Abstände wie beim konventionellen Impfschema.

? Wie sinnvoll ist eine FSME-Impfung für ältere Kinder, die in Risikogebieten wohnen?

Die Frage ist nicht leicht zu beantworten: Da Kinder sich tendenziell weniger rasch infizieren als Erwachsene, liegt es nahe, den Nutzen einer FSME-Impfung für Kinder in Zweifel zu ziehen. Andererseits: Kinder toben im Garten, sie verlassen beim Spaziergang mit den Eltern die Wege, um im hohen Gras zu streifen, oder sie spielen Verstecken im Gebüsch – um nur einige der zahlreichen Möglichkeiten aufzuzählen, bei denen Kinder intensiver als Erwachsene mit Zecken in Kontakt kommen können. Letztlich kommt es also wesentlich auf das Freizeitverhalten Ihres Kindes an: Sitzt es lieber in seinem Zimmer und liest, ist es zweifellos weniger stark gefährdet als ein Kind, für das der Aufenthalt in der Natur Teil seiner täglichen Freizeitgestaltung ist. Gleichwohl sollten Sie, wenn Sie in einem Risikogebiet wohnen, bedenken, dass bereits ein kurzer Aufenthalt in der Natur genügen kann, um sich einen Zeckenbiss zuzuziehen; so gesehen sollte eine Impfung für Kinder über drei Jahre auf jeden Fall erwogen werden.

? Wir wohnen in einem Risikogebiet. Soll ich meinen 16 Monate alten Sohn impfen lassen?

Mit Hinweis auf die deutlich erhöhte Nebenwirkungsrate gerade bei Kindern unter zwei Jahren (→ Seite 42) schlägt die STIKO eine sorgfältige Abwägung des Risiko-Nutzen-Verhältnisses vor. Eine eindeutige Empfehlung spricht die Kommission jedoch nicht aus, sodass ihre offizielle Stellungnahme letztlich unbefriedigend bleibt. Demgegenüber raten wir von einer Impfung bei Kindern unter drei Jahren eher ab. Auch wir sind der Meinung, dass die erhöhte Gefahr für unerwünschte Wirkungen gerade in dieser Altersgruppe ein klares Argument gegen die FSME-Impfung ist. Hinzu kommt, dass die derzeitige Datenlage nicht ausreichend ist, um langfristige Gesundheitsrisiken für Kleinkinder durch eine FSME-Impfung zweifelsfrei ausschließen zu können.

? Meine Tochter konnte nach zwei FSME-Impfungen nicht weitergeimpft werden. Hat sie nun ihren Impfschutz verloren?

Derzeit geht man davon aus, dass die ersten beiden Impfungen einen Schutz für etwa ein Jahr bieten. Sollte die dritte Impfung, mit der die Grundimmunisierung abgeschlossen ist, später als ein Jahr danach erfolgen, ist nach Auskunft der Hersteller ein ausreichender Impfschutz nicht mehr 100-prozentig gewährleistet – was bedeutet, dass die gesamte Impfung wiederholt werden muss. Bevor Sie sich jedoch dazu entschließen, die ersten beiden Impfungen nochmals vornehmen zu lassen, kann eine Antikörperbestimmung im Blut Aufschluss geben, ob ein Neubeginn der Impfserie tatsächlich nötig ist. Dies war auch die empfohlene Vorgehensweise vieler Ärzte, als im Jahr 2007 die Herstellerfirmen des FSME-Impfstoffs infolge der großen Nachfrage in einen monatelangen Lieferengpass gerieten; eine Reihe bereits zweimal geimpfter Personen konnte damals ihre Grundimmunisierung nicht abschließen. Wie sich zeigte, konnten oft noch genug Antikörper im Blut nachgewiesen werden, wenn die Verspätung nur einige Wochen betrug – in diesem Fall genügte eine dritte Impfung, um einen vollständigen Impfschutz zu erzielen.

? Werden die Kosten für eine FSME-Impfung von den gesetzlichen Krankenkassen erstattet?

Die Kosten werden nur dann übernommen, wenn Sie in einer amtlich eingestuften Risikoregion leben oder arbeiten beziehungsweise in eine solche verreisen möchten.

? Können noch andere Erkrankungen durch Zecken übertragen werden?

Weltweit werden bis zu 25 weitere Infektionskrankheiten mit Zecken als Überträger in Verbindung gebracht. In Deutschland spielt neben FSME nur die Borreliose eine Rolle, die durch ein Bakterium (Borrelia burgdorferi) hervorgerufen wird.

? Kann ich mich durch die FSME-Impfung auch vor Borreliose schützen?

Nein, FSME und Borreliose (Lyme-Borreliose oder Zecken-Borreliose) sind völlig unterschiedliche Krankheiten. Gegen eine Borrelioseinfektion gibt es bislang keinen Impfstoff; ein kurzzeitig in den USA eingesetztes Mittel wurde wieder vom Markt genommen, weil die Schutzrate nicht überzeugte.

Pro und Kontra

Für eine Impfung spricht ...

... dass Sie in einem FSME-Risikogebiet wohnen, arbeiten oder Urlaub machen – vor allem, wenn Sie viel draußen sind.
... die Schwere der Krankheit, die zwar selten tödlich verläuft, für die es jedoch keine spezifische Behandlung gibt und die vor allem bei (älteren) Erwachsenen Komplikationen bis hin zu bleibenden Schäden nach sich ziehen kann.
... dass Sie sich nicht 100-prozentig vor einem Zeckenbiss schützen können.
... die Unmöglichkeit, den FSME-Erreger auszurotten.
... eine hohe Schutzrate.
... eine gute Verträglichkeit: Trotz häufig auftretender Lokalreaktionen sind schwere Impfreaktionen nach derzeitiger Datenlage extrem selten.

Gegen eine Impfung spricht ...

... dass Sie sich nie in einem FSME-Risikogebiet aufhalten.
... dass Ihr Kind unter drei Jahre alt ist.
... die Möglichkeit, dass Nebenwirkungen auftreten.
... dass es bislang keine verlässlichen Langzeitstudien zum Risiko-Nutzen-Verhältnis der Impfstoffe gibt. Vor allem kann derzeit nicht sicher beurteilt werden, ob eventuelle Komplikationen nach der Impfung weniger harmlos sind als die Komplikationen durch FSME-Infektionen.
... dass sie nicht vor der viel häufigeren Borreliose schützt.

Grippe (Influenza)

- **Indikationsimpfung**
- **Basisimpfung:** Da der Impfstoff im Allgemeinen jedes Jahr eine veränderte Antigenkombination enthält, wird einmal jährlich, am besten zwischen September und November, mit dem jeweils aktuellen Impfstoff geimpft. Die Impfung ist ab dem sechsten Lebensmonat möglich.
- **Auffrischimpfung:** Eine Auffrischimpfung vier Wochen nach der ersten Impfung wird hierzulande nur Kindern bis zum sechsten Lebensjahr empfohlen (in Österreich liegt die Altersgrenze für das Zwei-Dosen-Schema bei acht Jahren, in der Schweiz bei drei Jahren). Bei allen anderen Altersgruppen entfällt eine Auffrischimpfung.

Die Erkrankung

Die Influenzainfektion oder »echte« Grippe ist eine schwere, hoch ansteckende Erkrankung, die durch Influenzaviren hervorgerufen wird. Hierbei kommt den Influenzaviren vom Typ A die weitaus größte Bedeutung zu: Seit einigen Jahren sind in 99 Prozent der Fälle Influenza-A-Viren der Subtypen H3N2 und H1N1 für die Grippewellen verantwortlich; dagegen spielen Influenza-B-Viren und Influenza-C-Viren eine untergeordnete Rolle. Befallen sind primär die Schleimhautzellen in den Atemwegen, außerdem verursachen die Influenzaviren eine vorübergehende Abwehrschwäche mit Verminderung der Makrophagen und T-Lymphozyten.
Das Krankheitsbild kann sehr unterschiedlich sein und reicht von symptomarmen bis hin zu schwersten Verläufen mit tödlichem Ausgang. Vor allem bei älteren Menschen mit Grunderkrankungen (zum Beispiel chronische Herz- oder Lungenerkrankungen, Stoffwechselerkrankungen wie Diabetes oder Immundefekte) kann sich eine Lungenentzündung durch

eine bakterielle Superinfektion (etwa mit Pneumokokken, Haemophilus influenzae, Staphylokokken) entwickeln. Andererseits kann die Infektion direkt die Lunge beteiligen und so gleich zu Beginn eine Lungenentzündung (primäre Influenza-Pneumonie) auslösen. Weitere Komplikationen sind Entzündungen des Herzmuskels (Myokarditis) und sehr selten auch des Gehirns (Enzephalitis); bei Kindern entwickelt sich häufig eine Mittelohrentzündung. Ebenso liegen Berichte über so genannte perakute Todesfälle innerhalb weniger Stunden nach Ausbruch der Erkrankung vor, von denen vor allem Jugendliche und jüngere Erwachsene betroffen sind. Und auch wenn Komplikationen ausbleiben, dauert die Rekonvaleszenz oft bis zu sechs, mitunter bis zu zwölf Wochen.

Welche Symptome sind typisch?

Die Influenza geht mit plötzlich auftretendem hohen Fieber (> 38, 5 °C), Schüttelfrost und Schweißausbrüchen sowie mit Erkältungssymptomen wie trockenem Husten, (mäßigem) Schnupfen, Hals-, Kopf- und Gliederschmerzen einher. Es besteht ein starkes Krankheitsgefühl.

Welche Behandlung kommt infrage?

Medikamente mit virushemmender Wirkung kommen nur dann infrage, wenn sie in den ersten 48 Stunden nach Krankheitsausbruch verabreicht werden. Danach haben sie keinen therapeutischen Einfluss mehr auf den Krankheitsverlauf.
In der Regel kommen bei der Influenzabehandlung Neuraminidasehemmer zum Einsatz, die die Wirkung des viralen Enzyms Neuraminidase blockieren. Dieses ist an der Freisetzung neuer Viruspartikel aus infizierten Zellen und damit an der Ausbreitung des Virus beteiligt. Die Neuraminidasehemmer sollen die Beschwerden mildern und den Krankheitsverlauf um ein bis zwei Tage verkürzen.
Zur Symptomlinderung werden fiebersenkende oder schmerzstillende Medikamente (beispielsweise Paracetamol), eine ausreichende Flüssigkeitszufuhr oder hustenstillende Mittel

WICHTIG

Kinder bis 16 Jahre dürfen keine Acetylsalicylsäure einnehmen (zum Beispiel Aspirin®): Der Wirkstoff steht im Verdacht, bei Kindern das Reye-Syndrom mit lebensbedrohlichen Funktionsstörungen von Leber und Gehirn auszulösen – wenn gleichzeitig eine Viruserkrankung besteht.

eingesetzt; außerdem ist viel Bettruhe wichtig. Hat sich zusätzlich eine bakterielle Zweitinfektion entwickelt, werden Antibiotika eingesetzt.

Wie hoch ist die Wahrscheinlichkeit zu erkranken?

Influenzaviren sind hoch ansteckend: Bereits geringe Virusmengen lösen eine Infektion aus. Deshalb gibt es jedes Jahr Grippewellen. Vor allem Kinder, Jugendliche und ältere Menschen sind betroffen.

Wie wird die Erkrankung übertragen?

Influenza wird durch erregerhaltige Sekrettröpfchen übertragen, die beim Sprechen, Husten oder Niesen abgegeben und dann eingeatmet werden (Tröpfcheninfektion).

Wann treten die ersten Symptome auf?

Die Zeit zwischen der Infektion und dem Beginn der Symptome beträgt ein bis drei Tage.

Besteht die Gefahr eines tödlichen Verlaufs?

Die offiziellen Angaben zur Sterblichkeitsrate basieren auf Schätzungen. Dies gilt auch für die Angaben des Robert Koch-Instituts, wonach Influenzawellen in den Jahren 1990 bis 2000 in Deutschland zu durchschnittlich etwa 10 000 Todesfällen führten. Zugleich verweist das Institut darauf, dass diese Zahl bei außergewöhnlich heftiger Influenzaaktivität wie beispielsweise 1995/96 (etwa 32 000 Tote) deutlich überschritten werden kann. Sie kann aber auch wie 2005/2006 (vermutlich weniger als 1000 Tote) deutlich geringer sein. Die Mehrzahl der Todesfälle betrifft Menschen im hohen Lebensalter.

Die Impfung

Welcher Impfstoff wird eingesetzt?

Es handelt sich um einen Totimpfstoff, der abgetötete Influenzaviren enthält, die in bebrüteten Hühnereiern angezüchtet werden. Auf diese Weise wird das Immunsystem aktiv zur Bildung von Antikörpern gegen die Grippeerreger angeregt und macht diese im Falle einer Infektion unschädlich. Aufgrund ihrer genetischen Beschaffenheit verändert sich die Oberfläche des Influenzavirus praktisch permanent. Damit die Grippeimpfung gegen die aktuell zirkulierenden Virusstämme überhaupt wirksam ist, muss die Antigenkombination des Impfstoffs jedes Jahr neu festgelegt werden. Welche Zusammensetzung infrage kommt, wird von der Weltgesundheitsorganisation (WHO) festgelegt, die die Aktivität der Influenzaviren weltweit überwacht. Nach den Vorgaben der WHO produzieren die Impfhersteller dann die saisonalen Winterimpfstoffe.

Welche Zusätze sind im Impfstoff enthalten?

Abgesehen von einem neuen Impfstoff, der auf Zellkulturen hergestellt wird (→ Seite 65), enthalten alle derzeit auf dem Markt erhältlichen Grippeimpfstoffe Spuren von Hühnereiweiß aus den Viruskulturen. Außerdem weist die Mehrzahl der Impfstoffe Spuren von Formaldehyd und/oder Cetrimoniumbromid auf; bei einigen Impfstoffen lassen sich darüber hinaus Spuren von Thiomersal finden. Andere Impfstoffe sind zwar frei von Konservierungsmitteln, doch enthalten sie zum Beispiel Spuren der Antibiotika Neomycin und Polymyxin B. Seit Ende 2000 sind in Deutschland zudem Impfstoffe zugelassen, der zur Verstärkung der immunisierenden Wirkung an neuartige Hilfsstoffe (wie MF59) gebunden (adsorbiert) sind. Diese werden bislang aber nur bei Personen eingesetzt, die älter als 65 Jahre sind. Ersten Studien zufolge können mit den neuen Grippeimpfstoffen signifikant höhere Antikörperwerte erzielt werden. Weitere, ebenfalls nur in geringsten Mengen vorkommende Zusatzstoffe variieren je nach Präparat. Die jeweiligen für die aktuelle Saison zugelassenen Impfstoffe sind auf den Internetseiten des Paul-Ehrlich- und des Robert Koch-Instituts abrufbar.

Wird der Impfstoff einzeln oder kombiniert verabreicht?

Der Grippeimpfstoff wird als Einzelimpfstoff verabreicht.

Wie hoch ist die Schutzrate?

Die Schutzrate beträgt laut Angabe des Robert Koch-Instituts 70 bis 90 Prozent und ist damit relativ hoch, reicht aber nicht an die Schutzrate der Standardimpfungen heran. Bei Menschen über 65 Jahren kann die Schutzvermittlung unter Umständen unter 50 Prozent fallen.

Wer sollte geimpft werden?

Die STIKO empfiehlt die Grippeschutzimpfung nur für bestimmte Risikogruppen. Dies sind

- Kinder, Jugendliche und Erwachsene, die an chronischen Erkrankungen etwa an Herz, Lunge, Leber oder Nieren leiden, einen Diabetes haben oder HIV-infiziert sind. Gleiches gilt für Multiple-Sklerose-Kranke, bei denen eine Infektion einen Schub auslösen kann.
- Menschen, die älter als 60 Jahre alt sind und/oder in einem Alten- oder Pflegeheim wohnen.
- Personen, die in Arztpraxen, Kliniken und anderen Gesundheitseinrichtungen arbeiten beziehungsweise täglich mit vielen Menschen in Kontakt kommen.

Wann sollte nicht geimpft werden?

- Besteht eine behandlungsbedürftige Erkrankung, sollte erst zwei Wochen nach vollständiger Genesung geimpft werden. Banale Erkältungen stellen keinen Hinderungsgrund dar.

- Ist eine Hühnereiweißallergie bekannt, dürfen die meisten auf dem Markt erhältlichen Grippeimpfstoffe nicht verabreicht werden. Seit der Influenzasaison 2007/2008 steht jedoch erstmals ein Impfstoff zur Verfügung, der frei von Hühnereiweiß ist.
- Nicht geimpft werden sollte, wenn es bei einer vorangegangen Impfung zu einer allergischen Reaktion auf Bestandteile des Impfstoffs gekommen ist oder wenn eine Allergie oder Überempfindlichkeit gegen einen anderen der enthaltenen Bestandteile bekannt ist. Besonders für Menschen, die auf (bestimmte) Antibiotika allergisch reagieren, ist Vorsicht geboten, da einige Impfstoffe Spuren davon enthalten; in diesem Fall muss auf einen antibiotikafreien Impfstoff ausgewichen werden.
- Außerdem sollte nicht mehr geimpft werden, wenn sich als Folge einer vorangegangenen Impfung eine vorübergehende Thrombozytopenie, eine Nierenerkrankung, neurologische oder andere Komplikationen entwickelt haben.

Welche Nebenwirkungen sind bekannt?

Alle zur Verfügung stehenden Grippeimpfstoffe sind gut verträglich. Vereinzelt wird mit der Grippeimpfung das Guillain-Barré-Syndrom in Verbindung gebracht. Nach Auskunft des Robert Koch-Instituts dürfte das Risiko dafür aber inzwischen sehr niedrig sein (1:1 Million Impfungen).

Reaktionen an der Impfstelle

Sehr häufig (in 15 bis 20 Prozent der Fälle) treten meist ein bis drei Tage nach der Impfung eine vorübergehende Rötung, Schmerzen oder Schwellungen im Bereich der Injektionsstelle auf; mitunter schwellen die benachbarten Lymphknoten an und reagieren schmerzhaft auf Druck.

Allgemeinreaktionen

Häufig (in ein bis zehn Prozent der Fälle) kommt es zu leichtem Fieber, grippeähnlichen Symptomen wie Abgeschlagenheit, Frösteln, Kopf- und Gliederschmerzen sowie zu Magen-Darm-Beschwerden, zum Beispiel Übelkeit und Erbrechen. Von diesen Allgemeinreaktionen sind besonders oft Kinder betroffen. Auch diese Erscheinungen sind vorübergehend und klingen im Allgemeinen nach 24 bis 48 Stunden wieder ab.

Allergische Reaktionen und andere Komplikationen

Allergische Reaktionen an der Haut (etwa Nesselsucht) und/oder den Atemwegen (wie asthmatische Beschwerden) bis hin zum allergischen Schock sind sehr selten und treten meist unmittelbar nach der Impfung auf. In Einzelfällen wurden Erkrankungen des zentralen und peripheren Nervensystems wie aufsteigende Lähmungen bis hin zur Atemlähmung (Guillain-Barré-Syndrom) sowie Entzündungen peripherer Nervengeflechte (Plexusneuritiden) beobachtet.

Das sagt der Kritiker

Nach Meinung vieler Impfkritiker ist in den letzten Jahren eine von »öffentlicher Hand« initiierte Kampagne zu beobachten, die darauf abzielt, nicht nur die von der STIKO genannten Risikogruppen, sondern die breite Öffentlichkeit von der Notwendigkeit einer Grippeschutzimpfung zu überzeugen. Dieses Bestreben bezeichnen viele Impfgegner als »Panikmache«, der sie vor allem folgende Argumente entgegenhalten: Zum einen basiere die Zahl der Todesfälle auf Schätzungen und sei viel zu hoch gegriffen; die tatsächliche Sterblichkeitsrate sei sehr viel niedriger. Viele Impfkritiker stufen die Wahrscheinlichkeit eines schweren Influenzaverlaufs mit weit reichenden Komplikationen vor allem bei Personen ohne Vorerkrankung als gering ein. Zum anderen zweifeln die Impfgegner daran, dass die Schutzwirkung der Grippeimpfung tatsächlich ausreicht, um im Fall des Falles eine sich anbahnende Epidemie einzudämmen. Deshalb sei es weder notwendig noch sinnvoll, in Deutschland eine möglichst hohe Durchimpfungsrate anzustreben.

Häufige Fragen

? Warum ist die Gefahr, sich eine Influenzainfektion zuzuziehen, in den Wintermonaten besonders groß?

Das hat mehrere Gründe: Zum einen können sich die Viren in der kalten Jahreszeit, wenn die Luftfeuchtigkeit gering ist und die Temperaturen niedrig sind, besonders schnell verbreiten. Zum anderen trocknet die Heizungsluft die Schleimhäute aus und macht sie damit anfällig für einen Befall mit Viren. Begünstigend kommt hinzu, dass durch die niedrigen Außentemperaturen und den Mangel an immunstimulierendem Sonnenlicht die Funktionsfähigkeit des Immunsystems leicht herabgesetzt ist. Der enge Kontakt in geschlossenen Räumen erleichtert zudem in der kalten Jahreszeit die Übertragung.

? Woran erkenne ich, dass ich an einer Influenzainfektion erkrankt bin?

Plötzlich auftretende, heftige Symptome wie hohes Fieber mit Schüttelfrost und Schweißausbrüchen und ein ausgeprägtes Krankheitsgefühl sprechen für eine Influenzainfektion. Typisch ist auch ein trockener, unproduktiver Husten, wohingegen der Schnupfen in den ersten Tagen nur schwach ausgeprägt ist. Diese Symptome sind jedoch weniger richtungweisend, weil sie auch einen banalen Atemwegsinfekt begleiten können.

? Wie lange besteht die Ansteckungsgefahr?

Eine Infektionsgefahr besteht in der Zeit kurz vor dem Ausbruch der Symptome bis etwa eine Woche nach ihrem Beginn.

? Lässt sich eine Influenzainfektion auch mit Antibiotika behandeln?

Wie bei allen virusbedingten Infektionen vermag eine Antibiotikatherapie gegen eine Influenzainfektion – ebenso wie gegen einen banalen grippalen Infekt – nichts auszurichten. Der Einsatz von Antibiotika ist nur dann sinnvoll, wenn sich eine bakterielle Zweitinfektion dazugesellt, etwa eine Lungen-, Gehirn- oder Herzmuskelentzündung. Inzwischen wird sogar vor einem unkritischen Einsatz von Antibiotika gewarnt. Denn gerade der breite und vollkommen wirkungslose Einsatz zur Linderung virusbedingter Erkältungsbeschwerden hat mit dazu beigetragen, dass zahlreiche Bakterien Resistenzen gegenüber verschiedenen Antibiotika entwickelt haben. Vor allem im Klinikbereich gibt es bereits gefährliche Bakterien, gegen die kein Antibiotikum mehr ausreichend wirkt. Deshalb ist es wichtiger denn je, Antibiotika nur dann einzusetzen, wenn eine Infektion mit großer Wahrscheinlichkeit durch Bakterien verursacht ist.

? Ich habe gelesen, dass die Vogelgrippe ebenfalls durch ein Influenzavirus verursacht wird. Schützt eine Grippeimpfung deshalb auch vor der Vogelgrippe?

Die Grippeimpfung schützt nur gegen die beim Menschen vorkommende Influenza. Zwar werden beide Erkrankungen durch Influenzaviren vom Typ A verursacht, doch handelt es sich um verschiedene Subtypen. Das aktuelle Vogelgrippevirus (aviäres Influenzavirus) ist ein Influenza-A-Virus vom Subtyp H5N1. Mit H und N werden die beiden wichtigsten Eiweiße der Virushülle abgekürzt (Hämagglutinin und Neuraminidase). Dagegen gehören die für Menschen bedeutsamen zirkulierenden Influenza-A-Viren zum Subtyp H3N2 und H1N1. Ein Impfstoff gegen Vogelgrippe ist noch nicht erhältlich.

? Gab es schon einmal eine Influenza-Pandemie?

Im letzten Jahrhundert gab es drei Influenza-Pandemien. Die schwerste davon war 1918/19 die »Spanische Grippe«, die weltweit zwischen 20 und 50 Millionen Todesopfer forderte. 1957/58 folgten mit der »Asiatischen Grippe« und 1968/69 mit der »Hongkong-Grippe« zwei weitere Pandemien mit schätzungsweise jeweils 1 Million Todesopfern weltweit. Die schwerste saisonale Influenzawelle der vergangenen Jahre kostete 1995/96 in Deutschland offiziellen Angaben zufolge etwa 32 000 Menschen das Leben.

? Warum wird für ältere Menschen ein Grippeimpfstoff empfohlen, der Immunverstärker enthält?

Es hat sich gezeigt, dass die Schutzwirkung durch konventionelle Grippeimpfstoffe, die keine Immunverstärker (Adjuvantien) enthalten, bei Menschen ab 65 deutlich niedriger ist als bei jüngeren (teilweise unter 50 Prozent). Dies liegt unter anderem daran, dass das Immunsystem mit zunehmendem Alter schwächer wird; in der Regel fällt daher auch die Immunantwort auf eine Schutzimpfung weniger effizient aus. Da aber gerade ältere Menschen durch schwer verlaufende Influenzainfektionen besonders gefährdet sind, galt es, speziell für sie einen Grippeimpfstoff mit höherer Schutzwirkung zu entwickeln. Dies wurde mithilfe eines speziellen Trägermediums, zum Beispiel einer Öl-in-Wasser-Emulsion, erreicht, das eine Steigerung der Immunreaktion des Körpers bewirkt. Ersten Studien zufolge lässt sich mit den neuen Impfstoffen eine Schutzwirkung von rund 80 Prozent erzielen. Allerdings scheinen sie auch häufiger vorübergehende lokale Reaktionen hervorzurufen wie Rötung, Schwellung und Schmerzen an der Einstichstelle; schwerwiegende Nebenwirkungen sind bislang aber nicht bekannt.

? Warum kann die Schutzwirkung der Grippeimpfung nicht ganz genau benannt werden?

In der Tat kursieren unterschiedliche Angaben zur effektiven Schutzwirkung einer Grippeimpfung: Während beispielsweise das Robert Koch-Institut diese mit 70 bis 90 Prozent beziffert, kommen Einzeluntersuchungen zu dem Schluss, dass der Wirkungsgrad bei Erwachsenen unter 65 Jahren zwischen 40 und 80 Prozent liegt und bei Kindern sogar noch geringer ist. Die Schwankungsbreite mag unter anderem damit zusammenhängen, dass die Effektivität der Schutzvermittlung von individuellen Faktoren abhängt: Danach sprechen jüngere, gesunde Menschen im Allgemeinen besser auf die Grippeimpfung an als Ältere oder Menschen, deren Immunstatus aufgrund einer Vorerkrankung geschwächt ist. Ausschlaggebend für die

Schutzwirkung ist zudem, wie gut die jährlich wechselnden Impfstämme mit den zirkulierenden Stämmen übereinstimmen. Ist die Übereinstimmung gut, sind gesunde Menschen durch die Impfung zu etwa 90 Prozent geschützt.

? Ich gehöre keiner Risikogruppe an, soll ich mich trotzdem impfen lassen?

Generell steht es jedem frei, sich gegen Influenza impfen zu lassen. Allerdings: Zwar bescheinigen viele Erfahrungsberichte der Grippeimpfung eine vorbeugende Wirkung und eine gute Verträglichkeit. Es gibt jedoch noch keine aussagekräftigen wissenschaftlichen Belege dafür, dass gesunde Menschen unter 60 Jahren und ohne Risikofaktoren wie chronische Atemwegs- oder Stoffwechselerkrankungen von der Impfung profitieren.

? Wann ist der beste Zeitpunkt für eine Grippeimpfung?

Für unsere Breitengrade wird empfohlen, die Impfung möglichst jedes Jahr in der Zeit zwischen Ende September und Ende November durchführen zu lassen. Da der Impfschutz bereits 7 bis 14 Tage nach der Impfung voll ausgeprägt ist, ist eine Impfung aber auch zu einem späteren Zeitpunkt noch möglich, etwa wenn sich Hinweise auf eine epidemieartige Zunahme von Influenza-Fällen ergeben.

? Ist eine Grippeimpfung bei Kindern ähnlich wirksam wie bei Erwachsenen?

Es gibt Hinweise, dass die Wirksamkeit der Grippeimpfung bei Kindern um einiges schlechter ist als bei Erwachsenen; mitunter ist sogar von einer 10- bis 15-prozentig verringerten Schutzwirkung die Rede. Ein endgültiger Nachweis steht aber derzeit noch aus.

? Erhalten Kinder die gleiche Impfdosis wie Erwachsene?

Kinder zwischen sechs Monaten und drei Jahren erhalten eine halbe Impfdosis (0,25 ml), Kinder ab drei Jahren, Jugendliche und Erwachsene eine ganze Dosis (0,5 ml).

Sollten Kinder überhaupt gegen eine mögliche Influenza geimpft werden?

Derzeit befürwortet die STIKO für Kinder und Jugendliche nur dann eine alljährliche Grippeimpfung, wenn bestimmte Grunderkrankungen bestehen – insbesondere eine chronische Erkrankung der Atemwege wie Asthma, eine chronische Herz-Kreislauf-, Leber- oder Nierenerkrankung, Diabetes oder eine andere Stoffwechselerkrankung sowie eine angeborene oder erworbene Abwehrschwäche. Inzwischen mehren sich jedoch Hinweise, wonach die Gefahr für Kinder ohne Vorerkrankungen möglicherweise unterschätzt wird. So beobachtet das amerikanische Überwachungsinstitut für Infektionskrankheiten (Center of Diseases Control, CDC) in den USA seit einigen Jahren eine deutliche Zunahme von influenzabedingten Todesfällen bei ursprünglich gesunden Kindern und Jugendlichen. Und auch wenn die Infektion in Deutschland bei nicht vorbelasteten Kindern und Jugendlichen nur in Einzelfällen tödlich verläuft, müssen jährlich 60 bis 80 Kinder unter 16 Jahren wegen eines besonders schweren Verlaufs oder wegen Komplikationen in einer Klinik behandelt werden. Hinzu kommt, dass das Influenzavirus gerade bei Kindern länger und in höherer Keimzahl als bei Erwachsenen ausgeschieden wird. Aufgrund ihrer engen sozialen Kontakte (in Kinderkrippe, Kindergarten oder Schule) erkranken sie häufig zuerst und tragen das Virus dann in die Familien. Deshalb plädieren immer mehr Kinderärzte dafür, auch gesunde Kinder impfen zu lassen, die eine Gemeinschaftseinrichtung besuchen und in deren Familie ein Säugling, ältere Familienmitglieder oder chronisch Kranke leben. Dass sich die Ansteckungsgefahr dadurch eventuell verringern lässt, legt eine Studie aus Japan nahe: Nachdem zwischen 1977 und 1987 ein Großteil der japanischen Schulkinder die Grippeimpfung erhielten, nahm die Zahl der Erkrankungen auch bei den Erwachsenen deutlich ab. Ob sich die bisherige Impfstrategie langfristig auch in Deutschland ändert, bleibt abzuwarten – verlässliche Ergebnisse stehen noch aus.

? Können auch Säuglinge geimpft werden?

Alle hierzulande erhältlichen Grippeimpfstoffe sind für Kinder ab dem sechsten Lebensmonat zugelassen. Allerdings liegt derzeit keine klare Empfehlung der STIKO vor, ob die Impfung für gesunde Säuglinge ab dem zweiten Lebenshalbjahr tatsächlich sinnvoll ist. Fest steht nur, dass eine Influenzainfektion für Säuglinge lebensgefährlich sein kann. Deshalb wird in den USA seit 2002 empfohlen, Kinder zwischen dem 6. und dem 23. Lebensmonat impfen zu lassen; Kanada hat sich 2004 dieser Haltung angeschlossen. Letztlich dürfte das Infektionsrisiko für einen gesunden Säugling jedoch eher gering sein, wenn er sich weder regelmäßig in einer Gemeinschaftseinrichtung (etwa einer Kinderkrippe) aufhält noch schulpflichtige Geschwister beziehungsweise häufigen Kontakt zu anderen Kindern oder Personen mit einem erhöhten beruflichen Risiko hat.

? Leiden Kinder unter den gleichen Grippesymptomen wie Erwachsene?

Eine Influenza verläuft bei Kindern im Anfangsstadium oft unauffälliger als bei Erwachsenen: Es dominieren zunächst meist hohes Fieber und ein trockener Husten. Allerdings treten ähnliche Symptome vor allem bei kleineren Kindern häufig auch im Rahmen anderer Virusinfektionen auf. Bei Säuglingen und Kleinkindern kann eine Influenza mit Bauchschmerzen, Übelkeit, Durchfall und/oder einem Hautausschlag, zum Beispiel auf Armen oder Beinen, beginnen. Deshalb sollten Sie bei Kindern bis zum vollendeten dritten Lebensjahr grundsätzlich jede fieberhafte Erkrankung, die nach spätestens 24 Stunden nicht wieder von selbst abklingt, ärztlich abklären lassen.

? Ich bin schwanger, kann ich mich trotzdem gegen Influenza impfen lassen?

Nach den Empfehlungen der STIKO gehören Schwangere zwar nicht grundsätzlich zur Risikogruppe. Allerdings weist die Kommission darauf hin, dass im Fall eines erhöhten individuellen Gesundheitsrisikos eine Grippeschutzimpfung im zweiten Schwangerschaftsdrittel durchaus zu erwägen ist. Dies gilt insbesondere dann, wenn Geburt, Wochenbett und Stillzeit in die Grippesaison fallen. Diese Empfehlung deckt sich mit den Beobachtungen des amerikanischen Überwachungsinstituts für Infektionskrankheiten (Center of Diseases Control, CDC). Danach ist das Komplikationsrisiko für influenzaerkrankte Schwangere generell erhöht und scheint zuzunehmen, je näher der Geburtstermin rückt. Für eine Grippeimpfung spricht auch, dass ein Baby, das in den Herbst- oder Wintermonaten geboren wird, auf diese Weise eine Leihimmunität erhält, durch die es in den ersten sechs Lebensmonaten weitgehend vor einer Influenzainfektion geschützt ist. In den USA und Österreich wird Schwangeren inzwischen offiziell empfohlen, sich ab der 15. Schwangerschaftswoche impfen zu lassen, wenn die Geburt zwischen November und April liegt. Schwangere mit Grunderkrankungen sollten die jährliche Grippeimpfung grundsätzlich in Anspruch nehmen.

? Wie sicher ist eine Grippeschutzimpfung in der Schwangerschaft?

Um das Gesundheitsrisiko für Mutter und Ungeborenes so gering wie möglich zu halten, wird die Grippeschutzimpfung erst ab der 15. Schwangerschaftswoche empfohlen. In einer Studie mit 2000 geimpften Schwangeren erwies sich die Impfung als gut verträglich; es konnte kein erhöhtes Risiko einer Impfkomplikation nachgewiesen werden. Um dieses Ergebnis zu bestätigen, müssen jedoch weitere Daten abgewartet werden.

? Besteht die Gefahr einer »Überimmunisierung«, wenn ich mich jedes Jahr gegen Grippe impfen lasse?

Nein, schon deshalb nicht, weil es sich in der Regel immer um einen etwas anderen Impfstoff handelt. Es liegen auch keine Hinweise vor, wonach eine regelmäßig vorgenommene Grippeimpfung das Risiko für unerwünschte Nebenwirkungen erhöht oder diese dadurch ausgeprägter auftreten.

? Kommt es vor, dass der gleiche Grippeimpfstoff mehrere Jahre hintereinander eingesetzt wird?

Ja, beispielsweise entsprach die von der WHO festgelegte Antigenzusammensetzung der Präparate in 2003/2004 genau derjenigen der Vorjahresprodukte. Weil der Grippeimpfstoff aber nur sechs bis zwölf Monate vollen Impfschutz gewährt, muss trotzdem jedes Jahr neu geimpft werden.

? Ich bin gegen Hühnereiweiß allergisch. Gibt es einen Grippeimpfstoff, der trotzdem für mich infrage kommt?

Seit Herbst 2007 gibt es für Erwachsene erstmals einen hühnereiweißfreien Impfstoff, der auf Zellkulturen hergestellt wird. Dieser Impfstoff soll zudem weder Konservierungsmittel noch Antibiotika enthalten. Erste Studien bescheinigen, dass Wirksamkeit und Verträglichkeit mit herkömmlichen Impfstoffen vergleichbar sind. Langzeitergebnisse stehen jedoch noch aus.

? Schützt eine Grippeimpfung auch gegen Erkältungen?

Nein, sie schützt nur vor einer Erkrankung durch Influenzaviren, nicht vor einem grippalen Infekt, der durch andere Erreger hervorgerufen wird. Meist handelt es sich bei einer »Erkältung« um virusbedingte Infekte, für die mehr als 200 verschiedene Erkältungsviren und ihre Subtypen infrage kommen – bei uns vor allem SV (Respiratory-Syncytial-Virus) oder Coronaviren.

? Einige Tage nach der Grippeimpfung bekam ich einen starken Schnupfen. Besteht ein Zusammenhang?

Grippeimpfstoffe enthalten keine infektiösen Partikel, sondern die isolierten Antigene des Virus. Deshalb können sie keine Infektionserkrankungen auslösen. Es gibt auch keine Hinweise, dass eine Impfung die Symptome eines grippalen Infekts verstärkt. Sie erfolgt jedoch meist zu einer Zeit, in der die Wahrscheinlichkeit eines grippalen Infekts recht hoch ist. Kam es kurz vor- oder nachher zu einer Virusinfektion mit einem anderen Erreger, treten die typischen Symptome auf.

Erstatten die Kassen die Kosten für die Impfung?

Die Kosten für die Grippeimpfung werden in Deutschland von allen Krankenkassen übernommen.

Pro und Kontra

Für eine Impfung spricht ...

... dass Sie älter als 60 Jahre sind.

... dass Sie an einer chronischen Erkrankung des Herz-Kreislauf-Systems oder der Atemwege (z. B. chronische Bronchitis, Asthma), an Diabetes mellitus oder einer anderen chronischen Stoffwechselstörung beziehungsweise an einer angeborenen oder erworbenen Immunschwäche leiden.

... dass Sie an Multiple Sklerose leiden und eine Infektion bei Ihnen einen Schub auslösen kann.

... dass Sie in einem Altenpflegeheim, in einem Krankenhaus oder einer medizinischen Einrichtung arbeiten.

... dass Ihr Beruf einen engen Kontakt mit anderen Menschen mit sich bringt.

... dass Sie mit einem chronisch Kranken zusammenleben.

... die Schwere der Krankheit, die zwar sehr selten tödlich verläuft, jedoch Komplikationen und eine wochenlange Rekonvaleszenz nach sich ziehen kann.

... die Unmöglichkeit, sich ausreichend vor einer Influenzainfektion zu schützen.

... dass sich Influenzaviren nicht ausrotten lassen.

... eine gute Verträglichkeit: Trotz häufig auftretender Lokalreaktionen sind schwere Impfreaktionen extrem selten.

... dass eine Epidemie droht.

Gegen eine Impfung spricht ...

... dass Sie nicht zur Zielgruppe der STIKO gehören.

... die Möglichkeit, dass Nebenwirkungen auftreten.

... dass die derzeitige Datenlage nicht ausreicht, um die effektive Schutzrate der Grippeimpfung anzugeben.

Haemophilus influenzae b (Hib)

- **Standardimpfung**
- **Basisimpfung:** Zur Grundimmunisierung empfiehlt die STIKO drei Impfungen bzw., wenn die Impfung in Kombination mit der Keuchhustenimpfung erfolgt, vier Impfungen ab dem dritten Lebensmonat. Der Abstand zwischen den ersten Impfungen sollte mindestens vier Wochen, zwischen der vorletzten und letzten Impfung mindestens sechs Monate (im 11. bis 14. Lebensmonat) betragen.
- **Erfolgt die erste Impfung nach dem 18. Lebensmonat,** ist nur eine Impfung erforderlich.
- **Auffrischimpfung:** Ist im Allgemeinen nur dann notwendig, wenn ein Immundefekt besteht.

Die Erkrankung

Eine Infektion mit Haemophilus influenzae vom Typ b ist eine schwere ansteckende bakterielle Erkrankung, die sich an verschiedenen Organsystemen abspielen kann und in der Regel Kleinkinder vom ersten bis sechsten Lebensjahr betrifft. Der Erreger kommt nur beim Menschen vor und findet sich vor allem auf den Schleimhäuten der oberen Atemwege. Nach der Infektion siedelt sich der Keim zuerst im Rachen an. Breitet er sich in Richtung Kehlkopf aus, kommt es eventuell zu einer lebensgefährlichen Kehldeckelentzündung (Epiglottitis). Dabei kann der Kehldeckel innerhalb kurzer Zeit so stark anschwellen, dass die Atemwege komplett verlegt werden und der Tod durch Ersticken droht. Eine weitere häufige Erkrankung infolge einer Hib-Infektion ist eine eitrige Hirnhautentzündung (Meningitis), wobei neben den Hirnhäuten meist das ganze Zentralnervensystem erfasst wird. Auch hier ist ein lebensgefährlicher Verlauf möglich, ebenso ist das Risiko für bleibende Schäden wie Sprachstörungen, Hörverlust, geistige und motorische Behinderung oder die Entwicklung einer Epilepsie sehr hoch. Selten verursacht eine Hib-Infektion Entzündungen an Gelenken, Knochen oder dem Bindegewebe. Wird die Behandlung nicht rechtzeitig eingeleitet, sind auch hier Dauerschäden möglich. Auch Lungen-, Herzbeutel- oder eitrige Mittelohrentzündungen können durch Hib ausgelöst werden.

Welche Symptome sind typisch?

Eine Kehldeckelentzündung entwickelt sich innerhalb weniger Stunden. Typisch ist ein sehr schlechtes Allgemeinbefinden, hohes Fieber, Schluckbeschwerden, eine »kloßige« Sprache mit Schmerzen beim Sprechen sowie ausgeprägte Atemnot mit Pfeifen und Röcheln. Kinder setzen sich aufrecht hin, um besser Luft zu bekommen. Charakteristische Krankheitszeichen einer Hirnhautentzündung sind starke Kopfschmerzen, Erbrechen, hohes Fieber, Lärm- und Lichtempfindlichkeit, Bewusstseinstrübung und Krämpfe. Der Kopf kann wegen des steifen Nackens nicht mehr nach vorn auf die Brust gebeugt werden (Meningismus). Bei einer Hib-Infektion, die sich primär an den Gelenken (Arthritis, meist an Knie und Hüfte) abspielt, kommt es zu einer ausgeprägten Rötung, Schwellung und Überwärmung. Das Gelenk ist in seiner Beweglichkeit beeinträchtigt und schmerzt. Sind Bindegewebe (Phlegmone), Knochenmark oder Anteile eines Knochens (Osteomyelitis) befallen, weisen oft zunächst nur ein schweres Krankheitsgefühl, (hohes) Fieber und Schüttelfrost auf die Entzündung hin. Später rötet sich die entzündete Region, schwillt an und schmerzt stark.

WICHTIG

Wegen ihres rasch fortschreitenden Verlaufs müssen Kinder bei Kehldeckel- und Hirnhautentzündung umgehend in eine Klinik, möglichst nach Erstversorgung durch einen Notarzt. Dies gilt insbesondere für die Epiglottitis, die sich innerhalb von Minuten dramatisch zuspitzen kann.

Welche Behandlung kommt infrage?

Zur Abtötung der Bakterien steht bei allen Erkrankungsformen eine hoch dosierte, intravenös verabreichte Antibiotikatherapie im Vordergrund. Wegen der Schwere des Verlaufs ist bei einer Hib-Infektion oft zusätzlich eine intensivmedizinische Überwachung der Vitalfunktionen notwendig; dies gilt besonders für eine Epiglottitis und Hirnhautentzündung. Bei der Epiglottitis ist es darüber hinaus meist erforderlich, einen Schlauch in die Luftröhre (Intubation) einzuführen und über diesen eine künstliche Beatmung vorzunehmen.

Wie hoch ist die Wahrscheinlichkeit zu erkranken?

Dank der hohen Durchimpfungsrate von mehr als 90 Prozent ist sie derzeit sehr gering.

Wie wird die Erkrankung übertragen?

Übertragen wird Hib durch erregerhaltige Sekrettröpfchen, die beim Sprechen, Husten oder Niesen abgegeben und dann eingeatmet werden (Tröpfcheninfektion).

Wann treten die ersten Symptome auf?

Die Zeit zwischen der Infektion und dem Beginn der Symptome beträgt zwei bis fünf Tage.

Besteht die Gefahr eines tödlichen Verlaufs?

Die durch Hib-Bakterien verursachte Hirnhautentzündung ist eine außerordentlich schwere Erkrankung. Entsprechend beträgt die Sterblichkeit bei unbehandelten Patienten bis zu 80 Prozent. Selbst bei frühzeitiger Therapie sterben noch fünf bis zehn Prozent der Erkrankten. Auch die Sterblichkeitsrate der Kehldeckelentzündung ist mit zirka 25 Prozent sehr hoch – wobei die Prognose vor allem davon abhängt, wie rasch die Behandlung eingeleitet wird. Gleiches gilt für alle anderen durch eine Hib-Infektion verursachten Erkrankungen. Allerdings ist in diesen Fällen die Gefahr eines tödlichen Verlaufs insgesamt geringer einzuschätzen.

Die Impfung

Welcher Impfstoff wird eingesetzt?

Beim Hib-Impfstoff handelt es sich um einen Totimpfstoff, der keine ganzen Bakterien, sondern lediglich Bestandteile der Kapsel enthält, die das Bakterium umgibt. Zur Verstärkung der immunisierenden Wirkung sind diese an ein Trägereiweiß aus Tetanustoxoid, Diphtherietoxoid oder Bestandteilen von Meningokokkenbakterien gebunden (konjugiert). Aus diesem Grund wird der Impfstoff auch als Konjugat-Impfstoff bezeichnet.

Welche Zusätze sind im Impfstoff enthalten?

Der Hib-Impfstoff wird in Deutschland nicht mehr als Einzelimpfstoff eingesetzt. Zu den Zusatzstoffen eines Sechsfachimpfstoffs, der auch den Hib-Impfstoff enthält, zählen neben Spuren von Formaldehyd unter anderem auch Laktose, Natriumchlorid, Phenoxyethanol sowie Aluminiumhydroxid beziehungsweise Aluminiumphosphat (beide als Adjuvans, also Immunverstärker).

Wird der Impfstoff einzeln oder kombiniert verabreicht?

Der Hib-Impfstoff wird in Deutschland seit 2004 nur noch in Kombination als Fünf- oder Sechsfachimpfstoff eingesetzt. Die STIKO empfiehlt einen Sechsfachimpfstoff gegen Hib, Diphtherie, Tetanus, Keuchhusten, Polio und Hepatitis B.

Wie hoch ist die Schutzrate?

Die Schutzrate nach der Grundimmunisierung beträgt mehr als 90 Prozent und ist damit sehr hoch.

WICHTIG

Eine Impfserie sollte möglichst immer mit dem gleichen Hib-Impfstoff durchgeführt werden, der das gleiche Trägereiweiß enthält.

Wer sollte geimpft werden?

Gemäß den Empfehlungen der STIKO sollten alle Säuglinge ab dem dritten Lebensmonat geimpft werden.

Wann sollte nicht geimpft werden?

- Besteht eine behandlungsbedürftige Erkrankung, sollte erst zwei Wochen nach vollständiger Genesung geimpft werden. Banale Erkältungen stellen dagegen keinen Hinderungsgrund für eine Hib-Impfung dar.
- Ist es bei einer vorangegangen Impfung zu einer allergischen Reaktion auf Bestandteile des Impfstoffes gekommen oder ist eine Allergie oder Überempfindlichkeit gegen einen der im Impfstoff enthaltenen Bestandteile bekannt, sollte von einer (weiteren) Impfung abgesehen werden. Gleiches gilt, wenn sich als Folge der Impfung eine vorübergehende Thrombozytopenie, neurologische oder andere Komplikationen entwickelt haben.

Welche Nebenwirkungen sind bekannt?

Der Hib-Impfstoff ist gut verträglich. Da er in Kombination mit anderen Impfungen erfolgt, kann bei einer möglichen Impfreaktion aber nicht immer zweifelsfrei geklärt werden, welche Komponente verantwortlich ist.
Mit der Hib-Impfung soll ein erhöhtes Risiko für die Entstehung eines Diabetes mellitus Typ1 sowie für Asthma bronchiale einhergehen. Nach Auskunft des Robert Koch-Instituts gibt es für diese Behauptung jedoch bislang keine wissenschaftlichen Beweise.

Reaktionen an der Impfstelle

Gelegentlich treten ein bis drei Tage nach der Impfung eine vorübergehende Rötung, Schmerzen und Schwellungen im Bereich der Injektionsstelle auf; mitunter schwellen die benachbarten Lymphknoten an und schmerzen auf Druck. Das Risiko für solche lokalen Reaktionen nimmt zu, je öfter geimpft wurde.

Allgemeinreaktionen

Gelegentlich tritt leichtes Fieber auf (in bis zu zehn Prozent). Dieses mündet bei Säuglingen und Kleinkindern mitunter in einen Fieberkrampf, der in der Regel folgenlos abklingt. Ebenso kommt es manchmal zu grippeähnlichen Symptomen wie Abgeschlagenheit, Frösteln, Kopf- und Gliederschmerzen sowie zu Magen-Darm-Beschwerden (etwa Übelkeit und Erbrechen). Diese Erscheinungen klingen in der Regel nach ein bis drei Tagen (manchmal später) wieder ab. Sehr selten tritt bei kleinen Kindern anhaltendes schrilles Schreien auf.

Allergische Reaktionen und andere Komplikationen

Allergische Reaktionen an der Haut (wie Nesselsucht) und/oder den Atemwegen (etwa asthmatische Beschwerden) bis hin zum allergischen Schock sind sehr selten und treten meist unmittelbar nach der Impfung auf. In Einzelfällen wurden Erkrankungen des zentralen und peripheren Nervensystems wie aufsteigende Lähmungen bis hin zur Atemlähmung (Guillain-Barré-Syndrom) sowie Krampfanfälle beobachtet.

Das sagt der Kritiker

Viele Impfgegner erkennen zwar an, dass die hohe Durchimpfungsrate zu einer deutlich verringerten Ansteckungsgefahr geführt hat. Gleichwohl hält die Mehrzahl von ihnen Berichte für besorgniserregend, wonach die Hib-Impfung möglicherweise Typ-1-Diabetes auslösen könnte – insbesondere bei Kindern. Darüber hinaus konstatieren Skeptiker ein zunehmendes Impfversagen. Sie verweisen dazu auf Meldungen, wonach es in verschiedenen Ländern wiederholt Fälle gegeben haben soll, bei denen Kinder trotz kompletter Impfung schwere Hib-Erkrankungen erlitten haben. Eine Erklärung hierfür könnte sein, dass der Hib-Impfstoff in vielen Ländern nur noch in Kombination mit anderen Impfungen verabreicht wird; dadurch soll er möglicherweise einen Teil seiner Wirksamkeit einbüßen. Und so plädieren viele Impfkritiker dafür, den Impfstoff wieder als Einzelimpfstoff zuzulassen.

Häufige Fragen

Ist die Hib-Infektion eine Variante der Influenza?

Die Bezeichnung »Haemophilus influenzae« geht auf eine frühere Annahme zurück, es handele sich bei dem Erreger um den Auslöser der Influenza (»echte Grippe«). Heute weiß man, dass Haemophilus eine eigenständige Bakteriengattung ist, innerhalb der es 16 verschiedene Arten gibt. Einige davon sind von einer Kapsel aus Zucker (Polysaccharide) umgeben. Dazu gehört auch die Bakterienart Haemophilus influenzae vom Typ b.

Spielt eine Infektion mit Hib hierzulande überhaupt noch eine Rolle?

Da der Erreger weiterhin im Umlauf ist, lässt sich die Infektionsgefahr nicht vollständig bannen. Die meisten Hib-Träger erkranken selbst nicht, können jedoch den Erreger an Säuglinge und Kleinkinder weitergeben. Dank der hohen Durchimpfungsrate ist eine Hib-Infektion in Deutschland allerdings sehr selten geworden. Während bis zur Einführung der Hib-Impfung im Jahr 1990 jährlich zwischen 1500 und 2000 durch Hib ausgelöste, schwere Erkrankungen registriert wurden, werden heute nur noch vereinzelt Fälle gemeldet. Entsprechend ist auch die Todesrate mit zwei Toten pro Jahr gering.

Ich habe gehört, dass der Hib-Erreger auch bei Gesunden vorkommt. Stimmt das?

Tatsächlich lässt sich der Erreger bei zirka fünf Prozent aller gesunden Menschen – Kindern wie Erwachsenen – in der Rachen- und Nasenflora nachweisen, ohne dass diese erkranken.

Warum ist eine Infektion mit Hib für Säuglinge so gefährlich?

Wegen der besonderen Kapselstruktur des Haemophilus influenzae vom Typ b erkennt das noch unreife Immunsystem von Säuglingen den Erreger nur schlecht und vermag ihn deshalb kaum abzuwehren. Nach dem vollendeten fünften Lebensjahr ist das Immunsystem so weit ausgereift, dass der Krankheitserreger für das gesunde Abwehrsystem im Allgemeinen keine Gefahr mehr darstellt. Eine vom Immunsystem ähnlich schwer angreifbare Kapsel weisen übrigens auch die Meningokokken (→ Seite 151 ff.) und Pneumokokken (→ Seite 172 ff.) auf.

? Kann ich mein Baby auch noch auf andere Weise wirksam gegen eine Hib-Infektion schützen?

Es hat sich gezeigt, dass gestillte Säuglinge seltener erkranken als nichtgestillte Babys. Einen vollständigen Schutz bietet das Stillen aber nicht; für eine wirksame Prophylaxe ist es in jedem Fall ratsam, eine Hib-Impfung vornehmen zu lassen.

? Gibt es Faktoren, die die Entwicklung einer Hib-Infektion begünstigen?

Ob sich eine invasive Hib-Infektion entwickelt, hängt vermutlich von der Menge der übertragenen Bakterien ab und davon, ob der Organismus bereits durch eine andere Infektion geschwächt ist: Meist geht der Hib-Infektion eine harmlose Virusinfektion der Atemwege voraus. Ebenso haben Kinder mit einem Immundefekt ein erhöhtes Krankheitsrisiko.

? Schützt die Hib-Impfung auch noch vor anderen Haemophilus-Infektionen?

Nein, die Impfung schützt nur vor einer invasiven Infektion mit dem Haemophilus influenzae vom Typ b. Zwar sind Infektionen mit dem Kapseltyp b mit Abstand am häufigsten, doch können auch andere Stämme und Subtypen von Haemophilus beim Menschen Entzündungen auslösen, beispielsweise der Hirnhäute, der Lunge, des Mittelohrs oder der Nasennebenhöhlen. Ebenso wenig schützt die Hib-Impfung vor einer Hirnhautentzündung durch andere bakterielle Erreger wie Staphylokokken, Streptokokken, Pneumokokken (→ Seite 172 ff.) oder Meningokokken (→ Seite 151 ff.). Gleiches gilt im Prinzip für Kehldeckelentzündungen. Da die

Haemophilus-Bakterien vom Typ b in diesem Fall die Haupterreger sind, wird die Erkrankung jedoch hierzulande seit Aufnahme der Hib-Impfung in den Katalog der empfohlenen Impfungen kaum noch beobachtet.

? Warum wird die Hib-Impfung mit einem Konjugatimpfstoff durchgeführt?

Die erste Generation von Hib-Impfstoffen, die Mitte der 1980er-Jahre in den USA eingesetzt wurde, bestand nur aus Bruchstücken der Bakterienkapsel. Schon bald zeigte sich, dass das Immunsystem vor allem von Kindern unter zwei Jahren nicht oder nicht ausreichend auf diesen Impfstoff ansprach. Die Schutzwirkung war damit in dieser Altersgruppe unzureichend oder blieb sogar ganz aus. Selbst mit wiederholten Impfungen konnte in vielen Fällen keine zufriedenstellende Immunantwort erzielt werden. Der Grund: Die Abwehrzellen des kindlichen Immunsystems konnten die im Impfstoff enthaltenen Bestandteile der Bakterienkapsel nur schlecht erkennen, sodass sie die Antigene einfach passieren ließen. Durch einen herstellungstechnischen Trick gelang es jedoch, das kindliche Immunsystem zu »überlisten«: Indem das Antigen der Hib-Bakterien an ein Trägereiweiß gebunden wird, kommt es zur angestrebten Stimulierung der Abwehrzellen und damit zur erwünschten Immunantwort. Als Trägereiweiße werden Tetanustoxoid, Diphterietoxoid oder Bestandteile von Meningokokkenbakterien eingesetzt.

? Machen die im Hib-Impfstoff verwendeten Trägereiweiße eine Impfung gegen Tetanus, Diphtherie oder gegen eine Meningokokkeninfektion hinfällig?

Nein. Zwar wird auch durch das jeweilige Trägereiweiß eine Immunantwort ausgelöst, doch fällt diese zu schwach aus, um einen wirksamen Schutz zu erzeugen. Für eine gezielte Immunisierung gegen Tetanus, Diphtherie oder eine Meningokokkeninfektion ist immer eine zusätzliche Impfung gegen die jeweilige Erkrankung notwendig.

? Mein siebenjähriges Kind ist im Säuglingsalter nicht geimpft worden. Soll ich die Impfung nachholen lassen?

Das Hib-Bakterium spielt in erster Linie bei Kindern bis sechs Jahren eine Rolle. Danach führt eine Hib-Infektion in der Regel nur dann zu lebensbedrohlichen Erkrankungen, wenn eine Immunschwäche vorliegt. Sofern das Immunsystem Ihres Kindes intakt ist, ist eine Impfung also nicht notwendig.

? Gibt es Gründe, die eine Hib-Auffrischimpfung entgegen der offiziellen Empfehlung durch die STIKO nahelegen?

Wenn ein angeborener Immundefekt besteht, dem Kind die Milz entfernt wurde oder es mit Zytostatika beziehungsweise über einen längeren Zeitraum mit Kortisontabletten behandelt wurde, kann eine erneute Hib-Impfung auch im späteren Kindesalter sinnvoll sein. Die genannten Faktoren können das Immunsystem so schwächen, dass eine Anfälligkeit für eine invasive Hib-Infektion nicht 100-prozentig auszuschließen ist.

Pro und Kontra

Für eine Impfung spricht ...

... dass Kinder bis zum sechsten Lebensjahr keine ausreichende Abwehr gegen den Erreger haben.
... die Schwere der Krankheit, die eine hohe Komplikationsrate aufweist und bisweilen sogar tödlich verlaufen kann.
... eine gute Verträglichkeit: Trotz häufig auftretender Lokalreaktionen sind schwere Komplikationen extrem selten.
... die Möglichkeit, mithilfe einer hohen Durchimpfungsrate zu erreichen, dass die Keimzirkulation mit der Zeit immer mehr abnimmt.

Gegen eine Impfung spricht ...

... die Möglichkeit, dass Nebenwirkungen auftreten.
... dass ein Kind älter als sechs Jahre ist und ein intaktes Immunsystem besitzt.

Hepatitis B

- **Standardimpfung**

- **Basisimpfung:** Zur Grundimmunisierung empfiehlt die STIKO drei Impfungen bzw., wenn die Impfung in Kombination mit der Keuchhustenimpfung erfolgt, vier Impfungen ab dem dritten Lebensmonat. Der Abstand zwischen den ersten Impfungen sollte mindestens vier Wochen, zwischen der vorletzten und letzten Impfung mindestens sechs Monate (im 11. bis 14. Lebensmonat) betragen.

- **Ein Neugeborenes,** dessen Mutter mit dem Hepatitis-B-Virus infiziert ist, erhält die erste Impfung unmittelbar nach der Geburt (in Kombination mit einer Einzeldosis eines spezifischen Anti-Hepatitis-B-Immunglobulins zur passiven Immunisierung, → Seite 9). Zur Vervollständigung der Grundimmunisierung erfolgen zwei weitere aktive Impfungen im Abstand von vier Wochen und sechs Monaten.

- **Auffrischimpfung:** Ob zehn Jahre nach der Grundimmunisierung eine Auffrischimpfung notwendig ist, ließ sich noch nicht endgültig klären. Derzeit geht die STIKO davon aus, dass alle verfügbaren Daten dafür sprechen, dass die Schutzwirkung länger als zehn Jahre anhält. Eine generelle Auffrischimpfung wird aus diesem Grund nicht empfohlen.

- **Personen, die zu den Risikogruppen gehören** (→ Seite 83), wird empfohlen, zirka vier Wochen nach der dritten Impfung eine Blutuntersuchung zur Titerkontrolle durchführen zu lassen. Liegen die ermittelten Antikörperwerte unter 100 IE/l, werden weitere Impfungen angeraten, bis der Wert überschritten ist.

- **Nichtgeimpfte oder Personen mit fehlendem Impfnachweis** sollten zwei Impfungen im Abstand von vier Wochen und eine dritte Impfung sechs Monate nach der zweiten Impfung erhalten.

Die Erkrankung

Hepatitis B ist eine Leberentzündung, die durch das Hepatitis-B-Virus hervorgerufen wird. Die Erkrankung kann akut oder chronisch verlaufen, ebenso weitgehend beschwerdefrei, aber auch mit ausgeprägten Symptomen. Ausgangspunkt ist eine Infektion der Leberzellen mit Hepatitis-B-Viren. Hierdurch wird eine Immunreaktion des Organismus auf die Krankheitserreger ausgelöst, die zu einer Schädigung und Zerstörung der betroffenen Leberzellen führt. Damit einher geht eine Funktionsstörung der Leber, in deren Folge vermehrt Leberenzyme (Transaminasen) ins Blut gelangen; zudem stellen sich die typischen Symptome einer Gelbsucht ein.
Wenn die Immunantwort auf die Krankheitserreger normal verläuft und es dem Immunsystem gelingt, die Hepatitis-B-Viren eigenständig in Schach zu halten, ist ein unkomplizierter Verlauf zu erwarten: Die Erkrankung heilt nach etwa zwei bis drei Monaten folgenlos aus. Mitunter bleiben die typischen Krankheitszeichen sogar ganz aus und der Betroffene bemerkt überhaupt nichts von seiner Infektion. In manchen Fällen wird die Hepatitis B auch nur zufällig festgestellt.
Bei etwa einem Prozent der Betroffenen fällt die Immunantwort jedoch besonders heftig aus. Dann entwickelt sich ein fulminanter Verlauf, bei dem innerhalb kurzer Zeit größere Leberareale zugrunde gehen und es zum tödlichen Leberversagen kommt. In fünf bis zehn Prozent der Fälle geht die akute Infektion in ein chronisches Stadium über. Zwar kann auch eine chronische Hepatitis B mit der Zeit ohne weitere Folgeschäden abklingen. Nicht selten bleiben die Viren jedoch im Organismus aktiv, sodass die Leber immer weiter geschädigt wird. Von diesem Verlauf sind rund zehn Prozent der erkrankten (jungen) Erwachsenen, 40 Prozent der Kleinkinder und 90 Prozent der infizierten Säuglinge betroffen. Oft besteht eine chronisch persistierende Form: Die Krankheit geht in ein Dauerstadium über und der Betroffene trägt das Virus Jahre, mitunter sein ganzes Leben in sich. Zugleich besteht die permanente Gefahr, andere

zu infizieren, zum Beispiel beim Geschlechtsverkehr. Für den Erkrankten selbst besteht ein sehr hohes Risiko, an Leberzirrhose oder Leberzellkrebs zu erkranken. Bei der chronisch aggressiven Form kommt es meist innerhalb weniger Monate zum Absterben der Leberzellen (Mottenfraßnekrose) mit Narbenbildung im Bindegewebe der Leber (Fibrosierung) und zu einem fortschreitenden Funktionsverlust mit tödlichem Ausgang.

Welche Symptome sind typisch?

Etwa 75 Prozent der Hepatitis-B-Infektionen verlaufen weitgehend beschwerdefrei: Die Betroffenen verspüren allenfalls unspezifische Symptome wie Abgeschlagenheit, Müdigkeit und Appetitlosigkeit; nicht selten besteht eine Abneigung gegen fette Speisen, Alkohol und/oder Nikotin. In diesem Fall kann nur eine Blutuntersuchung (vor allem der Nachweis von erhöhten Leberenzymen) Aufschluss darüber geben, ob den Beschwerden eine Lebererkrankung zugrunde liegt. Bei 25 Prozent treten zusätzlich die typischen Hepatitiszeichen auf wie Gelbfärbung der Haut und der Lederhaut der Augen (Skleren), dunkler (bierbrauner) Urin, heller Stuhl und Juckreiz am ganzen Körper; weitere häufige Begleiterscheinungen sind Gliederschmerzen, Schmerzen im Oberbauch, Übelkeit, Erbrechen und Durchfall. Nach Abklingen der Symptome können Abgeschlagenheit und Schwächegefühl über Monate anhalten.

INFO

Eine chronische Hepatitis B liegt vor, wenn nach sechs Monaten noch immer deutlich erhöhte Leberwerte gemessen werden und sich spezifische Antigene bzw. die dagegen gerichteten Antikörper im Blut nachweisen lassen. Das Ausmaß der bereits eingetretenen Schädigung der Leber lässt sich am sichersten durch eine Punktion der Leber feststellen, bei der vom Arzt eine Gewebeprobe zur feingeweblichen Untersuchung entnommen wird.

Welche Behandlung kommt infrage?

Im akuten Stadium ist Bettruhe oberstes Gebot. Leicht verdauliche, fettarme Kost sowie strikter Alkohol- und Nikotinverzicht sind weitere unverzichtbare Maßnahmen. Ein heftiger Verlauf erfordert eine intensivmedizinische Überwachung der Vitalfunktionen in der Klinik. Die Verabreichung virushemmender Medikamente zielt darauf ab, die entzündliche Aktivität zu vermindern und so die rasch fortschreitende Zerstörung der Leberzellen aufzuhalten – gegebenenfalls kommt eine Lebertransplantation in Betracht.
Zur Behandlung der chronischen Hepatitis B werden Interferone eingesetzt, die mindestens sechs Monate lang gespritzt werden müssen. Bleibt der Therapieerfolg aus oder werden die Interferone nicht vertragen, kommt alternativ der antivirale Wirkstoff Lamivudin infrage, der eine weitere Vermehrung der Viren verhindern soll. In Idealfall kann auf diese Weise die Entzündung gelindert und der bindegewebige Umbau der Leber gestoppt werden. Um diesen Effekt zu erreichen, muss Lamivudin meist ein bis zwei Jahre lang eingenommen werden. Weil alle in Frage kommenden Medikamente zum Teil mit erheblichen Nebenwirkungen verbunden sind, muss der Patient umfangreich aufgeklärt werden.

Wie hoch ist die Wahrscheinlichkeit zu erkranken?

Das Hepatitis-B-Virus ist hoch ansteckend: Schon der kurze Kontakt mit infizierten Körpersekreten genügt, um sich zu infizieren. Grundsätzlich gilt: Je höher die Viruskonzentration im Blut des Infizierten ist, desto höher ist das Ansteckungsrisiko. Ist dazu auch der Übertragungsweg sehr kurz – etwa, wenn infiziertes Blut in eine offene Wunde gerät –, liegt die Ansteckungsgefahr bei nahezu 100 Prozent.

Wie wird die Erkrankung übertragen?

Die Übertragung erfolgt primär über den Kontakt mit infizierten Körpersekreten. Im Blut kommen die Viren in besonders hoher Konzentration vor und können daher durch win-

zige Verletzungen der Haut oder der Schleimhäute in den Organismus eindringen. Ebenso können andere Körperflüssigkeiten, beispielsweise Speichel, Muttermilch oder Sperma, für eine Übertragung verantwortlich sein. 60 bis 70 Prozent der Neuerkrankungen in Deutschland erfolgen durch ungeschützte Sexualkontakte und häufigen Partnerwechsel.
Vor allem dies erklärt den hohen Anteil akuter Hepatitis-B-Erkrankter unter jungen Erwachsenen: In den westlichen Industrieländern werden bis zu 75 Prozent aller Hepatitis-B-Infektionen zwischen dem 14. und 25. Lebensjahr erworben. Die zweitwichtigste Infektionsquelle sind Blutkontakte (vor allem durch den gemeinsamen Gebrauch von Injektionsnadeln bei Drogenmissbrauch). Zudem ist bei einer Geburt die Übertragung von der Mutter auf das Kind möglich.

Wann treten die ersten Symptome auf?

Die Zeit zwischen der Infektion und dem Beginn der Symptome beträgt vier Wochen bis zu sechs Monaten; im Durchschnitt zeigen sich die ersten Beschwerden etwa zwei Monate nach Ansteckung.

Besteht die Gefahr eines tödlichen Verlaufs?

Ein besonders heftiger Verlauf, der in einem Prozent der Fälle auftritt, endet meist tödlich. Eine ungünstige Prognose hat auch die chronische Form: Rund zehn Prozent der Betroffenen erkranken innerhalb der nächsten fünf bis zehn Jahre an Leberzirrhose oder Leberzellkrebs – oft mit tödlichem Ausgang.

Die Impfung

Welcher Impfstoff wird eingesetzt?

Es handelt sich um einen Totimpfstoff, der aus Antigen von der Oberfläche des Hepatitis-B-Virus (HBs-Antigen) besteht. Das Antigen ist zur Verstärkung der immunisierenden Wirkung an Aluminiumhydroxid gebunden (adsorbiert). Inzwischen werden die Hepatitis-B-Impfstoffe aus gentechnisch veränderten Zellen der Bäckerhefe (Saccharomyces cerevisiae) hergestellt. Neugeborene, Kinder und Jugendliche erhalten 5 mg oder 10 mg, Erwachsene in der Regel 20 mg. Für Dialysepatienten steht ein Impfstoff mit 40 mg zur Verfügung.

Welche Zusätze sind im Impfstoff enthalten?

Neben Spuren von Aluminiumhydroxid und Hefezellen enthalten alle Hepatitis-B-Impfstoffe Hilfssubstanzen wie Phenoxyethanol, Natriumchlorid, Dinatriumphosphatdihydrat oder Natriumtetraborat. Ein Impfstoff weist zudem geringe Mengen des Antibiotikums Neomycin sowie von Formaldehyd auf, andere Impfstoffe enthalten Spuren des Konservierungsmittels Thiomersal.

Wird der Impfstoff einzeln oder kombiniert verabreicht?

Der Hepatitis-B-Impfstoff steht als Einzel- und als Kombinationsimpfstoff zur Verfügung. Die STIKO empfiehlt einen Sechsfachimpfstoff gegen Hepatitis B, Diphtherie, Tetanus, Keuchhusten, Polio und Hib; zudem gibt es einen Kombinationsimpfstoff, der den Impfstoff gegen Hepatitis A und Hepatitis B enthält. Ein weiterer Kombinationsimpfstoff, der nur zur Impfung von Säuglingen und Kleinkindern eingesetzt wird, enthält neben dem Impfstoff gegen Hepatitis B auch den gegen eine Hämophilus influenzae-Typ-b-Infektion (Hib).

INFO

Die Herstellung der ersten, 1982 eingeführten Impfstoffe erfolgte zunächst noch mittels Antigenen, die aus dem Blutplasma von chronisch infizierten Virusträgern gewonnen wurden. Dabei kam es vielfach zur Übertragung unerwünschter Viren, insbesondere des humanen Immundefizienz-Virus (HIV), das die Immunschwächekrankheit Aids auslöst. Bei den modernen gentechnisch hergestellten Hepatitis-B-Impfstoffen ist diese Gefahr ausgeschlossen.

Wie hoch ist die Schutzrate?

Die Schutzrate nach der Grundimmunisierung beträgt bei Kindern und Jugendlichen 90 bis nahezu 100 Prozent und ist damit sehr hoch. Bei Erwachsenen liegt sie bei etwa 90 Prozent. Einige Personen sprechen allerdings generell schlecht auf die Hepatitis-B-Impfung an (Lowresponder). Dies gilt in besonderem Maße für Dialysepatienten und HIV-Infizierte, mitunter aber auch für Personen ohne Vorerkrankung. In seltenen Fällen bleibt eine Immunantwort sogar ganz aus (Nonresponder).

Wer sollte geimpft werden?

Gemäß den Empfehlungen der STIKO sollten alle Babys ab dem dritten Lebensmonat beziehungsweise alle nicht geimpften Kinder und Jugendlichen bis zum vollendeten 17. Lebensjahr (möglichst vor der Pubertät) geimpft werden. Laut STIKO sollten sich zudem alle impfen lassen, die wegen einer bestimmten Grunderkrankung oder aufgrund ihres Berufs besonders gefährdet sind, sich an Hepatitis B zu infizieren. Zur ersten Gruppe zählen vor allem Menschen, die aufgrund einer chronischen Nierenerkrankung dialysepflichtig sind, HIV-Infizierte, Hämophiliekranke sowie Patienten, die bereits unter einer chronischen Lebererkrankung leiden. Ebenso sollten Personen, bei denen eine Lebertransplantation ansteht, über einen ausreichenden Impfschutz verfügen. Zur gefährdeten Gruppe zählen zudem Personen, die im Gesundheitsdienst oder in psychiatrischen Einrichtungen arbeiten beziehungsweise aufgrund ihrer Tätigkeit häufiger mit anderen, eventuell infizierten Personen Kontakt haben (beispielsweise Polizisten und Sozialarbeiter). Das Gleiche gilt für all jene, die mit Hepatitis-B-Infizierten zusammenleben oder mit ihnen regelmäßig Sexualkontakte haben. Weitere Risikogruppen, denen die STIKO eine Hepatitis-B-Impfung empfiehlt, sind Drogenabhängige, Gefängnisinsassen, Prostituierte sowie homosexuell aktive Männer. Neugeborene von Hepatitis-B-infizierten Müttern werden innerhalb der ersten zwölf Stunden nach der Geburt zum ersten Mal geimpft.

Wann sollte nicht geimpft werden?

- Besteht eine behandlungsbedürftige, hochfieberhafte Erkrankung, sollte erst zwei Wochen nach vollständiger Genesung geimpft werden. Banale Erkältungen stellen dagegen keinen Hinderungsgrund dar.
- Kam es bei einer vorangegangenen Impfung zu einer allergischen Reaktion auf Bestandteile des Impfstoffes oder ist eine Allergie oder Überempfindlichkeit gegen einen der im Impfstoff enthaltenen Bestandteile bekannt, sollte von einer (weiteren) Impfung abgesehen werden.

Welche Nebenwirkungen sind bekannt?

Der Hepatitis-B-Impfstoff ist in der Regel gut verträglich. Dennoch wurde er in der Vergangenheit immer wieder einmal mit dem plötzlichen Kindstod (SIDS) in Verbindung gebracht. Ebenso wurde seit den 1990er-Jahren wiederholt veröffentlicht, dass durch ihn ein erhöhtes Risiko für die Entstehung von Entmarkungserkrankungen des zentralen Nervensystems (insbesondere Multiple Sklerose) sowie von Autoimmunerkrankungen wie Lupus erythematodes bestehe. Darüber hinaus wurde in einzelnen Fällen auch eine vorübergehend auftretende Verminderung der für die Blutgerinnung bedeutsamen Blutplättchen (Thrombozytopenie) auf eine Hepatitis-B-Impfung zurückgeführt.
Nach Ansicht des Robert Koch-Instituts sowie der Weltgesundheitsorganisation (WHO) existieren derzeit jedoch keinerlei Hinweise darauf, dass es einen ursächlichen Zusammenhang zwischen der Entstehung der genannten Erkrankungen und der Hepatitis-B-Impfung gibt.

Reaktionen an der Impfstelle

Häufig (in ein bis zehn Prozent der Fälle) treten meist ein bis drei Tage nach der Impfung eine vorübergehende Rötung, Schmerzen und Schwellungen im Bereich der Injektionsstelle auf. Mitunter schwellen zudem die benachbarten Lymphknoten an und reagieren schmerzhaft auf Druck.

Allgemeinreaktionen

Selten kommt es zu leichtem Fieber, grippeähnlichen Symptomen wie Abgeschlagenheit, Frösteln, Kopf- und Gliederschmerzen sowie zu Magen-Darm-Beschwerden – beispielsweise Übelkeit und Erbrechen. Sehr selten (< 1:10 000) wird eine Erhöhung der Leberenzymwerte beobachtet. Diese Erscheinungen sind jedoch nur vorübergehend und klingen im Allgemeinen nach 24 bis 48 Stunden von selbst wieder ab.

Allergische Reaktionen und andere Komplikationen

Allergische Reaktionen an der Haut (etwa Nesselsucht) und/oder den Atemwegen (wie asthmatische Beschwerden) bis hin zum allergischen Schock sind sehr selten und treten meist unmittelbar nach der Impfung auf. In sehr seltenen Fällen (< 0,5 Prozent) kann es zu schmerzhaften Gelenkschwellungen kommen, die jedoch nach einigen Tagen von selbst wieder abklingen. Außerdem liegen Einzelberichte vor, wonach es im Anschluss an die Impfung zu (vorübergehenden) Sehstörungen sowie zu verschiedenen neurologischen Erkrankungen kam wie einer Hirnhaut- und/oder Gehirnentzündung, einem Guillain-Barré-Syndrom oder einer Neuritis. Ob diese Erkrankungen nach einer Hepatitis-B-Impfung häufiger als bei anderen Impfungen auftreten, kann nach derzeitiger Datenlage nicht abschließend beurteilt werden.

Das sagt der Kritiker

Bei keiner anderen Impfung gehen die Meinungen so weit auseinander wie bei der Hepatitis-B-Impfung: Während die Weltgesundheitsorganisation (WHO) und andere führende Institutionen die Impfung als sicher einstufen, halten Impfkritiker die Rate an Nebenwirkungen für ungewöhnlich hoch. Sie haben dabei vor allem mögliche Langzeitfolgen im Blick – allen voran die Entstehung von schweren Autoimmun- beziehungsweise neurologischen Erkrankungen wie Multiple Sklerose. Ein weiterer Kritikpunkt ist die offizielle Impfempfehlung für alle Säuglinge: Viele Impfgegner halten diese angesichts des niedrigen

Krankheitsrisikos und der Schwere der möglichen Nebenwirkungen für fragwürdig – zumal die Impfung möglicherweise mit einigen Fällen des plötzlichem Kindstods in Verbindung stehe. Darüber hinaus könnte das Hepatitis-B-Virus zu Mutationen neigen – ein Phänomen, das unter Umständen auch mit der Massenimpfung der letzten Jahre in Zusammenhang steht. Ob diese Vermutung tatsächlich zutrifft, kann zum gegenwärtigen Zeitpunkt nicht geklärt werden.

Häufige Fragen

? Wie viele Menschen sind derzeit mit dem Hepatitis-B-Virus infiziert?

Mehr als 300 Millionen Menschen sind weltweit infiziert – die meisten in Zentral- und Südafrika, Südamerika und Südostasien. In Deutschland werden pro Jahr 6000 Neuinfektionen gemeldet. Wegen des oftmals nicht erkannten chronischen Verlaufs liegt die Dunkelziffer aber wohl deutlich höher: Experten gehen davon aus, dass sich hierzulande jährlich bis zu 60 000 Personen neu infizieren. Als chronisch mit Hepatitis B infiziert gelten derzeit etwa 0,8 Prozent der Bevölkerung. Das bedeutet, dass in Deutschland von etwa 650 000 Personen die Gefahr einer Kontaktinfektion ausgeht.

? Ich bin gegen Hepatitis B geimpft. Muss ich trotzdem noch Vorsichtsmaßnamen beachten?

Auf jeden Fall. Schutzmaßnahmen, wie geschützter Geschlechtsverkehr mit Kondom oder das Tragen von Schutzhandschuhen bei häufigen Blutkontakten in einem medizinischen Beruf, sind schon allein deshalb unerlässlich, weil auch andere Infektionskrankheiten, wie eine Hepatitis-C- oder eine HIV-Virusinfektion, auf die gleiche Weise wie Hepatitis B übertragen werden können. Und gegen diese Krankheiten gibt es bislang leider keinen Impfstoff.

? Wirkt eine Hepatitis-B-Impfung auch gegen andere Hepatitiserkrankungen?

Nein. Es steht jedoch neben der Hepatitis-B-Impfung noch eine Impfung gegen eine Hepatitis-A-Infektion zur Verfügung (→ Seite 256 ff.). Ist die Hepatitis-B-Impfung als Reiseimpfung geplant, wird ein Kombinationsimpfstoff empfohlen, der sowohl gegen Hepatitis B als auch gegen Hepatitis A wirkt.

? Mein Kind wurde mit einem Kombinationsimpfstoff geimpft, der inzwischen vom Markt genommen wurde. Braucht es nun eine zusätzliche Hepatitis-B-Impfung?

Im September 2005 wurde auf Empfehlung der Europäischen Arzneimittelbehörde EMEA (European Medicines Agency) der Kombinationsimpfstoff Hexavac® vom Markt genommen, der Kinder gegen Diphtherie, Tetanus, Kinderlähmung, Keuchhusten, Haemophilus influenzae b und Hepatitis B schützen sollte. In mehreren Studien hatte sich gezeigt, dass die Immunantwort gegen Hepatitis B möglicherweise zu gering ausfiel, um bis ins Erwachsenenalter eine sichere Langzeitwirkung zu erzeugen; gegen die anderen fünf Krankheiten sollen die geimpften Kinder jedoch ausreichend geschützt sein. Seit Oktober 2000 wurden in Deutschland schätzungsweise 1,5 Millionen Kinder mit diesem Impfstoff geimpft. Nach Auskunft des Paul-Ehrlich-Instituts sowie der Europäischen Gesundheitsbehörde besteht keine unmittelbare Notwendigkeit, die betroffenen Kinder nachimpfen zu lassen. Derzeit wird jedoch untersucht, ob zu einem späteren Zeitpunkt, etwa im jugendlichen Alter, mit einem Hepatitis-B-Impfstoff nachgeimpft werden sollte, um den Langzeitschutz zu gewährleisten.

? Gibt es eigentlich verschiedene Sechsfachkombinationsimpfstoffe?

In Deutschland kommt momentan nur ein einziger zur Anwendung. Verschiedene Studien bescheinigen ihm eine ausreichende Schutzwirkung für alle Komponenten.

? Kann ich mich über eine Bluttransfusion mit dem Hepatitis-B-Virus infizieren?

Theoretisch ja, allerdings ist dies in den westlichen Industrieländern heute weitgehend ausgeschlossen: In jeder Blutbank wird der Spender auf eine eventuelle Infektion mit Hepatitis B- und Hepatitis-C-Virus sowie HIV untersucht.

? Sollte man sich vor einer Operation impfen lassen?

Tatsächlich empfiehlt die STIKO vor einem ausgedehnten chirurgischen Eingriff, etwa vor einer Operation unter Einsatz einer Herz-Lungen-Maschine, eine prophylaktische Hepatitis-B-Impfung – sofern kein ausreichender Immunschutz vorhanden ist. Bei der Entscheidung ist jedoch zu erwägen, ob vor der Operation genug Zeit für eine Grundimmunisierung bleibt.

? Ich will mich piercen lassen. Stimmt es, dass ich mich dabei mit Hepatitis B infizieren kann?

Nach Auskunft des Robert Koch-Instituts tragen Personen, die sich piercen, tätowieren oder rasieren lassen, tatsächlich ein gewisses Infektionsrisiko.

? Wie hoch ist das Risiko, dass sich ein Neugeborenes während der Geburt bei seiner infizierten Mutter ansteckt?

Das Infektionsrisiko beträgt zwischen 75 und 95 Prozent. In Deutschland konnte das Risiko in den letzten Jahren jedoch deutlich reduziert werden: Zum einen durch eine sorgfältige Überwachung der Schwangeren im Rahmen der Schwangerenvorsorge, zum anderen durch eine sofortige Aktiv-Passiv-Impfung des Neugeborenen unmittelbar nach der Geburt.

? Ich bin schwanger und möchte gern wissen, ob ich mit dem Hepatitis-B-Virus infiziert bin. Was kann ich tun?

Entsprechend den Mutterschafts-Richtlinien erfolgt bei allen Schwangeren nach der 32. Schwangerschaftswoche – möglichst nahe am Geburtstermin – eine Blutuntersuchung, um eine

Infektion mit Hepatitis B auszuschließen. Ist das Ergebnis positiv, wird beim Neugeborenen innerhalb der ersten zwölf Stunden nach der Geburt eine Immunisierung gegen Hepatitis B begonnen. Dabei werden simultan die erste Dosis HB-Impfstoff (Aktivimpfung, → Seite 8 f.) und Hepatitis-B-Immunglobulin (passive Impfung, → Seite 9) verabreicht. Die begonnene Hepatitis-B-Grundimmunisierung wird einen Monat nach der ersten Impfung durch eine zweite und sechs Monate nach der ersten Impfung durch eine dritte Impfung vervollständigt.

? Das Kind einer Freundin ist eine Frühgeburt und wurde unmittelbar nach der Geburt gegen Hepatitis B geimpft. Ist diese Vorgehensweise üblich?

Frühgeborene von Müttern, bei denen vor oder während der Geburt eine Blutuntersuchung zum Ausschluss beziehungsweise Nachweis einer Hepatitis-B-Infektion nicht möglich war, erhalten prophylaktisch eine aktive Immunisierung in den ersten zwölf Stunden nach der Geburt – und zwar unabhängig von ihrem Geburtsgewicht. Stellt sich heraus, dass die Mutter tatsächlich Hepatitis-B-infiziert ist, wird die passive Impfung innerhalb von sieben Tagen nach der Geburt nachgeholt.

? Wie sinnvoll ist die Hepatitis-B-Prophylaxe für Säuglinge wirklich?

Ob eine Hepatitis-B-Impfung bereits im Säuglingsalter sinnvoll ist, bleibt – trotz der offiziellen Empfehlung der STIKO – tatsächlich umstritten. Fakt ist, dass die Infektionsgefahr für Säuglinge und Kinder unter 14 Jahren sehr gering ist. Eine Ausnahme stellt das Neugeborene einer Hepatitis-Virusträgerin dar, das jedoch durch die sofortige Impfung unmittelbar nach der Geburt geschützt wird. Dagegen steigt das Hepatitis-B-Infektionsrisiko mit Beginn der Pubertät sprunghaft an, weil dieser Lebensabschnitt bei vielen die Phase der ersten sexuellen Kontakte und mitunter leider auch der ersten Drogenerfahrungen ist: Ungeschützter Geschlechtsverkehr und Drogeninjektionen mittels verunreinigter Nadeln sind die beiden häufigsten Übertragungswege. Daher plädieren einige Impfkritiker dafür, auf eine Hepatitis-B-Impfung im Säuglingsalter zu verzichten und den Impfzeitpunkt stattdessen auf die Zeit vor Beginn der Pubertät zu verschieben. Dies setzt allerdings voraus, dass die Jugendlichen aufgeschlossen gegenüber dem Impfprogramm sind – was wiederum von den Befürwortern der Säuglingsimpfung bezweifelt wird. Erste Erfahrungen zeigen, dass sich weniger als 30 Prozent der Kinder, die keine Immunität gegen Hepatitis B besitzen, im Jugendalter impfen lassen. Ob Jugendliche auf Dauer tatsächlich schlechter für Vorsorgeprogramme gewonnen werden können als andere Altersgruppen, wird sich vermutlich in den nächsten Jahren zeigen. Denn mit der neu eingeführten HPV-Impfung (→ Seite 93 ff.) wird erstmals ausschließlich genau die Altersgruppe zwischen 12 und 17 Jahren angesprochen, für die in besonderem Maße auch die Hepatitis-B-Impfung angeraten wird (siehe auch Röteln-Impfung, → Seite 185 ff.)

? Eine Bestimmung der Antikörper im Blut ergab, dass die Hepatitis-B-Impfung bei mir nicht richtig gewirkt hat. Kommt dies häufiger vor?

Bei rund fünf bis zehn Prozent der gesunden Geimpften ist die Bildung von ausreichend schützenden Antikörpern nach Abschluss der Grundimmunisierung tatsächlich unzureichend. In diesem Fall muss davon ausgegangen werden, dass der Impfschutz nicht vollständig ist. Mitunter kommt es sogar vor, dass das Immunsystem eines Gesunden gar nicht auf eine Hepatitis-B-Impfung anspricht. In beiden Fällen wird empfohlen, die Impfung so lange fortzusetzen, bis ein ausreichender Antikörpertiter (> 100 IE/l) nachweisbar ist. In der Regel genügen hierfür maximal drei weitere Impfungen.

? Warum werden Dialysepatienten mit einem anderen Hepatitis-B-Impfstoff geimpft als Gesunde?

Weil bei Dialysepatienten ein erhöhtes Risiko für das Versagen der Impfung besteht, sie aber andererseits zu den Risikogruppen gehören, die in besonderem Maße von einer Hepatitis-B-Impfung profitieren, werden sie heute in der Regel mit einem höher konzentrierten Impfstoff (40 mg) geimpft. Ansonsten entspricht der Impfstoff jedoch dem, der auch einem Gesunden verabreicht wird.

? Ich beginne demnächst eine Ausbildung im Krankenpflegedienst. Sollte ich mich vorsichtshalber gegen Hepatitis B impfen lassen?

Wenn Sie über keinen ausreichenden Impfschutz verfügen, sollten Sie sich impfen lassen. Gerade zu Beginn einer solchen Ausbildung ist die Verletzungs- und damit die Infektionsgefahr besonders groß.

? Gibt es eine Möglichkeit, den Impfschutz rascher aufzubauen als normalerweise?

Wenn ein rascher Impfschutz notwendig ist, zum Beispiel weil überraschend eine Reise in ein Risikogebiet ansteht, können sich Erwachsene einer so genannten Schnellimmunisierung unterziehen. Hierfür bieten verschiedene Hersteller von Einzelimpfstoffen ein verkürztes Impfschema an, das drei Injektionen am 1., 7. und 21. Tag vorsieht. Da sich jedoch auch bei diesem Schema ein vollständiger Impfschutz erst nach 21 bis 28 Tagen einstellt, ist es ratsam, die erste Impfung schon einen Monat vor Antritt der Reise zu beginnen. Für einen langfristigen Impfschutz wird zudem eine Auffrischimpfung zwölf Monate nach der ersten Impfung empfohlen.

? In welchen Regionen besteht eine besonders große Gefahr, sich eine Hepatitis-B-Infektion zuzuziehen?

Das Hepatitis-B-Virus ist zwar weltweit verbreitet, als ausgewiesene Risikogebiete gelten jedoch vor allem Süd- und Osteuropa, Zentral- und Südafrika, Südostasien, Mittel- und Südamerika. Wenn Sie eine Reise in eine dieser Regionen planen, sollten Sie sich durch eine Impfung vor einer möglichen Infektion schützen.

? Ich habe gehört, dass die Hepatitis-B-Impfung möglicherweise Multiple Sklerose auslöst. Gibt es dafür wissenschaftliche Belege?

Es existieren zwar einige Studienergebnisse zu einem erhöhten Multiple-Sklerose-Risiko. Allerdings gelten alle diese Studien nach Ansicht der WHO und anderer federführender Institutionen als nicht aussagekräftig. Andere Studien, etwa eine epidemiologische Untersuchung der Charité-Universitätsmedizin Berlin, konnten dagegen nicht bestätigen, dass Hepatitis-B-Geimpfte häufiger als Nichtgeimpfte von Multiple Sklerose betroffen sind. Eine Übersicht zur aktuellen Studienlage findet sich auf der Homepage des Paul-Ehrlich-Instituts.

Pro und Kontra

Für eine Impfung spricht ...

... dass Sie zu einer Risikogruppe gehören.

... dass Sie schwanger und gleichzeitig Hepatitis-B-infiziert sind und Ihr Kind nach der Geburt durch eine kombinierte Aktiv-/Passivimpfung vor einer Ansteckung schützen möchten.

... dass Sie eine Reise in ein Risikogebiet planen.

... dass es für Hepatitis B keine spezifische Behandlung gibt, sie aber schwere Leberschäden nach sich ziehen kann.

... dass die Erkrankung nur mit einer konsequenten Impfstrategie auszurotten ist.

Gegen eine Impfung spricht ...

... die Gefahr, dass Nebenwirkungen auftreten.

... dass Langzeitstudien noch ausstehen, die eine verlässliche Nutzen-Risiko-Abwägung erlauben.

... dass die Versagerquote mit fünf bis zehn Prozent recht hoch ist.

... dass die Hepatitis-B-Infektion vor allem junge Erwachsene betrifft und deshalb nicht unbedingt im Säuglingsalter durchgeführt werden müsste.

Humane-Papillomaviren-(HPV)-Infektion

- **Standardimpfung**

- **Basisimpfung:** Die erste Impfung erfolgt bei Mädchen im Alter zwischen 12 und 17 Jahren (vor dem ersten Geschlechtsverkehr), die zweite Injektion wird – abhängig vom Impfstoff – im Abstand von vier bzw. acht Wochen, die dritte sechs Monate nach der ersten Impfung verabreicht.

- **Auffrischimpfung:** Eine Auffrischimpfung ist zur Zeit nicht vorgesehen. Derzeit wird jedoch diskutiert, ob sie nach fünf Jahren erfolgen sollte.

Die Erkrankung

Humane Papillomaviren (HPV) befallen die Zellen der obersten Haut- beziehungsweise Schleimhautschicht (Epithelzellen) und regen die infizierten Zellen zu einem unkontrollierten Wachstum an. Derzeit sind mehr als 120 Untertypen bekannt, die sich in ihrer genetischen Struktur alle leicht unterscheiden; 40 davon befallen die Geschlechtsorgane beziehungsweise die Afterschleimhaut (genitale HPV-Typen). Damit gehören humane Papillomaviren zu den am häufigsten auf sexuellem Weg übertragenen Viren.

Einige der genitalen HPV-Typen sind für die Bildung gutartiger Feigwarzen (Condylomata acuminata) an den Genitalien verantwortlich, andere für die Entstehung von Krebsvorstufen (Zervixdysplasien) und Krebserkrankungen des Gebärmutterhalses (Zervixkarzinom), seltener auch des Penis, der Vulva oder des Afters.

Eine genitale HPV-Infektion heilt meist spontan innerhalb von 8 bis 14 Monaten aus. In 20 Prozent der Fälle verbleiben die Viren jedoch über einen Zeitraum von Monaten und Jahren inaktiv in der Zelle und können dann ein unkontrolliertes Zellwachstum hervorrufen. Handelt es sich hierbei um eine latente Infektion mit einem Hochrisikotyp, entwickeln fünf Prozent der Infizierten im Laufe der nächsten sieben bis zehn Jahre Krebsvorstufen oder einen manifesten Gebärmutterhalskrebs. Bei den Krebsvorstufen weisen die Zellveränderungen zwar alle Merkmale einer bösartigen Erkrankung auf, bleiben jedoch auf die oberste Schleimhautschicht beschränkt. Beim Gebärmutterhalskrebs hat der Tumor auf die darunter liegenden Schleimhautschichten übergegriffen, sodass die bösartigen Zellen über Lymphbahnen und Blutgefäße in andere Körperbereiche transportiert werden können (Metastasierung). Gebärmutterhalskrebs kann tödlich verlaufen. Und selbst nach einer erfolgreichen Behandlung können die Folgen schwerwiegend sein; sie führen zum Beispiel zu ungewollter Kinderlosigkeit oder behindern eine vaginale Entbindung.

Welche Symptome sind typisch?

Die Erstinfektion verläuft meist symptomlos. Mitunter entstehen Wochen oder Monate nach einer Infektion mit Niedrigrisiko-HPV-Typen kleine, spitze, hautfarbene bis rötlich braune Feigwarzen mit meist blumenkohlähnlicher Oberfläche. Sie sind bei Frauen oft auf den Schamlippen und/oder im Scheideneingang, selten auch im Bereich des äußeren Muttermunds zu finden, bei Männern häufig am Eichelrand oder an der Vorhaut. Zudem können bei beiden Geschlechtern After- oder

INFO

Die genitalen humanen Papillomavirustypen werden in verschiedene Risikoklassen eingeteilt: Niedrigrisikotypen wie HPV 6 und HPV 11 sind vor allem für Feigwarzen verantwortlich. Die Hochrisikotypen für Krebsvorstufen bzw. für Gebärmutterhalskrebs – meist HPV 16 (in rund 50 Prozent der Fälle) oder 18 (bei 15 bis 20 Prozent), seltener HPV 31 oder 45 – lassen sich bei 99,7 Prozent aller Gebärmutterhalskrebs-Patientinnen nachweisen.

Dammbereich betroffen sein. Weitere Beschwerden wie Jucken, Brennen oder ein Schmerzgefühl sind selten. Haben sich Feigwarzen erst einmal entwickelt, vermehren sie sich oft rasch und breiten sich beerenartig aus. Die Bildung großer gutartiger blumenkohlartiger Tumoren (Buschke-Löwenstein-Tumor) ist jedoch selten. In 10 bis 30 Prozent der Fälle verschwinden die Feigwarzen ohne Behandlung.
Bösartige Zellveränderungen im Gebärmutterhalsbereich als Folge einer Infektion mit einem HPV-Hochrisikotyp kann die Betroffene in der Regel nicht selbst erkennen, da sie lange Zeit keine Symptome verursachen. Dagegen zeigen sich Vorstufen einer bösartigen Erkrankung des äußeren Genitals (Vulvakarzinom) mitunter als Warzen, die mit bloßem Auge jedoch von Feigwarzen kaum zu unterscheiden sind. Auch Gebärmutterhalskrebs verursacht lange Zeit keine Beschwerden. Stellen sich Symptome, wie zyklusunabhängige Blutungen (beispielsweise beim Geschlechtsverkehr) und/oder ein unangenehm riechender, fleischwasserfarbener Ausfluss ein, befindet sich die Erkrankung häufig bereits in einem fortgeschrittenen Stadium.

Welche Behandlung kommt infrage?

HPV-Infektionen können nicht ursächlich behandelt werden. Im Vordergrund steht deshalb die Entfernung der Feigwarzen: Sie werden zum Beispiel mit Lösungen bestrichen oder mit Lasertherapie behandelt. Eine Entfernung der Warzen bedeutet jedoch nicht, dass auch die HPV-Infektion vollständig beseitigt wurde. Dementsprechend ist die Gefahr, dass die Warzen wiederkehren, relativ hoch: Jede vierte Betroffene muss sich drei bis sechs Monate später erneut in Behandlung begeben.
Ob verdächtige Schleimhautveränderungen mittels einer Gewebsentnahme (Konisation) behandelt werden müssen, hängt vom Ergebnis des Pap-Abstrichs und weiteren Befunden, etwa dem HPV-Test, ab. Ist eine Konisation unvermeidlich, wird unter Narkose ein kegelförmiges Gewebsstück aus dem Gebärmutterhals entnommen; oft erfolgt im Anschluss noch eine Ausschabung der Gebärmutter. Eine operative Entfernung der

Gebärmutter und häufig auch von Teilen der Scheide ist unumgänglich, wenn der Gebärmutterhalskrebs manifest geworden ist; mitunter erfolgt anschließend noch eine Chemo- oder Strahlentherapie.

Wie hoch ist die Wahrscheinlichkeit zu erkranken?

Bei direktem Kontakt mit einer Feigwarze beziehungsweise mit einer infizierten Haut- oder Schleimhautstelle ist die Ansteckungsgefahr sehr hoch. Schätzungen zufolge beträgt die Wahrscheinlichkeit, sich im Laufe des Lebens mindestens einmal mit dem genitalen HPV zu infizieren, 75 bis 90 Prozent.

Wie wird die Erkrankung übertragen?

Die Übertragung einer genitalen HPV-Infektion erfolgt primär durch den direkten Hautkontakt mit der infizierten Haut- oder Schleimhautregion (Warzen) – also in erster Linie durch Geschlechtsverkehr. Ob auch noch andere Übertragungswege einer genitalen HPV-Infektion möglich sind, ist

INFO

Veränderungen der Schleimhautzellen des Gebärmutterhalses infolge einer chronischen HPV-Infektion werden in unterschiedliche Schweregrade eingeteilt – von CIN I bis CIN III (CIN = Cervical intraepithelial neoplasia oder zervikale intraepitheliale Dysplasie). Die ersten beiden Stadien entsprechen einem Pap-Abstrich-Befund IIID (Pap III D). In diesem Fall besteht eine milde (CIN I) bis mäßige (CIN II) Dysplasie. Beide bedürfen engmaschiger Kontrolluntersuchungen, jedoch vorerst keiner Behandlung. Bei rund zehn Prozent der chronisch HPV-Infizierten schreiten milde Dysplasien (CIN I) innerhalb von zehn Jahren zu hochgradigen (CIN III) fort, die als Krebsvorstufe bzw. als In-situ-Karzinom angesehen werden. Dieser Befund, der einem Pap IVa entspricht, trifft in Deutschland pro Jahr etwa 80 000 Frauen.

umstritten; diskutiert wird unter anderem, ob eine Infektion über Oralsex, verseuchte Handtücher, Toilette oder Schwimmbäder möglich ist. Als gesichert gilt, dass HPV-infizierte Mütter die Infektion während der Geburt auf ihr Neugeborenes übertragen können. In den meisten Fällen handelt es sich hierbei um die HPV-Typen 6 und 11. Sie können beim Neugeborenen zur Bildung von Warzen im Kehlkopf oder in den oberen Luftwegen führen.

Wann treten die ersten Symptome auf?

Die Zeit zwischen der Infektion und dem Beginn der Symptome, etwa der Entstehung von Feigwarzen, beträgt einige Wochen bis Monate, mitunter auch Jahre (latente Infektion).

Besteht die Gefahr eines tödlichen Verlaufs?

In Deutschland steht Gebärmutterhalskrebs nach Brustkrebs an zweiter Stelle der häufigsten bösartigen Veränderungen weiblicher Geschlechtsorgane. Jährlich erkranken knapp 7000 Frauen neu, etwa 1800 sterben daran. In fast allen Fällen lässt sich gleichzeitig eine Infektion mit einem HPV-Hochrisikotyp nachweisen. So gesehen, ist eine Infektion mit HPV, die zur Hochrisikogruppe gezählt werden, potenziell lebensgefährlich. In seltenen Fällen kann auch eine latente Infektion mit Niedrigrisiko-HPV-Typen eine Entartung der Zellen in Gang setzen. Meist werden Vorstufen eines Gebärmutterhalskrebses jedoch schon im Rahmen der Früherkennungsuntersuchung erkannt. Die Heilungsaussichten sind so in der Regel gut.

Die Impfung

Welcher Impfstoff wird eingesetzt?

Es handelt sich um einen Totimpfstoff, der spezielle gentechnisch hergestellte Eiweißstoffe (virus-like particles, VLP) enthält; diese entsprechen den Oberflächenstrukturen der verschiedenen Virustypen. Zur Verstärkung der immunisierenden Wirkung ist der Impfstoff an ein Adjuvans gebunden.

Dadurch wird das Immunsystem aktiv zur Bildung von Antikörpern gegen die humanen Papillomaviren angeregt und macht diese im Falle einer Infektion unschädlich.
Derzeit sind zwei Impfstoffe von verschiedenen Herstellern auf dem Markt. Der eine enthält VLP der beiden Hochrisiko-HPV-Typen 16 und 18 (Cervarix®), der andere zusätzlich zu diesen auch VLP der beiden Niedrigrisiko-HPV-Typen 6 und 11 (Gardasil®). Gardasil® enthält Aluminiumhydroxid, Cervarix® den firmeneigenen Stoff AS04 als Adjuvans, das sich in ersten klinischen Untersuchungen als sehr wirksam erwies. Beide Impfstoffe sehen drei Impfungen innerhalb eines halben Jahres vor.

Welche Zusätze sind im Impfstoff enthalten?

Der eine Impfstoff enthält unter anderem Natriumchlorid, L-Histidin, Polysorbat 80 und Natriumborat; der andere weist zusätzlich zum Aluminiumhydroxid Natriumchlorid und Natriumdihydrogenphosphat-dihydrat auf.

Wird der Impfstoff einzeln oder kombiniert verabreicht?

Der HPV-Impfstoff steht als Einzelimpfstoff zur Verfügung.

Wie hoch ist die Schutzrate?

Gemäß den Zulassungsstudien beträgt die Schutzrate 92 bis 96 Prozent, was sehr hoch wäre. In anderen Quellen ist von einer mindestens 70-prozentigen Schutzwirkung die Rede. Hier müssen weitere Studien Klarheit bringen.

Wer sollte geimpft werden?

Die STIKO empfiehlt die Impfung allen Mädchen zwischen 12 und 17 Jahren vor dem ersten Geschlechtsverkehr.

Wann sollte nicht geimpft werden?

- Besteht eine behandlungsbedürftige Erkrankung, sollte erst zwei Wochen nach vollständiger Genesung geimpft werden. Banale Erkältungen stellen keinen Hinderungsgrund dar.

- Weil bislang keine ausreichenden Daten über mögliche Risiken für das Ungeborene vorliegen, raten Experten, während der Schwangerschaft auf eine Impfung zu verzichten.
- Kam es bei einer vorangegangen Impfung zu einer allergischen Reaktion auf Bestandteile des Impfstoffes oder ist eine Allergie oder Überempfindlichkeit gegen einen der im Impfstoff enthaltenen Bestandteile bekannt, sollte von einer (weiteren) Impfung abgesehen werden. Gleiches gilt, wenn sich als Folge der Impfung eine andere vorübergehende Komplikation entwickelt hat.

Welche Nebenwirkungen sind bekannt?

Die beiden seit 2007 in Deutschland zugelassenen Impfstoffe scheinen gut verträglich zu sein. Da Langzeitstudien ausstehen, sind verbindliche Aussagen über Art und Häufigkeit von Nebenwirkungen derzeit jedoch noch nicht möglich.

Reaktionen an der Impfstelle

In mehr als zehn Prozent der Fälle treten meist ein bis fünf Tage nach der Impfung eine vorübergehende Rötung, Schmerzen, Schwellungen, Juckreiz und/oder Blutungen im Bereich der Injektionsstelle auf; mitunter schwellen die benachbarten Lymphknoten an und sind druckschmerzhaft. Schwellung und Rötung sind bei der zweiten und dritten Impfung oft ausgeprägter.

Allgemeinreaktionen

Sehr häufig (in mehr als zehn Prozent) kommt es zu leichtem, häufig auch zu hohem Fieber (bei ein bis zehn Prozent) und grippeähnlichen Symptomen wie Abgeschlagenheit, Frösteln, Kopf- und Gliederschmerzen. Nicht selten treten Magen-Darm-Beschwerden auf wie Übelkeit und Erbrechen.

Allergische Reaktionen und andere Komplikationen

Bei weniger als einem Prozent wurde im Rahmen von klinischen Studien von allergischen Reaktionen an der Haut (etwa Nesselsucht) berichtet. Auch scheinen in Einzelfällen Erkrankungen des zentralen und peripheren Nervensystems wie aufsteigende Lähmungen bis hin zur Atemlähmung (Guillain-Barré-Syndrom) aufgetreten zu sein. Darüber hinaus beruft sich das Robert Koch-Institut auf eine Impfstudie mit 11 813 Personen, bei der ein Fall von Atemnot infolge einer Verkrampfung der Atemmuskulatur (Bronchospasmus), zwei Fälle von Asthma sowie sechs Fälle von Arthritis in einem zeitlichem Zusammenhang mit der Impfung aufgetreten sind. Bislang ist unklar, ob und wie sie mit dem Impfstoff in Verbindung stehen.

Das sagt der Kritiker
Gegner halten die Impfempfehlung für vorschnell: Die Studien vor der Zulassung seien unterdurchschnittlich kurz gewesen und es wären zu wenig Patientinnen eingeschlossen worden. Auch sei die Langzeitwirkung bei Kindern bisher zu wenig untersucht. Bei der amerikanischen Verbraucherschutzorganisation Judical Watch seien dagegen seit der US-Zulassung der HPV-Impfstoffs im Jahre 2006 mehr als 1500 Berichte über mögliche unerwünschte Wirkungen eingegangen, darunter Gesichtslähmungen, Guillain-Barré-Syndrom und Krampfanfälle. Sogar Todesfälle werden mit der HPV-Impfung in Verbindung gebracht. Solange vor allem für diese nicht die genauen Umstände geklärt sind, plädieren Kritiker für eine Rücknahme der Impfempfehlung durch die STIKO. Ein weiteres Gegenargument: Durch eine Durchimpfung könnten andere, bisher als harmlos eingestufte HPV-Typen zu krebsauslösenden Viren »mutieren«, gegen die der Impfstoff dann wirkungslos sei.

Häufige Fragen

? Wann erfolgte die Zulassung des HPV-Impfstoffs?

Der HPV-Impfstoff Gardasil®, der gegen vier HPV-Typen immunisiert, ist seit Juni 2006 in den USA und seit Ende September 2006 in Europa zugelassen. Im September 2007 erfolgte hierzulande die Zulassung für den zweiten HPV-Impfstoff Cervarix®. Die offizielle Impfempfehlung durch die Behörden wurde in den USA bereits wenige Wochen nach der erteilten Zulassung ausgesprochen. In Deutschland nahm die STIKO die HPV-Impfung im März 2007 in den Katalog der empfohlenen Standardimpfungen auf. Wegen der kurzen Praxiserfahrung können verbindliche Aussagen, etwa zu Schutzrate, Verträglichkeit und möglichen Nebenwirkungen, derzeit (Stand Juni 2008) noch nicht getroffen werden.

? Stimmt es, dass es in Deutschland bereits zu Todesfällen durch den HPV-Impfstoff gekommen ist?

Richtig ist, dass der europäischen Zulassungsbehörde EMEA im Jahr 2007 zwei Todesfälle nach Impfung mit dem HPV-Impfstoff Gardasil® gemeldet wurden. In den USA sind es bereits zehn Todesfälle, die mit dem dort seit Sommer 2006 erhältlichen Krebsimpfstoff dokumentiert sind. Bei den Todesfällen in Europa handelt es sich um eine 17-Jährige aus Deutschland, die sich einen Tag zuvor gegen HPV hatte impfen lassen, sowie um eine 19-jährige Österreicherin, die drei Wochen nach der Impfung aus bislang nicht geklärten Gründen verstarb. Ob tatsächlich ein Zusammenhang besteht, wird derzeit untersucht. Die ungeklärten Todesfälle zeigen jedoch, dass eine Begleitstudie zu möglichen Nebenwirkungen und Spätfolgen dringend erforderlich ist. Zumal die Impfung gut angenommen wird: Nach Angaben des Paul-Ehrlich-Instituts haben sich seit Oktober 2006 in Deutschland und Österreich weit über 700 000 junge Frauen impfen lassen (Stand Juni 2008).

? Sind genitale HPV-Infektionen auch in anderen Ländern häufig?

Weltweit erkranken jährlich mehr als 30 Millionen Menschen neu an einer genitalen HPV-Infektion. In vielen Ländern ist sie die häufigste durch Viren verursachte Geschlechtskrankheit. Die Erkrankung bleibt jedoch oft unerkannt, weil sich keine spürbaren Symptome einstellen.

? Stimmt es, dass in Deutschland Gebärmutterhalskrebs häufiger auftritt als in anderen europäischen Ländern?

Dies ist leider richtig. Deutschland führt zwar als eines der wenigen europäischen Länder eine jährliche Früherkennungsuntersuchung zur rechtzeitigen Erkennung von Gebärmutterhalskrebs durch. Trotzdem liegt sowohl die Erkrankungs- als auch die Todesrate höher als in vielen Nachbarländern. Ein Grund dafür könnte die niedrige Beteiligung an der Früherkennung sein. Dass diese Untersuchungen sinnvoll sind, bestätigen internationale Studien: Seit Einführung des Pap-Abstrichs als Standarduntersuchung zur Krebsfrüherkennung 1971 ist Gebärmutterhalskrebs weltweit drastisch zurückgegangen.

? Haben ältere Frauen ein kleineres Infektionsrisiko?

Statistisch gesehen infizieren sich Frauen über 30 tatsächlich seltener als jüngere Frauen: Während die Infektionsrate bei Frauen unter 30 Jahren bei bis zu 25 Prozent liegt, beträgt sie bei den über 30-Jährigen rund acht Prozent. Dies hängt in erster Linie wohl damit zusammen, dass viele Frauen in diesem Alter einen festen Partner haben; das verringert die Gefahr einer HPV-Infektion deutlich. Unter Umständen ist auch das Immunsystem von jüngeren Frauen anfälliger gegenüber einer HPV-Infektion – wissenschaftliche Belege stehen hierfür aber noch aus. Kommt es zu einer Infektion, tragen Frauen über 30 jedoch ein höheres Risiko, dass diese einen chronischen Verlauf nimmt. Auch das Risiko für die Entwicklung von Krebsvorstufen oder eine Krebserkrankung steigt.

? Können auch Männer erkranken?

Ja, bei Männern ist die genaue Erkrankungsrate jedoch nicht bekannt – nicht zuletzt, weil sie sich sehr viel seltener untersuchen lassen als Frauen. Experten gehen aber davon aus, dass Männer und Frauen gleichermaßen von HPV-Infektionen betroffen sind; zumindest ist bei knapp 70 Prozent der HPV-infizierten Frauen auch der männliche Partner infiziert. Allerdings entwickeln Männer seltener HPV-assoziierte Zellveränderungen beziehungsweise bösartige Tumoren.

? Schützt ein Kondom zuverlässig vor einer genitalen HPV-Infektion?

Da sich eine HPV-Infektion durch Hautkontakt und nicht durch Körperflüssigkeiten überträgt, bietet der Einsatz eines Kondoms keinen hundertprozentigen Schutz. Feigwarzen befinden sich oft an Stellen, die von einem Kondom nicht (vollständig) abgedeckt werden, etwa in der Damm- oder Afterregion. Gleichwohl sollte man bei wechselnden Partnerschaften nicht auf ein Kondom verzichten, da es wirksam vor anderen Infektionen schützt (beispielsweise vor HIV).

? Kann ich mich mehrmals mit HPV infizieren?

Ja. Eine einmal durchgemachte Infektion mit einem bestimmten HPV-Untertyp bietet keine lebenslange Immunität. Außerdem ist es möglich, sich mit verschiedenen HPV-Untertypen – im Extremfall sogar gleichzeitig – zu infizieren.

? Kann ich mich impfen lassen, wenn ich bereits mit einem der HPV-Untertypen infiziert bin?

Da einer der beiden HPV-Impfstoffe gegen vier verschiedene HPV-Untertypen wirksam ist, vermag er gegen die Typen zu schützen, mit denen man nicht infiziert ist. Zu bedenken ist allerdings, dass bislang noch keine Erkenntnisse vorliegen, ob beziehungsweise in welcher Form sich eine HPV-Impfung auf den Krankheitsverlauf einer bereits bestehenden HPV-Infektion auswirkt. Deshalb raten wir zum gegenwärtigen Zeitpunkt bei einer bekannten Infektion von einer Impfung ab. Etwas anderes ist es, wenn eine HPV-Infektion nachweislich abgeklungen ist oder wenn eine Konisation (Gewebsentnahme) zur Behandlung von krebsverdächtigen Zellveränderungen durchgeführt wurde. In diesen Fällen kann es – nach ärztlicher Absprache – sinnvoll sein, eine Impfung vornehmen zu lassen, um sich von einer weiteren Infektion zu schützen.

? Schützt die Impfung auch vor einer Infektion mit anderen HPV-Typen?

Es gibt Hinweise, dass eine HPV-Impfung auch vor einer Infektion mit den HPV-Typen 31 und 45 schützen kann. Beide stehen ebenfalls im Verdacht, Krebs zu begünstigen – wenn auch deutlich seltener. Genaues lässt sich dazu aber erst sagen, wenn die Ergebnisse von Langzeitstudien vorliegen.

? Ist die HPV-Impfung eine Kassenleistung?

Die gesetzlichen Krankenkassen übernehmen die Kosten für die von der STIKO empfohlenen Altersgruppe, nicht aber für Mädchen und Frauen unter 12 beziehungsweise über 17 Jahren.

? Warum beschränkt sich die Empfehlung der STIKO auf eine bestimmte Altersgruppe?

Die Altersspanne ergibt sich aus Untersuchungen der Bundeszentrale für gesundheitliche Aufklärung (BzgA), wonach zwölf Prozent der Mädchen ihren ersten Geschlechtsverkehr mit 14 Jahren haben; bei den 17-Jährigen sind es bereits 73 Prozent. Da sich Mädchen schon beim »ersten Mal« infizieren können, sollte die Impfung möglichst davor erfolgen.

? Profitieren auch Frauen über 17 Jahre von der Impfung?

Das kann derzeit nicht abschließend beurteilt werden; Experten gehen aber davon aus, dass etwa Frauen, die bereits wegen krebsverdächtiger Zellveränderungen behandelt werden mussten, ebenfalls von einer Impfung profitieren könnten.

? Ich bin 28 Jahre alt und möchte mich impfen lassen. Ist das überhaupt möglich?

Ja, allerdings müssen Sie die relativ hohen Kosten von rund 450 Euro selbst tragen. Bevor Sie sich zu diesem Schritt entschließen, sollten Sie mit Ihrem Frauenarzt Nutzen und Risiken erörtern – zumal für Frauen ab 26 Jahren keine abschließenden Daten über die Sicherheit der Impfung vorliegen.

? Wirkt die HPV-Impfung auch bei Männern?

Experten halten dies zwar für wahrscheinlich, jedoch ist die Schutzwirkung noch nicht untersucht worden.

? Entfällt die jährliche Krebsvorsorgeuntersuchung, wenn ich gegen eine Infektion mit HPV geimpft bin?

Nein. Die HPV-Impfung versteht sich als ergänzende Vorsorgemaßnahme und ersetzt weder die jährlichen Vorsorgeuntersuchungen mit Pap-Abstrich noch regelmäßige Besuche beim Frauenarzt. Fakt ist, dass die HPV-Impfung nur gegen einen Teil der krebserregenden Hochrisiko-HPV-Typen schützt.

? Warum gibt es die HPV-Impfung erst seit Kurzem?

Bis vor etwa 30 Jahren war die Bedeutung der HPV-Infektion für Gebärmutterhalskrebs nicht bekannt. Erst Ende der 1980er-Jahre wurde ein erster standardisierter Test entwickelt, der die Viren anhand ihrer Erbsubstanz (DNA) nachweisen kann; auf dieser Grundlage basiert der heutige HPV-Test. Ebenso dauerte es einige Jahre, bis der erste Impfstoff zum Schutz gegen eine HPV-Infektion auf den Markt gebracht wurde.

Pro und Kontra

Für eine Impfung spricht ...

... dass sie dazu beitragen kann, das Risiko von Gebärmutterhalskrebs weiter zu senken – vorausgesetzt, die Angaben zur Schutzrate und Verträglichkeit werden durch wissenschaftliche Langzeitstudien belegt.

Gegen eine Impfung spricht ...

... die Gefahr, dass Nebenwirkungen auftreten.

... die Tatsache, dass noch zu wenige Erfahrungswerte vorliegen, um Nutzen und Risiken der Impfung zum gegenwärtigen Zeitpunkt gegeneinander abwägen zu können.

Keuchhusten (Pertussis)

- **Standardimpfung**

- **Basisimpfung:** Zur Grundimmunisierung empfiehlt die STIKO vier Impfungen ab dem dritten Lebensmonat. Der Abstand zwischen den ersten Impfungen sollte mindestens vier Wochen, zwischen der vorletzten und letzten Impfung mindestens sechs Monate (im 11. bis 14. Lebensmonat) betragen.

- **Auffrischimpfung:** Die erste Auffrischimpfung erfolgt im Alter von fünf bis sechs Jahren, die nächste wird für Kinder bzw. Jugendliche empfohlen, die 9 bis 17 Jahre alt sind (jeweils mit einem Dreifachimpfstoff gegen Diphtherie und Tetanus). Danach sollte sie alle zehn Jahre, jedoch möglichst nicht vor Ablauf von fünf Jahren durchgeführt werden.

- **Nichtgeimpfte Jugendliche** sollten zwischen 14 und 18 Jahren zweimal im Abstand von vier bis acht Wochen geimpft werden, bei ungeimpften Erwachsenen wird eine einmalige Impfung empfohlen, die dann alle zehn Jahre durch eine weitere Impfung aufgefrischt wird (Auffrischimpfung).

Die Erkrankung

Keuchhusten ist eine langwierige und quälende Infektionskrankheit, die durch das Bakterium Bordetella pertussis hervorgerufen wird. Das Bakterium kommt nur beim Menschen vor und stirbt außerhalb des menschlichen Organismus schnell ab. Die Erreger vermehren sich in den Atmungsorganen (Nase, Rachen, Luftröhre, Bronchien, Lunge) und verursachen eine Schwellung der Schleimhäute, mit der die Produktion eines zähen Schleims einhergeht. Die Hustenanfälle, das Leitsymptom der Erkrankung, werden von einem Gift (Pertussis-Toxin) ausgelöst, das von den Bakterien produziert wird. Die Toxine schädigen die lokale Abwehr und ermöglichen es so den Bordetellen, sich zu vermehren. Außerdem sind sie in der Lage, den

Krankheitsprozess eine Weile allein zu unterhalten, auch wenn die Erreger selbst zum Beispiel durch eine Antibiotikatherapie bereits weitgehend eliminiert wurden.
Betroffen sind meist Kinder zwischen zwei und sechs Jahren, aber auch Säuglinge, Jugendliche und Erwachsene können erkranken. Gerade bei Säuglingen kommt es oft zu schweren Verläufen, die einen tödlichen Atemstillstand zur Folge haben können. Das Risiko für Sekundärinfektionen ist im ersten Lebensjahr besonders hoch: In zirka 20 Prozent der Fälle wird die Schleimhaut der Atemwege geschädigt, was den Weg für Lungenentzündungen bahnt. Fast ebenso häufig entwickelt sich eine Mittelohrentzündung; aber auch eine Gehirnschädigung (Enzephalopathie) mit Krampfanfällen (in drei Prozent der Fälle) und bleibenden Hirnschäden (bei einem Prozent) kommen vor – im Extremfall mit Todesfolge. Durch den heftigen Husten kann es außerdem zu Nabel- oder Leistenbruch und/oder Blutungen der Augenbindehaut kommen. Nach den ersten sechs Lebensmonaten sinkt die Komplikationsrate auf etwa fünf Prozent.

Welche Symptome sind typisch?

Keuchhusten verläuft in mehreren Stadien: Für das erste, das Stadium catarrhale, welches ein bis zwei Wochen anhält, sind grippeähnliche Symptome mit Schnupfen, leichtem Husten und mäßig erhöhtem Fieber charakteristisch. In der zweiten Woche wird der Husten stärker und mündet schließlich in die typischen stakkatoartigen Hustenanfälle (»Stakkatohusten«) mit einem ziehenden Geräusch (»Keuchen«) beim Einatmen. Diese Erkrankungsphase wird als Stadium convulsivum bezeichnet. Die Hustenanfälle treten besonders oft nachts auf, werden aber auch durch äußere Faktoren, etwa durch körperliche Anstrengung, ausgelöst. Während des Anfalls kommt es oft zu Atemnot: Das Kind bekommt anfangs einen roten Kopf, läuft dann blau an und hat Angst zu ersticken. Außerdem geht das Hervorwürgen von zähem Schleim häufig mit Erbrechen einher. Nach dem Anfall ist das Kind erschöpft und erholungs-

bedürftig. Zwischen den Hustenattacken wirkt es jedoch fast gesund, sodass es in der Regel auch keiner Bettruhe bedarf. Nach vier bis sechs Wochen setzt das Erholungsstadium (Stadium decrementi) ein, die Hustenanfälle lassen allmählich nach. Bis die Krankheit vollständig abgeklungen ist, dauert es dann noch einmal acht bis zehn Wochen. Bis dahin hat der kleine Patient oft mehrere Kilogramm Gewicht verloren. In manchen Fällen behalten die Kinder zudem den typischen Husten noch über Monate bis Jahre als Tic bei.
Bei Säuglingen unter sechs Monaten zeigt sich das Krankheitsbild meist anders: Es fehlen die typischen Stadien und oft auch die charakteristischen Hustenanfälle, wenn der Säugling den zähen Schleim noch nicht abhusten kann. Stattdessen treten manchmal Niesanfälle oder lebensbedrohliche Atemstillstände auf. Ebenso kann das Krankheitsbild bei Jugendlichen und Erwachsenen vom typischen Verlauf abweichen und sich lediglich als wochenlanger, trockener Husten äußern.

Welche Behandlung kommt infrage?

Eine Therapie mit Antibiotika (beispielsweise Erythromycin) greift in den meisten Fällen nur, solange der Patient Bordetellen ausscheidet – also maximal bis zu drei Wochen nach Hustenbeginn. Antibiotika zielen darauf ab, die Erreger abzutöten, die Zeit der Ansteckungsfähigkeit abzukürzen sowie Komplikationen zu vermeiden. Da die Symptome jedoch in erster Linie durch das Bakteriengift und nicht durch die Erreger selbst verursacht werden, hat die Behandlung oft nur wenig Einfluss auf Dauer und Heftigkeit der quälenden Hustenattacken. Hustenstillende und schleimlösende Präparate können nicht helfen, deshalb stehen allgemeine Maßnahmen wie körperliche Schonung und vermehrtes Trinken zur Verflüssigung des Schleims im Vordergrund. Säuglinge, vor allem wenn sie jünger als sechs Monate alt sind, aber auch Kinder oder Jugendliche mit Grunderkrankungen müssen in der Regel zur Überwachung der Vitalfunktionen in eine Klinik; beim erkrankten Säugling ist oft auch eine Sauerstoffbeatmung notwendig.

Wie hoch ist die Wahrscheinlichkeit zu erkranken?

Keuchhusten ist hoch ansteckend: Bei ungeimpften Kindern beträgt die Ansteckungsrate etwa 95 Prozent. Bereits das Niesen oder Anhusten über eine Entfernung von ein bis zwei Metern genügt zur Erregerübertragung. Selbst gegen Keuchhusten Geimpfte können nach Kontakt mit dem Erreger vorübergehend Träger von Bordetellen sein, ohne selbst Krankheitssymptome zu entwickeln.

Wie wird die Erkrankung übertragen?

Keuchhusten wird durch erregerhaltige Sekrettröpfchen übertragen, die beim Sprechen, Husten oder Niesen abgegeben und dann eingeatmet (Tröpfcheninfektion) beziehungsweise über die Hände weitergegeben werden. Besonders ansteckend ist das erste, uncharakteristische Stadium, das oft als einfache Erkältung fehlgedeutet wird.

Wann treten die ersten Symptome auf?

Die Zeit zwischen der Infektion und dem Beginn der Symptome beträgt in der Regel 7 bis 14, mitunter auch 20 Tage.

Besteht die Gefahr eines tödlichen Verlaufs?

Vor Einführung des derzeit gebräuchlichen Impfstoffs wurden in Deutschland jährlich sieben bis acht Todesfälle registriert, darunter auch Kinder, die älter als ein Jahr waren. Heute sind vor allem nicht geimpfte Säuglinge betroffen: In bis zu zwei Prozent der Fälle kommt es zu einem tödlichen Atemstillstand und jedes 100. erkrankte Baby stirbt an einer Komplikation.

WICHTIG

In der impfkritischen Literatur wird die Ansteckungsgefahr teilweise mit nur etwa 30 Prozent angegeben. Es steht jedoch zweifelsfrei fest, dass es sich bei Keuchhusten um eine hoch infektiöse Erkrankung handelt.

Die Impfung

Welcher Impfstoff wird eingesetzt?

Es handelt es sich um einen Totimpfstoff, der Bestandteile (Antigeneinheiten) von Keuchhustenerregern enthält (azellulärer Keuchhustenimpfstoff mit der Abkürzung aP oder ap). Es stehen Impfstoffe unterschiedlicher Zusammensetzung zur Verfügung: Präparate mit zwei Antigeneinheiten sind für Kinder ab dem dritten Lebensmonat bis zum fünften Lebensjahr zugelassen; solche mit drei oder vier Antigeneinheiten sind wegen ihrer stärkeren Wirkintensität teilweise erst für Kinder ab dem fünften beziehungsweise sechsten Lebensjahr vorgesehen. Um die Antigeneinheiten zu reinigen, wurden sie zuvor einer chemischen Behandlung mit Formaldehyd unterzogen; enthält der Impfstoff eine Antigeneinheit auf der Basis des Pertussis-Toxins (PT), wird dieses mit Glutaraldehyd inaktiviert. Alle Impfstoffe zielen darauf ab, das Immunsystem aktiv zur Bildung von Antikörpern gegen die Keuchhustenerreger anzuregen (Aktivimpfung, → Seite 8 f.) und diese im Falle einer Infektion unschädlich zu machen.

Welche Zusätze sind im Impfstoff enthalten?

Der Keuchhustenimpfstoff ist in Deutschland nicht mehr als Einzelimpfstoff erhältlich. Beispielsweise sind in einem Sechsfachimpfstoff, der auch den Keuchhustenimpfstoff enthält, neben Spuren von Formaldehyd unter anderem auch Laktose, Natriumchlorid, Phenoxyethanol, Aluminiumhydroxid (als Adjuvans) beziehungsweise Aluminiumphosphat (als Adjuvans) enthalten.

Wird der Impfstoff einzeln oder kombiniert verabreicht?

Der Impfstoff wird in Deutschland nur noch in Kombination, und zwar meist zusammen mit dem Diphtherie- und Tetanus- und zunehmend auch mit dem Hib-Impfstoff eingesetzt. Die STIKO empfiehlt eine Sechsfachimpfung gegen Keuchhusten, Diphtherie, Tetanus, Polio, Hib und Hepatitis B.

WICHTIG

Da über die verschiedenen azellulären Keuchhustenimpfstoffe noch keine ausreichenden Daten vorliegen, sollten die ersten vier Impfungen möglichst mit dem gleichen Impfstoff durchgeführt werden. Eine früher begonnene Impfung mit einem Ganzkeimimpfstoff kann dagegen mit einem azellulären Keuchhustenimpfstoff vervollständigt werden.

Wie hoch ist die Schutzrate?

Die Angaben zur Schutzrate sind in der Literatur uneinheitlich; verschiedenen internationalen Studien zufolge dürfte der Impfschutz gegen einen typischen Keuchhustenverlauf zwischen 80 und 90 Prozent betragen. Damit ist die Schutzrate relativ hoch.

Wer sollte geimpft werden?

Es sollten alle Personen ab dem dritten Lebensmonat geimpft werden, außerdem Jugendliche oder Erwachsene, die im Kindesalter nicht gegen Keuchhusten geimpft wurden.

Wann sollte nicht geimpft werden?

- Besteht eine behandlungsbedürftige Erkrankung, sollte erst zwei Wochen nach vollständiger Genesung geimpft werden. Banale Erkältungen stellen keinen Hinderungsgrund dar.
- Kam es bei einer vorangegangenen Impfung zu einer allergischen Reaktion auf Bestandteile des Impfstoffes oder ist eine Allergie oder Überempfindlichkeit gegen einen der im Impfstoff enthaltenen Bestandteile bekannt, sollte von einer (weiteren) Impfung abgesehen werden. Gleiches gilt, wenn in zeitlichem Zusammenhang mit der Impfung schockähnliche Zustände (hypoton-hyporesponsive Episode, HHE), Krampfanfälle oder hohes Fieber (> 40 °C) aufgetreten sind, für die keine andere Ursache festgestellt werden konnte.
- In der Schwangerschaft sollte nicht geimpft werden.

Welche Nebenwirkungen sind bekannt?

Der azelluläre Keuchhustenimpfstoff ist gut verträglich. Da die Impfung in Kombination erfolgt, kann bei einer möglichen Impfreaktion nicht immer zweifelsfrei geklärt werden, welche Komponente ursächlich verantwortlich ist. Speziell mit der Keuchhustenimpfung werden jedoch stundenlang anhaltendes Schreien und Weinen von Säuglingen (Cri encéphalique) sowie schockähnliche Zustände (hypoton-hyporesponsive Episode, HHE) in Verbindung gebracht, außerdem Unverträglichkeitsreaktionen mit Kreislaufbeteiligung, Gehirnschädigungen (Enzephalopathien) und Krampfanfälle. Nach Auskunft des Robert Koch-Instituts handelt es sich dabei um Einzelfälle; der Zusammenhang ist bislang nicht geklärt. Die Nebenwirkungen wurden zwar bereits dem früher eingesetzten Ganzkeimimpfstoff (→ Seite 117 f.) zugeschrieben. Wenn überhaupt, werden sie als Folge des azellulären Impfstoffs aber sehr viel seltener beobachtet – so die derzeitige Datenlage.

Reaktionen an der Impfstelle

Sehr häufig treten ein bis drei Tage nach der Impfung eine vorübergehende Rötung sowie Schmerzen und Schwellungen um die Injektionsstelle auf; mitunter schwellen auch die benachbarten Lymphknoten an und reagieren schmerzhaft auf Druck.

Allgemeinreaktionen

Häufig treten leichtes Fieber und grippeähnliche Symptome wie Abgeschlagenheit, Frösteln, Kopf- und Gliederschmerzen auf, außerdem Magen-Darm-Beschwerden. Diese Erscheinungen klingen im Allgemeinen nach 24 bis 48 Stunden wieder ab.

Allergische Reaktionen und andere Komplikationen

Allergische Reaktionen an der Haut (wie Nesselsucht) und/oder den Atemwegen (etwa asthmatische Beschwerden) bis hin zum allergischen Schock sind sehr selten und treten meist unmittelbar nach der Impfung auf. Zudem sind neurologische Komplikationen beschrieben.

Das sagt der Kritiker

Keine andere Impfung wurde in den letzten Jahrzehnten so kontrovers diskutiert wie die Impfung zum Schutz vor Keuchhusten. Ausgangspunkt waren die zahlreichen Meldungen über schwere Nebenwirkungen des früher verwendeten Ganzkeimimpfstoffs. Diese Meldungen führten nach heftigen Debatten in den 1970er-Jahren schließlich dazu, dass viele Länder – darunter auch Deutschland – die generellen Impfempfehlungen aufhoben. Inzwischen wurden Untersuchungen veröffentlicht, die zwischen den damals beschriebenen Ereignissen und den durchgeführten Impfungen mit dem ersten Keuchhustenimpfstoff keinen ursächlichen Zusammenhang feststellen konnten. Dies wird jedoch von Impfkritikern mit Verweis auf Gegenstudien bestritten. Die Bedeutung der Kontroverse dürfte inzwischen aber ohnehin eher gering sein. Denn in Mitteleuropa kommt seit Mitte der 1990er-Jahre ausschließlich der neue, azelluläre Impfstoff zum Einsatz. Gleichwohl sorgt weiterhin für Skepsis, dass mit dem neuen Impfstoff ganz ähnliche, vor allem neurologische Komplikationen in Verbindung gebracht werden wie dem alten Impfstoff – wenn auch sehr viel seltener und zumeist weniger stark ausgeprägt. Schon allein deshalb halten Impfgegner das Nutzen-Risiko-Verhältnis der Keuchhustenimpfung für nicht überzeugend. Nach ihrer Meinung sollte man zumindest Kinder ab dem zweiten Lebensjahr, bei denen die Gefahr eines schweren Krankheitsverlaufs gering sei, nicht dem unnötigen Risiko für impfbedingte schwere Nebenwirkungen aussetzen. Folgerichtig wird auch eine Impfung im Erwachsenenalter abgelehnt. Um Neugeborene und jüngere Säuglinge vor einer Keuchhusteninfektion zu schützen, empfehle sich stattdessen eine sorgfältige Aufklärung der Eltern über die Ansteckungswege von Keuchhusten. Dieses Gespräch sollten Ärzte und Hebammen schon vor, spätestens aber kurz nach der Entbindung führen. Als weiteres Argument gegen die Keuchhustenimpfung bringen manche Impfkritiker die ihrer Meinung nach keineswegs überzeugende Schutzwirkung vor. Sie zweifeln die von internationalen Institutionen dokumentierte Wechselwirkung zwischen hoher Durchimpfungsrate und geringerer Erkrankungs- beziehungsweise Todesrate an und verweisen auf gegenteilige Beobachtungen. Zudem sei nach derzeitiger Datenlage eine Übertragung der Keuchhustenerreger von Geimpften auf nichtimmunisierte Personen nicht sicher auszuschließen. Dies würde bedeuten, dass Neugeborene und junge Säuglinge selbst dann nicht 100-prozentig geschützt sind, wenn ihre unmittelbaren Kontaktpersonen geimpft sind. Deshalb halten Impfkritiker die Empfehlung der STIKO, dass Jugendliche bis zu 17 Jahren eine Auffrischimpfung vornehmen lassen sollten, für verfehlt: Ihrer Ansicht nach ist es sinnvoller, dass Jugendliche die Erkrankung durchmachen, um im Erwachsenenalter – auch im Fall einer Elternschaft – eine stabile Immunität gegen Keuchhusten zu besitzen. Diese Haltung stützt sich auch auf die These vieler Impfkritiker, dass eine einmal durchgemachte Keuchhustenerkrankung eine länger anhaltende Immunität erzeuge als eine Grundimmunisierung durch die entsprechende Impfung. Dieser Einwand kann jedoch durch die widersprüchlichen Angaben von Impfbefürwortern und Impfgegnern zum gegenwärtigen Zeitpunkt weder entkräftet noch erhärtet werden.

Häufige Fragen

? In welchen Ländern ist Keuchhusten besonders weit verbreitet?

Besonders häufig tritt Keuchhusten in Südasien, West- und Zentralafrika, Ostasien sowie in der Pazifikregion auf. Aber auch im Nahen Osten beziehungsweise in Nordafrika und Lateinamerika ist die Erkrankung nach wie vor recht weit verbreitet. Die Weltgesundheitsorganisation (WHO) schätzt, dass weltweit jährlich insgesamt etwa 60 Millionen Erkrankungsfälle auftreten und zirka 500 000 Erkrankte an Keuchhusten sterben. Die Todesfälle betreffen dabei zu drei Vierteln Neugeborene und Säuglinge; insbesondere bei nicht geimpften Kindern aus den links genannten Regionen ist die Sterberate extrem hoch.

? Wie hoch ist die Erkrankungsrate in Deutschland?

Noch zu Beginn des letzten Jahrhunderts war Keuchhusten bei Kindern unter 14 Jahren eine der häufigsten Todesursachen. Vor allem die deutlich verbesserten Ernährungs- und allgemeinen Lebensbedingungen in den 1950er- und 1960er-Jahren trugen aber dazu bei, dass die Todesrate in Deutschland – wie auch in anderen westlichen Industrienationen – sank; durch die Etablierung der Impfung wurde die Erkrankung weiter zurückgedrängt. Als in den 1970er-Jahren die Akzeptanz der Impfung und damit die Impfquote allerdings deutlich abnahm, stieg nach Auskunft des Robert Koch-Instituts die Erkrankungshäufigkeit wie die Zahl der Todesfälle wieder an. Nach Wiedereinführung der generellen Keuchhustenimpfung für alle Säuglinge und Kleinkinder im Jahre 1991 nahm die Anzahl der geimpften Kinder zunächst nur langsam zu. So wurde beispielsweise lediglich bei rund 50 Prozent des Geburtenjahrgangs 1992 eine vollständige Grundimmunisierung durchgeführt. Seit Einführung des azellulären Keuchhustenimpfstoffs im Jahre 1995 wird wieder häufiger geimpft: 2004 waren etwa 90 Prozent der Schulkinder durch eine Schutzimpfung immunisiert. Ob damit auch die Zahl der Neuerkrankungen im Kindesalter wieder signifikant zurückgegangen ist, lässt sich nach Auskunft des Robert Koch-Instituts nicht eindeutig belegen. Als gesichert gilt aber, dass in den letzten Jahren offenbar eine Verschiebung der Erkrankungen in das Jugend- beziehungsweise Erwachsenenalter stattgefunden hat: Im Gegensatz zu 1980, als nur knapp fünf Prozent der Erkrankten älter als 15 Jahre waren, stieg die Zahl zwischen 2000 und 2004 auf rund 71 Prozent. Diese Daten stützen sich allerdings überwiegend auf die Entwicklung in den neuen Bundesländern, wo Keuchhusten – im Gegensatz zu den alten Ländern – meldepflichtig ist. Sie erlauben daher nur bedingt Rückschlüsse.

? Ich habe gelesen, dass sich bei Erwachsenen Keuchhustenfälle häufen. Was könnten die Gründe dafür sein?

Über die genauen Gründe kann derzeit nur spekuliert werden. Nachdem die Durchimpfungsrate zwischen 1974 und 1995 drastisch gesunken ist (→ Seite 115), dürften heute viele Jugendliche und Erwachsene, die im Kindesalter weder geimpft wurden noch Keuchhusten hatten, keinen ausreichenden Immunschutz haben. Folglich tragen sie ein erhöhtes Risiko, sich mit den zirkulierenden Keuchhustenerregern zu infizieren. Es könnte aber auch sein, dass die Verschiebung der Altersverteilung (auch) auf die begrenzte Zeit des Immunschutzes zurückzuführen ist: Wurde im Kindesalter geimpft oder eine Keuchhustenerkrankung durchgemacht, hält die Immunität nur wenige Jahre an – im Zweifelsfall besteht dann im späten Jugend- oder Erwachsenenalter keine (ausreichende) Immunität mehr. Deshalb empfiehlt die STIKO seit 2000 eine Auffrischimpfung für Jugendliche. Denkbar ist schließlich auch, dass die Ausbreitung des Keuchhustens durch das Impfprogramm derart verlangsamt wurde, dass sich Personen mit unzureichendem Immunschutz inzwischen erst im späteren Alter infizieren.

? Warum werden besonders in den neuen Bundesländern immer wieder neue Keuchhustenerkrankungen registriert?

In der Tat registrieren die Gesundheitsämter der neuen Bundesländer seit einigen Jahren einen Anstieg an Keuchhustenerkrankungen. Die Zahlen sind – anders als in den alten Bundesländern – durch die Meldedaten der Gesundheitsbehörden belegt, da der Keuchhusten hier zu den meldepflichtigen Erkrankungen gehört. Der Anstieg der Fallzahlen speziell in den neuen Bundesländern ist möglicherweise eine Folge der mit der Wiedervereinigung verbundenen Umstrukturierung des Gesundheitssystems: Bis zur Wiedervereinigung gehörte die Keuchhustenimpfung in der ehemaligen DDR zu den

»Pflichtimpfungen«, sodass die Durchimpfungsrate bei 95 Prozent lag. Ende 1989 wurde diese Bestimmung bis zur Wiedereinführung der generellen Keuchhustenimpfung in ganz Deutschland außer Kraft gesetzt; viele Säuglinge blieben ungeimpft und haben nun als Jugendliche keinen Immunschutz. Andererseits gab es 2004 aber auch eine Meldung über 14 Keuchhustenfälle an einer Brandenburger Schule, bei denen alle Erkrankten geimpft gewesen seien sollen. Dies deckt sich mit Beobachtungen, wonach offenbar auch eine vollständige Keuchhustenimpfserie keinen 100-prozentigen Schutz vor einer Ansteckung gewährt.

? Warum hat die STIKO die generelle Keuchhustenempfehlung für Säuglinge und Kleinkinder eine Zeitlang aufgehoben?

In den 1970er-Jahren kamen nach zahlreichen Meldungen über schwere Folgeerscheinungen der Keuchhustenimpfung erhebliche Zweifel an der Sicherheit des damals verwendeten Impfstoffs auf. Unter anderem wurden Krampfanfälle, Gehirnschädigungen (Enzephalopathie) bis hin zu bleibenden Hirnschäden und sogar Todesfälle mit ihm in Verbindung gebracht. Dies führte dazu, dass die seit den 1950er-Jahren geltende Empfehlung, alle Säuglinge gegen Keuchhusten impfen zu lassen, in Deutschland 1974 aufgehoben beziehungsweise auf »besonders gefährdete« Säuglinge eingeschränkt wurde. 1991 wurde die generelle Keuchhustenimpfempfehlung bei uns jedoch wieder eingeführt. So sollte der Anstieg der Erkrankungsrate gestoppt werden, der seit Außerkraftsetzen der allgemeinen Impfempfehlung zu verzeichnen war.

? Worin unterscheidet sich der frühere vom heutigen Keuchhustenimpfstoff?

Der »alte« Keuchhustenimpfstoff enthielt noch die vollständigen Bordetella-pertussis-Zellen und wird deshalb als Ganzkeimimpfstoff bezeichnet. Demgegenüber wurden für den neuen azellulären Impfstoff nur noch einzelne Zellbestand-

teile des Erregers herangezogen. Studien haben gezeigt, dass der azelluläre Impfstoff weniger und schwächer ausgeprägte Nebenwirkungen verursacht als der Ganzkeimimpfstoff: Die Rate der milden unerwünschten Wirkungen ist auf etwa ein Viertel gesunken und die Häufigkeit der seltenen schweren Nebenwirkungen auf zirka die Hälfte.
Allerdings scheint auch seine Wirksamkeit etwas weniger effektiv zu sein: Gemäß den zwischen 1985 und 1995 durchgeführten großen Feldstudien zur Effektivität der azellulären Keuchhustenimpfstoffe ist seine Wirksamkeit gegenüber dem alten Ganzkeimimpfstoff offenbar um fünf bis zehn Prozent geringer.

? Wie lange ist Keuchhusten ansteckend?

Die Ansteckungsfähigkeit besteht relativ lang: Sie beginnt am Ende der Inkubationszeit, also in der Zeit zwischen der Infektion und dem Beginn der Symptome. Sie erreicht ihren Höhepunkt während der ersten beiden Wochen der Erkrankung und kann bis zu drei Wochen nach Beginn des Stadiums convulsivum (→ Seite 107) andauern.

? Ich bin schwanger. Da ich als Kind Keuchhusten hatte, müsste ich meinem Kind doch eigentlich einen Nestschutz mitgeben, oder?

Nein, bei Keuchhusten besteht im Gegensatz zu einigen anderen Infektionskrankheiten kein Nestschutz von der Mutter für das Neugeborene. Dies gilt auch dann, wenn Sie Ihr Baby im ersten halben Jahr voll stillen. Gerade für Säuglinge in den ersten sechs Lebensmonaten geht jedoch vom Keuchhusten eine besonders große Gefahr aus. Die STIKO empfiehlt deshalb, vor der Geburt eines Kindes zu überprüfen, ob bei den künftigen Kontaktpersonen (beispielsweise Mutter, Vater, Geschwister und Großeltern) ein ausreichender Immunschutz besteht. Davon kann immer dann ausgegangen werden, wenn eine Keuchhustenerkrankung weniger als zehn Jahre zurückliegt beziehungsweise die letzte Auffrischimpfung vor weniger als zehn Jahren erfolgte.

TIPP

Kinder oder Erwachsene, die einen Schnupfen haben oder husten, aber auch Angehörige aus Familien mit Keuchhustenverdacht sollten sich auf keinen Fall im selben Zimmer wie das Neugeborene oder der (junge) Säugling aufhalten.

? Wie gehe ich vor, wenn bei mir kein ausreichender Keuchhustenimpfschutz nachgewiesen werden konnte?

In diesem Fall empfiehlt die STIKO eine einmalige vorsorgliche (Auffrisch-)Impfung. Eine Ausnahme gilt für Schwangere, die nicht über einen ausreichenden Impfschutz verfügen. Sie können sich erst kurz nach Geburt ihres Kindes impfen lassen, da in der Schwangerschaft aus Sicherheitsgründen keine Keuchhustenimpfung erfolgen sollte.
Wichtig ist, dass sich gegebenenfalls auch die näheren Angehörigen beziehungsweise Pflegepersonen des Kindes impfen lassen – dies gilt umso mehr, wenn ein Neugeborenes etwa durch eine Herz- oder Lungenerkrankung besonders anfällig ist. Besser ist es, bereits in der Phase des Kinderwunsches seinen Impfstatus zu überprüfen und sich gegebenenfalls gegen Keuchhusten impfen zu lassen.

? Bei einem Kind aus der Nachbarschaft besteht der Verdacht, dass es an Keuchhusten erkrankt ist. Ist nun mein vier Wochen altes Baby gefährdet?

Wenn Ihr Baby, Sie selbst oder andere Personen, die regelmäßig mit Ihrem Kind zusammen sind, keinen Kontakt zu dem möglicherweise erkrankten Kind oder seiner Familie haben, ist die Wahrscheinlichkeit eher gering, dass Ihr Baby ebenfalls erkrankt. Hierbei sollten Sie jedoch unbedingt auch die Zeit vor Einsetzen der typischen Beschwerden bei dem erkrankten Kind berücksichtigen, denn in dieser Krankheitsphase ist die Ansteckungsgefahr besonders groß. Der sicherste Weg ist, den Kinderarzt zu konsultieren und mit ihm die

Möglichkeiten einer entsprechenden Vorsorge zu besprechen. Unter Umständen wird er eine prohylaktische Behandlung des Säuglings mit Antibiotika vorschlagen. Im Extremfall kann auch eine vorübergehende Isolierung des Säuglings von einer Kontaktperson notwendig sein, wenn nicht absolut sicher auszuschließen ist, dass diese mit dem erkrankten Kind in Berührung gekommen ist.

? Meine fünfjährige Tochter wurde im Säuglingsalter viermal gegen Keuchhusten geimpft. Nun habe ich gelesen, dass es sinnvoll sei, sie nochmals impfen zu lassen. Warum ist das notwendig?

Mit der seit Januar 2006 gültigen offiziellen Empfehlung, die erste Auffrischimpfung für geimpfte Kinder bereits im Alter von fünf bis sechs Jahren durchführen zu lassen, hat die STIKO auf Hinweise reagiert, wonach die Zahl der Keuchhustenerkrankungen seit einigen Jahren hierzulande offenbar wieder ansteigt. Die fünfte Impfung beziehungsweise erste Auffrischimpfung kann mit der ebenfalls für dieses Alter empfohlenen Auffrischimpfung von Tetanus und Diphtherie kombiniert werden; ein entsprechender Dreifach-Kombinationsimpfstoff steht zur Verfügung. Der Zeitpunkt für die nächste Auffrischimpfung im Alter von 9 bis 17 Jahren bleibt trotzdem erhalten.

? Wie lange hält der Impfschutz an?

Der Impfschutz hält nach derzeitigem Erkenntnisstand acht bis zehn Jahre vor. Deshalb können auch geimpfte Erwachsene an Keuchhusten erkranken, wenn die letzte Auffrischimpfung länger als zehn Jahre zurückliegt.

? Hinterlässt eine durchgemachte Keuchhustenkrankheit eine lebenslange Immunität?

Nein, in der Regel hält die Immunität 10 bis maximal 20 Jahre lang an. Entsprechend können Sie ohne Impfschutz mehrmals im Leben an Keuchhusten erkranken.

? Können auch geimpfte Kinder an Keuchhusten erkranken?

Da die Impfung keinen 100-prozentigen Schutz bietet, können auch geimpfte Kinder Krankheitserscheinungen nach Kontakt mit dem Erreger zeigen. Der Krankheitsverlauf ist jedoch in der Regel milder und kürzer. Ebenso kann es sein, dass ein geimpftes Kind nach einer Ansteckung nicht selbst erkrankt, jedoch den Keuchhusten auf andere nichtimmunisierte Personen überträgt. Bei beiden Varianten handelt es sich nach Angaben des Robert Koch-Instituts jedoch um Einzelfälle.

? Warum sollen sich Erwachsene gegen Keuchhusten impfen lassen, wenn für sie die Erkrankung doch gar nicht so gefährlich ist?

Der Krankheitsverlauf ist bei Erwachsenen oft milder als bei Säuglingen oder Kleinkindern. Dennoch sind auch bei Erwachsenen – vor allem im höheren Lebensalter – schwere Verläufe möglich. Hinzu kommt: Anders als beim kindlichen Keuchhusten fehlen im Erwachsenenalter oft die typischen Hustenattacken und es steht ein über mehrere Wochen anhaltender Husten im Vordergrund. Deshalb wird der Keuchhusten oft nicht diagnostiziert beziehungsweise als hartnäckige Bronchitis fehlgedeutet – die Erkrankten sind ansteckend, ohne es zu wissen. Dies ist vor allem dann von Bedeutung, wenn Säuglinge zur Familie gehören, die vor einer Keuchhusteninfektion besonders geschützt werden müssen. Deshalb empfiehlt die STIKO auch Erwachsenen, sich impfen zu lassen, wenn ihre Impfung oder ihre Keuchhustenerkrankung länger als zehn Jahre zurückliegt. Dies gilt nicht nur für (werdende) Eltern, sondern auch für Personen, die in Kindergärten und anderen Gemeinschaftseinrichtungen für das Vorschulalter, Kinderarztpraxen oder Infektionsabteilungen arbeiten. Zudem will die STIKO mit einer hohen Durchimpfungsrate langfristig die Ausrottung des Keuchhustenerregers erreichen. Dies kann nur gelingen, wenn alle Altersgruppen immun sind.

? Wirkt die Keuchhustenimpfung auch gegen den Keuchhustenerreger Bordetella parapertussis?

Nein, die Keuchhustenimpfung ist nur gegen Bordetella pertussis gerichtet und schützt deshalb nicht vor einer Infektion mit Bordetella parapertussis. Diese Erreger können zwar ebenfalls zu einem keuchhustenähnlichen Krankheitsbild führen, doch ist der Verlauf meist leichter und kürzer als bei einer Erkrankung durch Bordetella pertussis.

? Ab wann kann ich mein keuchhustenkrankes Kind wieder in den Kindergarten schicken?

Wurde rechtzeitig – also im ersten Krankheitsstadium (Stadium catarrhale, → Seite 107) eine Antibiotikatherapie begonnen, können Sie davon ausgehen, dass Ihr Kind etwa fünf Tage nach Beginn der Behandlung nicht mehr ansteckend ist. Zu diesem Zeitpunkt darf es – nach Absprache mit dem Kinderarzt – wieder in den Kindergarten oder in die Schule gehen. Bleibt die Erkrankung unbehandelt – etwa weil eine Behandlung mit Antibiotika keinen nachhaltigen therapeutischen Effekt mehr gehabt hätte – kann es sechs Wochen und noch länger dauern, bis Ihr Kind wieder den Kindergarten besuchen kann.

? Meine nichtgeimpfte Tochter hat mit einem Nachbarskind gespielt, das nun an Keuchhusten erkrankt ist. Ist es sinnvoll, einen Arzt aufzusuchen?

Ja. Sollte sich Ihre Tochter nämlich tatsächlich angesteckt haben, kann mit der frühzeitigen Gabe von Antibiotika der Krankheitsverlauf eventuell günstig beeinflusst werden.

? Ich habe gehört, dass die Gefahren eines Keuchhustens für Schulkinder eher gering sind und deshalb eine Impfung in diesem Alter nicht mehr nötig ist. Stimmt das?

Richtig ist, dass sowohl das Risiko für die Entstehung von Komplikationen als auch für einen tödlichen Verlauf der Keuchhustenerkrankung im Schulkindalter deutlich geringer ist als im

Säuglingsalter. Vollständig gebannt ist die Gefahr eines schweren Verlaufs jedoch nicht. Zu bedenken ist auch, dass die Keuchhustenerkrankung sowohl für das Kind als auch für die Eltern über mehrere Wochen sehr belastend ist. Hilflos mitansehen zu müssen, wie das Kind über viele Minuten lang nach Luft ringt und Angst hat zu ersticken, ist eine typische Situation während der akuten Krankheitsphase, der sich Eltern oft mehrmals pro Tag stellen müssen. Die Kinder selbst erleben die Erkrankung oft als derart bedrohlich, dass manche von ihnen noch Jahre später mit großer Angst auf einen harmlosen Husten reagieren. Für den kindlichen Organismus sind die schweren Hustenattacken und auch das häufige Erbrechen zudem extrem anstrengend: Viele Kinder büßen für viele Wochen ihre körperliche Leistungsfähigkeit ein und verlieren deutlich an Gewicht. In einigen Fällen hinterlässt eine durchgemachte Keuchhustenerkrankung noch über Monate ein überempfindliches Bronchialsystem; der Organismus neigt dann zu Infekten oder zu einer Verkrampfung der Bronchien. Es kann also Monate dauern, bis sich ein Kind nach überstandener Krankheit von den körperlichen und seelischen Strapazen erholt hat. Hinzu kommt: In den seltensten Fällen wird die Erkrankung so frühzeitig erkannt, dass eine Behandlung mit Antibiotika greift und das Kind schon nach einigen Tagen wieder in die Schule gehen kann. Wesentlich häufiger zieht eine Keuchhustenerkrankung einen mehrwöchigen Aufenthalt zu Hause nach sich – eine Situation, die weder mit einer möglichst kontinuierlichen Anwesenheit in der Schule noch mit der Berufstätigkeit der Eltern vereinbar ist. Vor diesem Hintergrund halten viele Kinderärzte die Impfung auch dann für sinnvoll und notwendig, wenn das Kind der »kritischen« Phase entwachsen ist.

? Wie wird Keuchhusten diagnostiziert?

Im frühen Krankheitsstadium kann Keuchhusten durch einen Nasen-Rachen-Abstrich der Erreger festgestellt werden. Nach einigen Wochen lassen sich zudem spezielle Antikörper im

Blut nachweisen. Bei Kindern sind die typischen Hustenanfälle für den Arzt aber meist schon als entscheidender Hinweis auf die Erkrankung ausreichend.

? Warum müssen Kombinationsimpfstoffe, die auch gegen Keuchhusten gerichtet sind, viermal verabreicht werden, um zu wirken?

Es hat sich gezeigt, dass die Wirksamkeit der in den Kombinationswirkstoffen enthaltenen Bestandteile, etwa der Diphtherie-, Tetanus- oder Hib-Anteile, durch die Keuchhustenkomponente herabgesetzt wird. Das viermalige Impfschema sorgt für einen zuverlässigen Schutz.

Pro und Kontra

Für eine Impfung spricht ...

... die Schwere der Krankheit, die zumindest im (frühen) Säuglingsalter eine hohe Komplikationsrate aufweist – und dann mitunter tödlich verlaufen kann.

... dass Sie demnächst Eltern werden oder mit einem Neugeborenen oder jungem Säugling Kontakt haben (werden).

... eine gute Verträglichkeit; die derzeitige Datenlage legt nahe, dass schwere Impfkomplikationen sehr selten sind.

... dass Sie Ihrem Kind (und sich selbst) die wochenlange Belastung, die für Kindergarten- und Schulkinder mit der Keuchhustenerkrankung einhergeht, ersparen möchten.

Gegen eine Impfung spricht ...

... die Möglichkeit, dass Nebenwirkungen auftreten.

... dass der Impfschutz eventuell nicht ausreicht, um bei einem möglichen Kontakt mit einer erkrankten Person die Gefahr eines Ausbruchs der Keuchhustenerkrankung sicher zu verhindern.

... dass Sie als Erwachsener keine nennenswerten Kontakte mit Kindern beziehungsweise gar keinen Kontakt mit Neugeborenen oder jungen Säuglingen haben.

Kinderlähmung (Poliomyelitis, Polio)

- **Standardimpfung**

- **Basisimpfung:** Zur Grundimmunisierung empfiehlt die STIKO drei Impfungen bzw., wenn die Impfung in Kombination mit der Keuchhustenimpfung erfolgt, vier Impfungen ab dem dritten Lebensmonat. Der Abstand zwischen den ersten Impfungen sollte mindestens vier Wochen, zwischen der vorletzten und letzten Impfung mindestens sechs Monate (im 11. bis 14. Lebensmonat) betragen.

- **Auffrischimpfung:** Es wird eine Auffrischimpfung im Alter von 9 bis 11 bzw. von 12 bis 17 Jahren empfohlen. Besteht bei Heranwachsenden oder Erwachsenen (etwa bei Personen im Gesundheitsdienst) ein Infektionsrisiko oder steht ein Aufenthalt in einem Risikogebiet (beispielsweise in Afrika oder Südasien) an, sollte zudem eine weitere Auffrischimpfung nach zehn Jahren erfolgen.

Die Erkrankung

Die Kinderlähmung (Poliomyelitis) ist eine hoch ansteckende, gefährliche Infektionskrankheit, die zu Lähmungen mit bleibenden Behinderungen führen und mitunter sogar tödlich verlaufen kann. In allen Teilen der Welt hat Kinderlähmung in der Vergangenheit immer wieder epidemieartige Ausmaße angenommen. Die bisher letzte große Erkrankungswelle in Deutschland ereignete sich 1961: Damals erkrankten 4461 Menschen; 305 starben. Deshalb startete 1962 unter dem Motto »Schluckimpfung ist süß – Kinderlähmung ist grausam« eine große Impfaktion, durch die weitere Epidemien verhindert werden konnten.

Ausgangspunkt der Erkrankung ist eine Infektion mit Polioviren, die zur Gattung der Enteroviren (Familie der Picornaviren) gehören; von den drei Subtypen gilt Typ 1 als der aggressivste.

Zunächst vermehrt sich der Erreger vor allem im Darm. Von dort können die Viren über die Blutbahn die Zellen im Rückenmark befallen, die die Muskelbewegungen steuern (Vorderhornzellen). Die Zellschädigung führt zu den typischen Lähmungserscheinungen, etwa an den Extremitäten. Sind andere Anteile des Zentralnervensystems infiziert (zum Beispiel Stammhirn, Hirnhäute oder Hirnnerven), stehen Krankheitszeichen wie die einer Hirnhaut- oder Gehirnentzündung im Vordergrund. Besonders gefährlich ist es, wenn das Atemzentrum betroffen ist: Bei zehn Prozent der Polioinfizierten, die an der symptomatischen Erkrankungsform leiden, entwickelt sich eine tödlichen Atemlähmung.

Welche Symptome sind typisch?

Etwa 90 bis 95 Prozent der Polioinfektionen verlaufen weitgehend beschwerdefrei, sodass die Betroffenen ihre Erkrankung nicht bemerken. Gleichwohl erwerben sie eine lebenslange Immunität gegen den beteiligten Virustypen (stille Feiung). In fünf bis zehn Prozent kommt es jedoch zur Ausbildung eines ausgeprägten Beschwerdebildes: Im Initialstadium (Prodromalstadium) treten grippeähnliche Beschwerden wie leichtes Fieber, Schnupfen, Husten, Kopf- und Gliederschmerzen auf, Verdauungsstörungen, Durchfall und Erbrechen sind möglich.
Bei etwa fünf Prozent der Erkrankten beginnt nach einer fieberfreien Phase von ein bis drei Tagen das präparalytische Stadium, das von einem erneuten Fieberanstieg und den typischen Zeichen einer Hirnhautentzündung (Meningitis) mit Kopfschmerzen, Erbrechen, Nackensteifigkeit und/oder Bewusstseinsstö-

WICHTIG

Bei Kinderlähmung handelt es sich, anders als der Name vermuten lässt, nicht um eine typische Kinderkrankheit. Auch Jugendliche und Erwachsene können erkranken, in vielen Fällen sogar heftiger als Kinder.

rungen gekennzeichnet ist. In etwa ein Prozent der Fälle zeigt sich ein bis zwei Tage später das Lähmungsstadium (paralytisches Stadium), das in unterschiedlichen Formen in Erscheinung treten kann. Besonders häufig ist die spinale Form (80 Prozent): Meist am Morgen während des Aufstehens bemerkt der Betroffene plötzlich, dass er seine Beine und/oder Arme kaum mehr bewegen kann. Neben den Extremitäten können diese schlaffen Lähmungserscheinungen auch verschiedene andere Muskelgruppen betreffen, etwa am Rumpf oder dem Zwerchfell; als Folge kann es (zusätzlich) zu Atemstörungen kommen. Auch eine Blasen- und/oder Mastdarmentleerungsstörung sind häufige Begleiterscheinungen. Eine seltener auftretende Variante ist die enzephalitische Form: Hierbei stehen die Symptome einer Gehirnentzündung wie hohes Fieber, Bewusstseinsstörungen und Krampfanfälle im Vordergrund. Schwerste und gefährlichste Form ist die bulbäre Form, von der zirka fünf Prozent der am Lähmungsstadium Erkrankten betroffen sind und die durch rasch aufsteigende Lähmungen mit Beteiligung der Hirnnerven, des Kreislauf- und Atemzentrums gekennzeichnet ist. Diese Form äußert sich meist durch zunehmende Schluckbeschwerden und Atemnot. Kurze Zeit später zeigen Symptome wie ein rascher Blutdruckabfall bis hin zum Bewusstseinsverlust ausgeprägte Störungen der Kreislaufregulation an; es besteht die Gefahr einer Atemlähmung.
Während die bulbäre Form oft tödlich verläuft, ist der weitere Verlauf der spinalen Form schwer vorherzusagen: In 30 Prozent der Fälle bilden sich die Lähmungen vollständig zurück, allerdings kann dies bis zu zwei Jahren dauern. Bei 30 Prozent der Betroffenen bleiben leichte, bei weiteren 30 Prozent schwere Schäden zurück, etwa bleibende Lähmungen. Doch selbst nach vollständigem Abklingen aller Beschwerden sind Spätfolgen möglich: Rund ein Drittel der Erkrankten entwickelt Jahrzehnte später ein Post-Polio-Syndrom. Typische Symptome sind ausgeprägte Müdigkeit, Muskelschmerzen und Muskelschwäche bis hin zum Muskelschwund, wobei es – wenn überhaupt – Jahre dauern kann, bis die Beschwerden wieder verschwinden.

WICHTIG

Bei einer Polioerkrankung müssen nicht alle Stadien vorkommen. Mitunter zeigt sich die Kinderlähmung auch erst durch den plötzlichen Beginn der Lähmungen (paralytisches Stadium, → Seite 127). Zudem kann die Erkrankung in allen Stadien zum Stillstand kommen.

Welche Behandlung kommt infrage?

Das Virus selbst kann nicht medikamentös bekämpft werden. Deshalb beschränkt sich die Behandlung, die in der Regel stationär erfolgt, auf eine Linderung der Symptome, zum Beispiel häufiges Umlagern zur Vermeidung von Druckgeschwüren, spezielle Bewegungsübungen und gezielte Krankengymnastik. In schweren Fällen ist eine intensivmedizinische Betreuung notwendig, die neben einer Überwachung der Vitalfunktionen oft auch eine künstliche Beatmung beinhaltet.

Wie hoch ist die Wahrscheinlichkeit zu erkranken?

In Deutschland ist sie inzwischen extrem gering: Seit 1993 ist kein Erkrankungsfall mehr gemeldet worden. In einigen Ländern kommt es jedoch immer noch zu epidemieartigen Ausbrüchen der Kinderlähmung. Deshalb besteht nach wie vor die Möglichkeit, dass die Erkrankung, etwa nach einer Reise in eines der Risikogebiete (→ Seite 133), nach Deutschland »eingeschleppt« wird, wenn kein ausreichender Impfschutz besteht.

Wie wird die Erkrankung übertragen?

Die Erkrankten scheiden die Erreger über den Darm aus; ebenso sind im Rachensekret Erreger vorhanden. Zu einer Übertragung kommt es, wenn die Viren, etwa durch Baden in verunreinigten Gewässern oder durch den Genuss verunreinigten Trinkwassers beziehungsweise verunreinigter Nahrungsmittel, durch den Mund in den Körper gelangen. Ein häufiger Übertragungsweg ist auch der direkte Kontakt mit erregerhaltigem Material, beispielsweise Kot (Schmierinfektion). Eine Ansteckung durch erregerhaltige Sekrettröpfchen, die beim Sprechen, Husten oder Niesen abgegeben und dann eingeatmet werden (Tröpfcheninfektion) ist sehr selten.

Wann treten die ersten Symptome auf?

Die Zeit zwischen der Infektion und dem Auftreten der ersten Symptome beträgt 5 bis 14 Tage.

Besteht die Gefahr eines tödlichen Verlaufs?

Bei zehn Prozent der Erkrankten, die das paralytische Stadium (→ Seite 127) durchmachen, ist der Verlauf tödlich, etwa weil es zu Atemlähmung oder Herz-Kreislauf-Versagen kommt.

Die Impfung

Welcher Impfstoff wird eingesetzt?

Seit einigen Jahrzehnten stehen zwei Impfstofftypen zur Verfügung, die jeweils auf einem anderen Prinzip beruhen: der Lebendimpfstoff nach Sabin (orale Poliomyelitis-Vakzine, OPV) zum Einnehmen (»Schluckimpfung«) und der Totimpfstoff nach Salk (inaktivierte Poliomyelitis-Vakzine, IPV) zum Spritzen. Beide Impfstoffe enthalten alle drei Polio-Virustypen (Typ 1, Typ 2 und Typ 3), die auf Verozellen aus den Nieren grüner Meerkatzen vermehrt werden. Der Lebendimpfstoff besteht aus abgeschwächten (attenuierten) Virusstämmen, die durch Mutationen in den Zellkulturen entstanden sind. Für den Totimpfstoff werden die Poliomyelitis-Viren gereinigt und mit Formaldehyd inaktiviert.
In Deutschland wird seit 1998 die Schluckimpfung nicht mehr empfohlen; entsprechend wird inzwischen fast ausschließlich mit dem Totimpfstoff geimpft.

Welche Zusätze sind im Impfstoff enthalten?

Neben Spuren von Formaldehyd sind im Totimpfstoff 2-Phenoxyethanol als Konservierungsmittel sowie geringste Mengen von Antibiotika (Streptomycin, Neomycin und Polymyxin B) enthalten, gegebenenfalls auch von Polysorbat und Phenolrot (abhängig vom Impfstoff).

Wird der Impfstoff einzeln oder kombiniert verabreicht?

Der Polioimpfstoff zum Spritzen kann einzeln oder in Kombination, zum Beispiel mit der Tetanus- oder Diphtherieimpfung, eingesetzt werden. Die STIKO empfiehlt eine Sechsfachimpfung gegen Polio, Keuchhusten, Diphtherie, Tetanus, Hib und Hepatitis B.

Wie hoch ist die Schutzrate?

Die Schutzrate der Polioimpfung beträgt bis zu 100 Prozent und ist damit sehr hoch.

Wer sollte geimpft werden?

Gemäß den Empfehlungen der STIKO sollten alle Säuglinge ab dem dritten Lebensmonat geimpft werden; Personen, für die beispielsweise aus beruflichen Gründen ein erhöhtes Infektionsrisiko besteht, sollten eine Auffrischimpfung erhalten, wenn ihre letzte Polioimpfung länger als zehn Jahre zurückliegt. Gleiches gilt für Personen, die vorhaben, in ein Risikogebiet (→ Seite 133) zu reisen.

Wann sollte nicht geimpft werden?

Sowohl für die Schluckimpfung als auch für die Spritzimpfung gilt:

- Besteht eine behandlungsbedürftige Erkrankung, sollte erst zwei Wochen nach vollständiger Genesung geimpft werden. Banale Erkältungen stellen dagegen keinen Hinderungsgrund dar.
- Kam es bei einer vorangegangen Impfung zu einer allergischen Reaktion auf Bestandteile des Impfstoffs oder ist eine Allergie oder Überempfindlichkeit gegen einen der im Impfstoff enthaltenen Bestandteile bekannt, sollte von einer (weiteren) Impfung abgesehen werden.

Für die Schluckimpfung gilt zusätzlich:

- Bei Durchfallerkrankungen darf nicht geimpft werden.
- Personen, die angeborene oder erworbene Immundefekte (beispielsweise HIV-Infektion) haben oder mit Immunerkrankten zusammenleben, dürfen ebenfalls nicht mittels Schluckimpfung geimpft werden.

Welche Nebenwirkungen sind bei der Polioimpfung per Injektion bekannt?

Die Poliospritzimpfung (IPV-Impfung) ist sehr gut verträglich. Da sie meist in Kombination mit anderen Impfungen erfolgt, kann bei einer möglichen Impfreaktion jedoch nicht immer zweifelsfrei geklärt werden, welche Komponente ursächlich verantwortlich ist. Schwere Nebenwirkungen werden aber bislang kaum mit der Polioimpfung in Verbindung gebracht.

Reaktionen an der Impfstelle

Sehr häufig (in zirka 20 Prozent der Fälle) treten meist ein bis drei Tage nach der Impfung eine vorübergehende Rötung, Schmerzen und Schwellungen im Bereich der Injektionsstelle auf; mitunter schwellen auch die benachbarten Lymphknoten an und reagieren schmerzhaft auf Druck.

Allgemeinreaktionen

Häufig (in ein bis zehn Prozent der Fälle) kommt es zu leichtem Fieber, grippeähnlichen Symptomen wie Abgeschlagenheit, Frösteln, Kopf- und Gliederschmerzen sowie zu Magen-Darm-Beschwerden wie etwa Übelkeit und Erbrechen. Diese Erscheinungen klingen jedoch im Allgemeinen nach 24 bis 48 Stunden wieder ab.

Allergische Reaktionen und andere Komplikationen

Allergische Reaktionen an der Haut (wie Nesselsucht) und/oder den Atemwegen (etwa asthmatische Beschwerden) infolge einer Polioimpfung bis hin zum allergischen Schock sind bislang nur als Einzelfälle bekannt.

Welche Nebenwirkungen kann die Schluckimpfung haben?

Am gravierendsten ist die Entwicklung der Impf-Poliomyelitis: Am 4. bis 30. Tag nach der Impfung treten Lähmungen an den Extremitäten auf. Sie halten mindestens sechs Wochen lang an, vergehen in der Regel aber von selbst wieder. Die Impf-Poliomyelitis tritt oft bereits nach der ersten Schluckimpfung auf und kann sich sowohl beim Geimpften selbst entwickeln als auch bei Personen, die in engem Kontakt zu ihm stehen. Das Robert Koch-Institut schätzt, dass bei ein bis vier Millionen Polio-Schluckimpfungen etwa drei Kontaktpersonen der Geimpften eine Impf-Poliomyelitis entwickeln. Weitere sehr seltene Folgeerscheinungen sind das Guillain-Barré-Syndrom, Krampfanfälle oder eine Entzündung von Gehirn und Hirnhäuten (Meningoenzephalitis).

Das sagt der Kritiker

Lange prangerten Impfgegner die Schluckimpfung als Ursache für die Impf-Poliomyelitis (→ oben) an. Seit die Polioimpfung in Deutschland jedoch nicht mehr mittels Schlucken (OPV-Impfung), sondern mittels Injektion (IPV-Impfung) erfolgt, sind die kritischen Stimmen weitgehend verstummt: Kaum jemand zweifelt an der Notwendigkeit der von der Weltgesundheitsorganisation (WHO) oder UNICEF forcierten Strategie, die Polioviren durch eine weltweit flächendeckende, hohe Durchimpfungsrate auszurotten. Manche hinterfragen jedoch die angeblich extrem geringe Nebenwirkungsrate der IPV-Impfung: So sei es zum Beispiel möglich, dass die im Totimpfstoff enthaltene Hilfssubstanz Aluminium zur Entstehung von Autoimmunerkrankungen beitragen oder verschiedene neurologische Erkrankungen auslösen könne. Kritiker befürworten daher eine Verlegung des Impfbeginns auf die Zeit nach dem vollendeten ersten Lebensjahr. Erst dann könne von einer weitgehenden Ausreifung des kindlichen Nervensystems ausgegangen werden. Darüber hinaus wird das in Spuren vorkommende Formaldehyd für die Entwicklung von Allergien verantwortlich gemacht.

Häufige Fragen

? Gibt es in Europa noch Fälle von Kinderlähmung?

Noch in den 1990er-Jahren kam es in Europa mehrfach zu Ausbrüchen der Kinderlähmung – etwa 1992/93 in den Niederlanden (71 Menschen) oder 1996 in Albanien (138 Menschen, von denen 16 starben). Jedes Mal verhinderten die nationalen Gesundheitsbehörden mit sofortigen Schluckimpfungsaktionen eine epidemieartige Ausbreitung. Der letzte in Europa registrierte Erkrankungsfall, bei dem die Polioviren nicht aus einem anderen Erdteil »eingeschleppt« wurden, ereignete sich Ende 1998 und betraf einen nichtgeimpften Jungen aus der Türkei. 2000 wurden dann noch einmal einige Erkrankungen bekannt, bei denen sich die Betroffenen aber jeweils außerhalb Europas infiziert hatten. Auch in diesem Fall konnte eine epidemieartige Ausbreitung durch ein umgehend durchgeführtes Schluckimpfungsprogramm verhindert werden. 2002 erklärte die WHO Europa – ebenso wie die USA – für »poliofrei«.

? Und wie sieht die Situation außerhalb Europas aus?

Die Weltgesundheitsorganisation (WHO) geht davon aus, dass akute Poliomyelitiserkrankungen derzeit noch in Indien, Nigeria, Pakistan, Afghanistan, Kongo, Tschad und Niger auftreten (Stand Juni 2008). Insgesamt sind die Erkrankungsfälle jedoch seit 1988 weltweit drastisch zurückgegangen: Während 1988 noch 350 000 Menschen in 125 Staaten von Kinderlähmung betroffen waren, registrierte die WHO 2007 nur noch 1083 Fälle. Experten führen den Rückgang um mehr als 99 Prozent auf die hohe Durchimpfungsrate der letzten Jahre zurück. Diese ist das Ergebnis der konsequenten Umsetzung der Impfprogramme in den westlichen Industrieländern sowie der ab 1998 von der WHO gestarteten Impfkampagnen in besonders gefährdeten Regionen. Gleichwohl hat die WHO ihr Ziel, die Kinderlähmung bis Ende 2005 in der ganzen Welt auszurotten, nicht erreichen können.

? Wann gab es in Deutschland den letzten Poliofall?

1990 wurden der letzte einheimische Erkrankungsfall, 1993 drei im Ausland erworbene Infektionen gemeldet. Seitdem ist die Kinderlähmung in Deutschland nicht mehr aufgetreten.

? Warum wird in Deutschland noch gegen Kinderlähmung geimpft, obwohl sie nicht mehr vorkommt?

Um Deutschland weiterhin »poliofrei« zu halten, ist eine hohe Durchimpfungsrate von möglichst 95 Prozent Voraussetzung: Solange das Poliovirus noch zirkuliert, kann der Wildtyp des Virus jederzeit wieder eingeschleppt werden. Demnach wird eine Impfung gegen Kinderlähmung erst dann nicht mehr notwendig sein, wenn sowohl das Poliowildvirus als auch das durch die Schluckimpfung entstandene Polioimpfvirus völlig ausgerottet sind. Diese Impfstrategie wird auch von den Gesundheitsbehörden anderer europäischer Länder verfolgt.

? Weshalb erfolgt die Polio-Impfung bei uns nur noch mittels Spritze?

In Deutschland empfiehlt die STIKO die Spritzimpfung (IPV-Impfung) zum Schutz vor Kinderlähmung seit 1998. Wichtigster Grund: Bei diesem Verfahren besteht – im Gegensatz zur Schluckimpfung – keine Gefahr für eine Impf-Poliomyelitis (→ Seite 132). Außerdem überzeugt die IPV-Impfung durch eine hohe Schutzrate: Bereits die erste Dosis führt bei mehr als 90 Prozent der Geimpften zur Immunität, nach drei Impfungen beträgt die Schutzrate dann in der Regel nahezu 100 Prozent.

? Was bedeutet Impf-Poliomyelitis eigentlich genau?

Es hat sich gezeigt, dass die in der Schluckimpfung enthaltenen abgeschwächten (attenuierten) Stämme der drei Poliorvirustypen unter bestimmten Umständen selbst Ausbrüche der Kinderlähmung verursachen können. Dabei erlangen die abgeschwächten Viren während ihrer Passage im Geimpften durch Mutationen wieder eine dem Wildtyp ähnliche Aktivität und können so typische Symptome hervorrufen, vor allem Lähmungserscheinungen. Die Impf-Poliomyelitis kann nach einer Schluckimpfung entweder beim Geimpften selbst auftreten oder bei Personen, die Kontakt zu dem Geimpften hatten.

? Warum gibt es die Schluckimpfung noch?

Die Schluckimpfung zeichnet sich durch zwei Vorteile gegenüber der Spritzimpfung aus: Zum einen wird sie einfach geschluckt, etwa auf einem Stück Zucker. Zum anderen ist die Herstellung kostengünstiger. So können bei groß angelegten Impfprogrammen – etwa um eine drohende Epidemie zu vermeiden – möglichst rasch viele Menschen geimpft werden.

? Wie verhält sich das Nutzen-Risiko-Verhältnis der Polio-Impfung?

Vom Nutzen-Risiko-Verhältnis her ist die Polioimpfung eine der wichtigsten und sinnvollsten Impfungen überhaupt: Dank einer hohen Wirksamkeit schützt sie effektiv vor einer schweren Erkrankung. Dabei sind – soweit bekannt – keine gravierenden Nebenwirkungen zu befürchten.

? Erzeugt eine einmal durchgemachte Kinderlähmung eine lebenslange Immunität?

Ja, allerdings erzeugt nur der Virustyp eine lebenslange Immunität, mit dem man sich infiziert hat. Theoretisch ist es also denkbar, insgesamt dreimal an Kinderlähmung zu erkranken – sofern man nicht geimpft ist. Interessant ist, dass es auch dann zu einer Immunität kommt, wenn die Erkrankung symptomlos verläuft (stille Feiung).

? Ich habe als Kind die Schluckimpfung erhalten und möchte jetzt meinen Impfschutz mit einer Spritzimpfung auffrischen. Geht das?

Ja. Alle, die als Kind oder Jugendlicher eine Schluckimpfung zum Schutz gegen Kinderlähmung erhalten haben, können jederzeit mit dem »Spritz-Impfstoff« weitergeimpft werden.

? Werden Erwachsene ohne Immunschutz gegen Kinderlähmung auch mit einem Kombinationsimpfstoff geimpft?

Nein, allen, die im Säuglings- oder Kleinkindalter keinen (vollständigen) Impfschutz erhalten haben, steht ein Einzelimpfstoff zur Verfügung. Ist eine vollständige Grundimmunisierung notwendig, wird er – je nach Impfstoff – entweder zwei- oder dreimal im Abstand von mindestens vier Wochen verabreicht; fehlt nur eine Teilimpfung, um die Grundimmunisierung zu vervollständigen, genügt eine Impfung.

? Demnächst werde ich als Tourist nach Indien reisen. Ist es sinnvoll, mich vorher impfen zu lassen?

Liegt Ihre letzte Polioimpfung länger als zehn Jahre zurück, sollten Sie unbedingt eine Auffrischimpfung vornehmen lassen. Denn nach Angaben der Weltgesundheitsorganisation (WHO) wurden 2007 in Indien mit 667 mehr als die Hälfte der insgesamt in diesem Jahr registrierten Poliofälle gemeldet. Als besonders gefährdet gelten dabei die Bundesstaaten Uttar Pradesh und Bihar.

Pro und Kontra

Für eine Impfung spricht ...

... die Schwere der Krankheit, für die es keine spezifische Behandlung gibt und die häufig tödlich verläuft oder eine lebenslange Behinderung hinterlässt.

... dass damit die Polioviren ausgerottet werden könnten.

... eine hohe Schutzrate von bis zu 100 Prozent.

... eine gute Verträglichkeit: Trotz häufig auftretender Lokalreaktionen sind schwere Impfreaktionen extrem selten.

... dass eine Auslandsreise in ein Risikogebiet ansteht und die letzte Auffrischimpfung mehr als zehn Jahre zurückliegt.

Gegen eine Impfung spricht ...

... die Möglichkeit, dass Nebenwirkungen auftreten.

Masern

- **Standardimpfung**

- **Basisimpfung:** Zur Grundimmunisierung empfiehlt die STIKO zwei Impfungen im Abstand von mindestens vier Wochen. Laut STIKO sollte die erste Impfung idealerweise ab dem vollendeten 11. bis 14. Lebensmonat und die zweite Impfung im Alter von 15 bis 23 Monaten verabreicht werden. Zwar lässt sich mit der ersten Impfung bereits in der Regel eine 95-prozentige Schutzrate erzielen, die zweite Impfung zielt jedoch darauf ab, ein mögliches Versagen der ersten Impfung auszugleichen.

- **Auffrischimpfung** ist nicht vorgesehen

Die Erkrankung

Die Masernerkrankung ist eine hoch ansteckende Virusinfektion und gehört weltweit zu den häufigsten Infektionskrankheiten. Vor allem in Afrika und Südostasien sorgt sie immer wieder für lokale Epidemien mit hohen Sterblichkeitszahlen. Bis zur Einführung der Impfung waren die Masern auch hierzulande weit verbreitet – besonders bei Kleinkindern. Bei ihnen ist der Erkrankungsverlauf jedoch oft milder und die Komplikationsrate geringer als bei Jugendlichen oder Erwachsenen; ebenso kann die Erkrankung für Säuglinge gefährlich werden. Wegen der möglichen schwerwiegenden Komplikationen, die in mehr als 30 Prozent der Fälle auftreten, warnen Mediziner davor, Masern als »harmlose Kinderkrankheit« zu bagatellisieren. Vor allem die Gehirnentzündung (Masernenzephalitis) hinterlässt oft Dauerschäden und verläuft mitunter sogar tödlich. Eine weitere, wenn auch seltene Folgeerscheinung ist die subakute sklerosierende Panenzephalitis (SSPE), eine Slow-Virus-Infektion, die bei 7 bis 11 von 100 000 Maserninfektionen 6 bis 15 Jahre nach der durchgemachten

Erkrankung auftritt: Es kommt zu einer Degeneration des Gehirns, die allmählich zur Demenz und schließlich zum Verlust aller Körperfunktionen mit Todesfolge führt. Ursache ist das Masern-Virus (Morbillivirus), das nur beim Menschen vorkommt. Das Virus dringt über die Schleimhäute der Atemwege, mitunter auch über die Bindehaut in den Organismus ein. Es vermehrt sich in den regionalen Lymphknoten und gelangt über die Blutbahn in die einzelnen Körperregionen.

Welche Symptome sind typisch?

Masern verlaufen in zwei Stadien. Das Initialstadium (Prodromalstadium) äußert sich durch Abgeschlagenheit, leichtes Fieber, Schnupfen, Hals- und Kopfschmerzen, mitunter auch durch Bauchschmerzen. Ist die Schleimhaut des Kehlkopfs beteiligt, entwickelt sich ein Masern-Krupp mit Heiserkeit, Atemnot und einem trockenen bellenden Husten. Während diese Beschwerden zunächst eher an einen grippalen Infekt denken lassen, kann eine extreme Lichtempfindlichkeit, die durch eine Bindehautinfektion verursacht wird, der erste Hinweis auf Masern sein.Viele Kranke haben zudem ein aufgedunsenes Gesicht. Am zweiten oder dritten Tag treten auf der Innenseite der Wangenschleimhaut oft kleine, nicht schmerzende graue oder weiße Flecken (Koplik-Flecken) auf, die von einem geröteten Hof umgeben sind. Meist sind kurz darauf auch Mund- und Rachenraum auffallend gerötet. Häufig steigt das Fieber in dieser Phase an, um dann am vierten oder fünften Tag zunächst auf normale oder leicht erhöhte Temperatur abzufallen. Der zweite steile Fieberanstieg kennzeichnet das Exanthemstadium: Es zeigt sich der typische, eventuell leicht juckende Masernausschlag mit schwach roten, später hellroten und eventuell erhabenen Flecken. Er beginnt meist hinter den Ohren und breitet sich allmählich über den ganzen Körper bis hin zu den Füßen aus. Oft gehen die erhabenen Flecken ineinander über, sodass großflächig geschwollene Hautbereiche entstehen. Manchmal bilden sich auch kleine, mit Flüssigkeit gefüllte Bläschen. Klingt der Ausschlag nach drei bis vier Tagen ab, wobei

sich die Haut meist in kleinen, kleieförmigen Stücken abschält, sinkt auch das Fieber wieder. Verzögert sich die Entfieberung oder kommt es zu einem erneuten Fieberanstieg, ist damit zu rechnen, dass Komplikationen auftreten – etwa eine Mittelohrentzündung, Durchfall, Bronchitis oder Lungenentzündung (in jeweils sieben Prozent der Fälle).
Besonders gefürchtet ist eine Entzündung des Gehirns (Masernenzephalitis) mit hohem Fieber, Bewusstseinstörungen, Krämpfen bis hin zu epileptischen Anfällen sowie Lähmungen; oft sind auch die Hirnhäute betroffen. Erste Symptome dafür zeigen sich drei bis zehn Tage nach Beginn des Hautausschlags. Eine Masernenzephalitis entwickelt sich bei etwa einem von 1000 Masernpatienten; besonders oft betroffen sind Kinder über fünf Jahren sowie Jugendliche und Erwachsene. Bei rund jedem dritten Erkrankten muss mit bleibenden Schäden wie Lähmungen oder einer geistigen Behinderung gerechnet werden. Und auch die Sterblichkeit ist mit zirka 25 Prozent hoch. Daneben sind zahlreiche weitere Komplikationen möglich, beispielsweise Fieberkrämpfe, Blutungen infolge einer stark herabgesetzten Anzahl an Blutplättchen (Thrombozytopenie), eine akute »Blinddarmentzündung« (Wurmfortsatzentzündung, Appendizitis) oder eine Hornhautentzündung (Keratitis), die vor allem bei Kindern in Entwicklungsländern oft zur Erblindung führt. Gelegentlich kommt es auch zu Leber- oder Nierenentzündungen (Glomerulonephritis) oder zu ausgeprägten Schwellungen der Lymphknoten – etwa in der Bauchhöhle, die dann starke Bauchschmerzen verursachen.

Welche Behandlung kommt infrage?

Eine ursächliche Behandlung gibt es nicht. Deshalb stehen vor allem Bettruhe und eine Therapie der Symptome im Vordergrund wie der Einsatz von hustenstillenden Mitteln. Bei einem schweren Verlauf oder Komplikationen ist die Einweisung in ein Krankenhaus notwendig. Hat sich eine bakterielle Infektion hinzugesellt, zum Beispiel eine bakterielle Lungenentzündung, ist der Einsatz von Antibiotika erforderlich.

Wie hoch ist die Wahrscheinlichkeit zu erkranken?

Masern sind hoch ansteckend: Mehr als 90 Prozent der nichtimmunen Personen erkranken bei dem Kontakt mit einer infizierten Person.

Wie wird die Erkrankung übertragen?

Übertragen werden Masern durch erregerhaltige Sekrettröpfchen, die beim Sprechen, Husten oder Niesen abgegeben und dann eingeatmet werden (Tröpfcheninfektion).

Wann treten die ersten Symptome auf?

Die Zeit zwischen der Infektion und dem Beginn der Symptome beträgt neun bis zwölf Tage.

TIPP

Derzeit wird diskutiert, ob fiebersenkende Medikamente wie Paracetamol einen ungünstigen Einfluss auf den Krankheitsverlauf haben. Eine sichere Alternative sind kalte Wadenwickel, mit denen sich das Fieber ebenfalls wirksam senken lässt. Die Anwendung erfolgt im Liegen, sodass der Betroffene die Beine ausstrecken kann. Bei Schüttelfrost, kühlen Beinen und Harnwegsinfekten darf der Wadenwickel nicht angewendet werden. Und so geht's:

- Tauchen Sie ein Frotteehandtuch (zirka 45 x 90 cm) in kaltes Leitungswasser, wringen Sie es aus und wickeln Sie es dann straff um den Unterschenkel bis unterhalb des Knies.
- Wickeln Sie nun ein zweites, trockenes Handtuch fest über das erste.
- Zum Abschluss wird noch ein Wolltuch oder Wollschal um die Tücher gewickelt.
- Wenn sich der Wadenwickel erwärmt hat, tauschen Sie ihn gegen einen neuen kalten Wickel aus.
- Bei Fieber kann die Anwendung so oft wiederholt werden, bis die Temperatur gesunken ist.

Besteht die Gefahr eines tödlichen Verlaufs?

Nach Angaben des Robert Koch-Instituts liegt die Masernsterblichkeit bei eins zu 10 000 bis 20 000. Ein tödlicher Verlauf ist vor allem dann möglich, wenn sich Komplikationen entwickelt haben; hiervon sind in Deutschland überwiegend Säuglinge sowie Jugendliche und Erwachsene betroffen. So führt etwa eine Lungenentzündung in bis zu fünf Prozent, eine Masernenzephalitis in zirka 25 Prozent der Fälle zum Tode. Bei Kindern ist der Verlauf von Komplikationen oft milder. Die sehr selten auftretende subakute sklerosierende Panenzephalitis (SSPE) als Spätfolge einer Masernerkrankung verläuft immer tödlich.

Die Impfung

Welcher Impfstoff wird eingesetzt?

Es handelt sich um einen Lebendimpfstoff, der aus abgeschwächten (attenuierten), aber vermehrungsfähigen Masernviren besteht. Diese werden auf Zellkulturen von Hühnerembryos angezüchtet.

Welche Zusätze sind im Impfstoff enthalten?

Neben Gelatine sind Spuren von Antibiotika (zum Beispiel Neomycin) sowie je nach Impfstoff Dextran, Polysorbat, Phenolsulfonphthalein, Humanalbumin und andere Hilfsstoffe im Masernimpfstoff enthalten.

Wird der Impfstoff einzeln oder kombiniert verabreicht?

Der Masernimpfstoff steht sowohl als Einzel- als auch als Kombinationsimpfstoff zur Verfügung. Die STIKO empfiehlt einen Dreifachimpfstoff gegen Masern, Mumps und Röteln (MMR) oder einen Vierfachimpfstoff gegen Masern, Mumps, Röteln und Windpocken (MMR-V).

Wie hoch ist die Schutzrate?

Die Schutzrate ist sehr hoch und beträgt zirka 95 (nach einer Impfung) bis 99 Prozent (nach einer oder zwei Impfungen).

Wer sollte geimpft werden?

Die öffentliche Impfempfehlung der STIKO ist dieselbe wie bei Mumps (→ Seite 163 ff.) und Röteln (→ Seite 185 ff.): Danach sollten alle Säuglinge ab vollendetem elften Lebensmonat zum ersten Mal und bis spätestens Ende des zweiten Lebensjahr zum zweiten Mal geimpft werden. Jugendliche, die noch keinen Impfschutz haben, sollten die Impfung spätestens bis zum letzten Tag vor ihrem 18. Geburtstag nachholen. Außerdem empfiehlt die STIKO die Masernimpfung für Erwachsene, die im Gesundheitswesen, in Kindergärten und Schulen arbeiten oder in anderen Einrichtungen Kontakt zu Kindern haben.

Wann sollte nicht geimpft werden?

- Besteht eine behandlungsbedürftige Erkrankung, sollte erst zwei Wochen nach vollständiger Genesung geimpft werden. Banale Erkältungen stellen keinen Hinderungsgrund dar.
- Personen, in deren engster Umgebung jemand akut erkrankt ist, sollten erst dann geimpft werden, wenn der Masernerkrankte wieder gesund ist.
- Kam es bei einer vorangegangen Impfung zu einer allergischen Reaktion auf Bestandteile des Impfstoffs oder ist eine Allergie oder Überempfindlichkeit gegen einen der im Impfstoff enthaltenen Bestandteile bekannt, sollte von einer (weiteren) Impfung abgesehen werden. Gleiches gilt, wenn sich als Folge der Impfung neurologische oder andere Komplikationen entwickelt haben.
- In der Schwangerschaft darf nicht geimpft werden.
- Besteht eine angeborene oder erworbene Immunerkrankung wie eine HIV-Infektion oder müssen Medikamente eingenommen werden, die das Immunsystem hemmen oder Antikörper enthalten, darf ebenfalls nicht beziehungsweise nur nach Rücksprache mit dem Arzt geimpft werden.

Welche Nebenwirkungen sind bekannt?

Der Masernimpfstoff ist gut verträglich. Da die Masernimpfung meist in Kombination mit anderen Impfungen (MMR-

WICHTIG

Anders als bei der Grippeimpfung (→ Seite 51 ff.) ist eine Allergie gegen Hühnereiweiß nach Auskunft des Robert Koch-Instituts kein Grund, auf eine Masernimpfung zu verzichten, da der auf Hühnerembryozellen hergestellte Masernimpfstoff kein beziehungsweise keine nennenswerte Menge vom Eiweiß Ovalbumin enthält, das als wichtigstes Allergen für eine Hühnereiweißallergie gilt. Gleichwohl halten wir es für ratsam, dass Hühnereiweißallergiker Nutzen und Risiko der Masernimpfung gemeinsam mit einem Arzt sorgfältig abwägen, insbesondere wenn eine schwere Allergie besteht.

oder MMR-V-Impfstoff) erfolgt, kann bei möglichen Komplikationen nicht immer zweifelsfrei geklärt werden, welche Komponente ursächlich verantwortlich ist. Speziell mit dem Masernimpfstoff werden jedoch Symptome von »Impfmasern« (→ Seite 144) sowie eine akute Gehirnentzündung (Enzephalitis) in Verbindung gebracht, die bei einem von 1 000 000 Geimpften auftreten soll. Nach Auskunft des Robert Koch-Instituts kann ein Kausalzusammenhang zwischen Impfung und Gehirnentzündung aufgrund der widersprüchlichen Datenlage derzeit weder ausgeschlossen noch bestätigt werden. Berichte, wonach die Masernimpfung das Risiko für chronisch-entzündliche Darmerkrankungen (vor allem Morbus Crohn), Allergien oder Autismus steigern soll, weist das Robert Koch-Institut zurück. Zum gegenwärtigen Zeitpunkt gebe es keine wissenschaftliche Belege dafür.

Reaktionen an der Impfstelle

Häufig (in zirka fünf Prozent der Fälle) treten meist ein bis drei Tage nach der Impfung eine vorübergehende Rötung, Schmerzen und Schwellungen im Bereich der Injektionsstelle auf; mitunter schwellen auch die benachbarten Lymphknoten an und reagieren schmerzhaft auf Druck.

Allgemeinreaktionen

Sehr häufig (in 5 bis 15 Prozent der Fälle) kommt es vorübergehend zu leichtem Fieber, grippeähnlichen Symptomen wie Abgeschlagenheit, Frösteln, Kopf- und Gliederschmerzen, sowie zu Magen-Darm-Beschwerden wie Übelkeit und Erbrechen. Diese Erscheinungen klingen im Allgemeinen jedoch nach 24 bis 48 Stunden wieder ab. Bei Säuglingen und Kleinkindern sind seltene Fälle von Fieberkrämpfen bekannt, die aber in der Regel ohne Folgen bleiben. In rund zwei Prozent der Fälle entwickelt sich 5 bis 14 Tage nach der Impfung ein schwacher masernähnlicher Hautausschlag, der von Fieber begleitet wird. Auch diese Symptome einer »Impfkrankheit« verschwinden nach einigen Tagen meist von selbst.

Allergische Reaktionen und andere Komplikationen

Allergische Reaktionen an der Haut (wie Nesselsucht) und/oder den Atemwegen (etwa asthmatische Beschwerden) bis hin zum allergischen Schock sind sehr selten und treten meist unmittelbar nach der Impfung auf. In Einzelfällen wurden zudem Erkrankungen des zentralen und peripheren Nervensystems wie aufsteigende Lähmungen bis hin zur Atemlähmung (Guillain-Barré-Syndrom), Nervenentzündungen (Neuritis), Unsicherheiten im Gang (Symptome einer zerebralen Ataxie), Gehirnentzündungen (Enzephalitis) und Rückenmarksentzündungen (Myelitis) beobachtet. Als mögliche Impfkomplikationen gelten auch eine vorübergehende Verminderung der für die Blutgerinnung bedeutsamen Blutplättchen mit Hautblutungen (Thrombozytopenie) sowie Überempfindlichkeitsreaktionen an der Haut (Erythema exsudativum multiforme).

Das sagt der Kritiker

Die Masernimpfung ist bei Impfkritikern besonders umstritten; sie beanstanden vor allem das von den Impfbefürwortern als sehr gut bezeichnete Risiko-Nutzen-Verhältnis. Für die Impfgegner steht fest, dass die Masernimpfung – im Gegensatz zur durchgemachten Masernerkrankung – einerseits nur

für wenige Jahre eine Immunität hinterlässt. Zum anderen sei das Risiko für Impfkomplikationen wie eine impfbedingte Gehirnentzündung zu hoch, um die Umsetzung der offiziellen Impfempfehlungen zu befürworten. Zudem wird die Masernimpfung mit der Entstehung von chronischen Erkrankungen wie Morbus Crohn oder Allergien in Verbindung gebracht. Auch der Entwicklung von Autismus soll die Impfung Vorschub leisten. Als besonders problematisch werden auch die Auswirkungen der Impfung auf den Nestschutz gewertet, der beim Säugling einer geimpften Mutter nach Ansicht einiger Impfgegner kaum beziehungsweise überhaupt nicht vorhanden ist. Andere Skeptiker stellen die Masernimpfung infrage, weil selbst mit einer hohen Durchimpfungsrate eine Ausrottung des Masernvirus nicht erreicht werden könne. Zudem könne es ein, dass das Virus von Geimpften auf Nichtgeimpfte übertragen werde.
Eine Masernerkrankung durchzumachen hat aus Sicht der Skeptiker für das kindliche Immunsystem dagegen durchaus positive Aspekte. Kinder seien nach überstandener Krankheit weniger infektanfällig und neigten im höheren Alter weniger zu Autoimmun- und Krebserkrankungen. Manche Impfgegner betonen auch, dass erst der regelmäßige Kontakt mit dem zirkulierenden Masernvirus die Immunität eines Geimpften – im Sinne einer natürlichen »Auffrischimpfung« – aufrechterhält.

Häufige Fragen

? Welche Regionen in der Welt sind besonders oft von Masern betroffen?

Nach Angaben der Weltgesundheitsorganisation (WHO) erkranken immer noch mehr als 30 Millionen Menschen pro Jahr an Masern. Besonders betroffen sind Länder in Afrika und Südostasien. Trotz der großen Fortschritte bei der Masernbekämpfung in den letzten Jahren sind nach Einschätzung von

UNICEF weiterhin Millionen Kinder durch die Infektionskrankheit bedroht – vor allem in den ersten fünf Lebensjahren. Am größten ist das Risiko für Kinder, die durch Mangelernährung geschwächt sind und keinen Zugang zu einer angemessenen Gesundheitsversorgung haben. Aus diesem Grund sind Masern in den Entwicklungsländern nach wie vor eine der häufigsten Todesursachen bei unter Fünfjährigen: Allein in Afrika sterben jedes Jahr 500 000 Kinder an einer Infektion.

? Gibt es auch Länder, in denen keine Masernerkrankungen mehr auftreten?

Ja, beispielsweise gelten die USA seit 2000 als masernfrei. Eine neue Untersuchung (Stand Juni 2008) zeigt, dass nahezu 96 Prozent der US-Amerikaner ausreichend Antikörper gegen Masern besitzen und damit gegen eine Infektion immun sein dürften. In Europa sind seit einigen Jahren Schweden und Finnland frei von einheimischen Masern.

? Wie sieht die Masernsituation in Deutschland aus?

Das Robert Koch-Institut registriert seit Start des Impfprogramms gegen Masern, Mumps und Röteln (MMR-Impfung) im Jahr 1999 vor allem in den alten Bundesländern immer wieder regional begrenzte Ausbrüche mit mehreren Hundert Erkrankungsfällen. So wurde etwa 2006 in Nordrhein-Westfalen eine Masernwelle mit 1749 Erkrankten beobachtet, im ersten Halbjahr 2007 kam es in einigen Regionen Bayerns zu Krankheitsausbrüchen – wobei fast ausschließlich Kinder und Jugendliche ohne Impfschutz betroffen waren. Auch 2008 wird eine Häufung der Erkrankungsfälle beobachtet – insbesondere im Süden Deutschlands. Das Robert Koch-Institut führt dies auf den seit Monaten andauernden Masernausbruch in der Schweiz und die Einschleppung der Krankheit nach Deutschland zurück (Stand Juni 2008). Seit 2003 sind bundesweit 17 Kinder und Jugendliche an der tödlichen SSPE als Spätfolge von Masern erkrankt, und jedes Jahr sterben Kinder an dieser oder einer anderen Komplikation der Erkrankung. Fakt ist, dass die Durchimpfungsrate in den alten Bundesländern deutlich weniger als 80 Prozent beträgt. In den neuen Ländern, wo in den letzten Jahren lediglich Einzelfälle registriert werden, liegt sie wesentlich höher. Tatsächlich ist jedoch eine 95-prozentige Durchimpfungsrate nötig, um die Zirkulation der Masernviren zu unterbinden. Damit dürfte das erklärte Ziel der Weltgesundheitsorganisation, Masern bis 2010 in Europa auszurotten, schon jetzt als verfehlt gelten – zumal neben Deutschland auch in anderen Ländern wie Frankreich, Spanien, Italien oder Türkei die Impfempfehlungen nicht ausreichend umgesetzt werden.

? Seit wann wird die Masernimpfung in Deutschland offiziell empfohlen?

In den alten Bundesländern wird sie – in Kombination mit Mumps und Röteln – seit 1980 offiziell empfohlen, seit 1991 gilt die Empfehlung der STIKO auch in den neuen Ländern.

? Warum ist bei Masern die Komplikationsrate so hoch?

Masern rufen für etwa sechs Wochen eine ausgeprägte Immunschwäche hervor. In dieser Zeit ist der Organismus besonders anfällig für weitere Krankheitserreger, so etwa Bakterien, die dann eine bakterielle Superinfektion (zum Beispiel Mittelohrentzündung, Lungenentzündung etc.) verursachen können. Ist das Abwehrsystem bereits vor der Masernerkrankung geschwächt, beispielsweise weil ein angeborener oder erworbener Immundefekt besteht oder weil der Betroffene – wie ein Großteil der Kinder in Ländern mit einem niedrigen Lebensstandard – unterernährt ist, steigt das Risiko für schwerwiegende Komplikationen noch einmal um ein Vielfaches an.

? Wie lange sollte mein Kind nach einer überstandenen Masernerkrankung noch zu Hause bleiben?

Auch wenn Fieber und Ausschlag verschwunden sind und Ihr Kind sich wieder einigermaßen gesund fühlt, sollte es sich noch ein bis zwei Wochen zu Hause erholen.

? Wie lange sind Masern ansteckend?

Ansteckungsgefahr besteht ein bis zwei Tage vor Beginn des Initialstadiums (→ Seite 138), bis zu dem Zeitpunkt, da der Ausschlag die Füße erreicht hat, also etwa vier Tage nach Ausbruch des Ausschlags.

? Bin ich nach einer durchgemachten Masernerkrankung lebenslang gegen Masern immun?

Ja, einmal Masernerkrankte haben eine lebenslange Immunität.

? Erzeugt eine Masernimpfung ebenfalls eine lebenslange Immunität?

Dies ist derzeit nicht gesichert. Offizielle Stellungnahmen der Gesundheitsbehörden sprechen etwas ungenau von einem »lang anhaltenden« oder »jahrzehntelangen, möglicherweise sogar lebenslangen Impfschutz«. Nach derzeitiger Datenlage dürfte der Schutz mindestens 20 Jahre anhalten.

? Ab wann kann ich von einem Impfschutz ausgehen?

Die Ausbildung der Immunität beginnt in der zweiten Woche und ist vier bis sechs Wochen nach der Impfung abgeschlossen.

? Mein fünfjähriger Sohn hat nur eine Masernimpfung erhalten. Muss ich ihn ein zweites Mal impfen lassen?

Ja, denn erst durch die Zweifachimpfung ist ein optimaler Impfschutz gewährleistet. Die zweite Impfung kann jederzeit als Einzelimpfung nachgeholt werden. Es handelt sich dabei genau genommen nicht um eine Auffrisch-, sondern um eine Wiederholungsimpfung. Da ein bis fünf Prozent der erstmals Geimpften nicht mit der Bildung von Antikörpern reagieren (Nonresponder), wirkt die zweite Impfung einem möglichen Versagen der ersten Impfung entgegen. Dies gelingt in fast 90 Prozent der Fälle, bei denen die erste Impfung wirkungslos blieb. Dass ein Kind nur eine Masernimpfung erhalten hat, ist bei uns übrigens kein Einzelfall: Weniger als 70 Prozent sind gemäß STIKO-Empfehlung im Kindergarten- oder frühen Schulalter ein zweites Mal geimpft. Einige Experten gehen sogar nur von einer knapp 25-prozentigen Impfrate aus.

? Warum sind Masern heute meldepflichtig?

Die Meldepflicht soll helfen, weitgehend gesicherte Zahlen über Neuerkrankungs- beziehungsweise Komplikations- und Todesfälle zu erhalten. Darüber hinaus hat sie den gesetzlichen Handlungsspielraum der Gesundheitsbehörden erheblich erweitert. So kann zum Beispiel im Fall einer Masernepidemie jeder Bürger zur Impfung verpflichtet werden. Außerdem kann die gezielte Verbreitung von Masern strafrechtlich verfolgt werden: Eltern etwa, die ihre Kinder auf »Masernpartys« schicken, damit sie sich anstecken, machen sich strafbar. Vorschriften existieren auch für Geschwister und andere Kontaktpersonen der Erkrankten, die selbst weder geimpft sind noch die Masern durchgemacht haben. Sie dürfen nur dann wieder eine Gemeinschaftseinrichtung besuchen, wenn sie sich innerhalb von drei Tagen nach Masernkontakt impfen lassen oder sich Masernantikörper nachweisen lassen. Andernfalls müssen sie 14 Tage lang zu Hause bleiben.

? Muss ich eine Masernerkrankung der Gesundheitsbehörde selbst melden?

Seit 2001 besteht eine namentliche Meldepflicht an das zuständige Gesundheitsamt. Diese übernimmt jedoch Ihr Arzt.

? Ich habe als Kind selbst die Masern gehabt. Profitiert mein neugeborenes Baby nun vom Nestschutz?

Ja, Ihr Säugling ist für zirka sechs bis neun Monate geschützt. Dennoch sollten Sie vorsichtshalber beide den Kontakt zu Infizierten meiden, bis Ihr Kind geimpft wurde. Der Nestschutz ist im Übrigen der Grund, weshalb die STIKO die Masernimpfung erst nach dem elften Lebensmonat empfiehlt: Ihre Antikörper können die abgeschwächten Impfviren neutralisieren und die Immunantwort des Säuglings verhindern.

? Ich bin gegen Masern geimpft. Hat mein Baby dadurch Nestschutz?

Ja, allerdings ist dieser offenbar kürzer und auch geringer ausgeprägt, als wenn Sie selbst eine Masernerkrankung durchgemacht hätten. Der schwächere Nestschutz könnte langfristig dazu führen, dass gerade Säuglinge, die ein besonderes Risiko für masernbedingte Komplikationen tragen, häufiger an Masern erkranken als bisher. Trotz dieser Prognose ist es nicht möglich, die erste Impfung vorzuverlegen. Der Antikörperspiegel der Babys ist nämlich immer noch hoch genug, um die Immunschutzwirkung der Impfung in den ersten sechs bis acht Lebensmonaten zu verhindern.

? Ich hatte Kontakt zu einem Masernkranken, bin aber selbst nicht immun. Was kann ich tun?

In vielen Fällen kann der Ausbruch der Erkrankung mit einer aktiven Immunisierung abgewendet werden – wenn diese bis zu drei Tage nach dem Kontakt erfolgt. Für Abwehrgeschwächte, die nicht mit einem Lebendimpfstoff geimpft werden dürfen, gibt es auch eine Passivimpfung. Sie gewährt maximal vier Wochen Immunschutz und muss innerhalb von vier Tagen nach Ansteckung verabreicht werden.

Pro und Kontra

Für eine Impfung spricht ...

... die Schwere der Krankheit, die häufig Komplikationen nach sich zieht und mitunter tödlich verläuft.
... dass mit einer sehr hohen Durchimpfungsrate die Masernviren ausgerottet werden können.
... die Schutzrate von rund 95 Prozent nach zwei Impfungen.

Gegen eine Impfung spricht ...

... die Möglichkeit, dass Nebenwirkungen auftreten.
... dass sie vielleicht keine lebenslange Immunität erzeugt.

Meningokokken-bedingte Infektionen

- **Standardimpfung**
- **Basisimpfung:** Zur Grundimmunisierung mit einem Konjugat-Impfstoff ab dem zweiten Lebensjahr (nach vollendetem zwölften Lebensmonat) empfiehlt die STIKO eine Impfung. Erfolgt die Impfung bereits im ersten Lebensjahr mit einem Konjugat-Impfstoff, sind – je nach Hersteller – entweder zwei Teilimpfungen im Abstand von mindestens acht Wochen oder drei Teilimpfungen im Abstand von mindestens vier Wochen erforderlich. Ab dem 19. Lebensmonat kann auch mit einem Polysaccharid-Impfstoff geimpft werden; in diesem Fall ist nur eine Impfung notwendig.
- **Auffrischimpfung:** Derzeit wird keine Auffrischimpfung empfohlen. Da der Impfschutz jedoch nach etwa drei Jahren nachlässt, ist gegebenenfalls, etwa bei einem Langzeitaufenthalt in einem Risikogebiet (→ Seite 157 f.), eine Auffrischimpfung nach drei bis fünf Jahren ratsam.

Die Erkrankung

Meningokokken (Neisseria meningitidis) gehören zu den häufigsten Erregern einer bakteriellen Hirnhautentzündung (Meningitis). Darüber hinaus sind sie vor allem bei Kleinkindern und Jugendlichen für schwere Blutvergiftungen (Sepsis) verantwortlich. Beide Erkrankungen können einen hochgefährlichen (fulminanten) Verlauf nehmen – deshalb ist die Todesrate mit bis zu zehn Prozent hoch. Außerdem besteht die Gefahr für Dauerschäden: 20 Prozent der Erkrankten leidet später unter Hirnschäden, Epilepsie oder Schwerhörigkeit bis hin zum Hörverlust. Kommt es im Rahmen einer meningokokkenbedingten Blutvergiftung zu Hautschäden mit Zerstörung von Gewebe (septische Nekrose), kann eine Amputation von Gliedmaßen notwendig sein.

Meningokokken kommen nur beim Menschen vor. Sie umfassen insgesamt zwölf verschiedene Stämme (Serogruppen), die jeweils unterschiedliche Antigeneigenschaften besitzen. Die häufigsten krankheitsverursachenden Serogruppen sind die Meningokokken der Typen A, B und C. In Afrika herrscht vor allem die Serogruppe A vor. Der schwarze Kontinent wird auch regelmäßig von Epidemien heimgesucht, die viele Todesfälle verursachen. In den westlichen Industrieländern hingegen kommt es bislang eher sporadisch zu Krankheitsausbrüchen, selten auch zu lokal begrenzten Kleinepidemien. Dabei spielt in Deutschland der Serotyp B mit etwa 75 Prozent die wichtigste Rolle.

Welche Symptome sind typisch?

Charakteristisch ist, dass die Erkrankung plötzlich beginnt; mitunter geht ihr auch ein scheinbar banaler grippaler Infekt oder Magen-Darm-Infekt voraus. Ohne Übergang setzen heftigste Kopfschmerzen und hohes Fieber ein. Der Nacken ist so steif, dass der Kopf nicht mehr in Richtung Brust gebeugt werden kann. Bei Säuglingen kann die Fontanelle aufgetrieben sein. Weitere häufige Begleiterscheinungen sind Lichtempfindlichkeit, Übelkeit und Erbrechen. Meist schmerzen auch die Gelenke und der Betroffene kann bei angewinkelten Beinen das Knie nicht mehr mit dem Mund erreichen (»Kniekusszeichen«). Bei jedem Zweiten zeigen sich zudem rotviolette Hautflecken oder punktförmige beziehungsweise flächige Hautblutungen. In einigen Fällen entwickeln sich innerhalb weniger Stunden weitere Symptome wie Schläfrigkeit, Krampfanfälle, Bewusstseinstrübung bis hin zum Koma und Kreislaufversagen. Streuen die Meningokokken in die Blutbahn, entwickelt sich eine Blutvergiftung (Meningokokkensepsis) und es droht das Waterhouse-Friderichsen-Syndrom: schwere Blutungen der inneren Organe und der Haut (Petechien) sowie ein durch die Blutungen verursachtes Versagen der Nebennierenrinde. Im Extremfall tritt innerhalb weniger Stunden der Tod durch Kreislaufversagen ein.

Welche Behandlung kommt infrage?

Behandelt wird mit hoch dosierten Antibiotika (meist Penicillin oder Cephalosporine), die im Krankenhaus intravenös verabreicht werden. Außerdem ist eine intensivmedizinische Überwachung der Vitalfunktionen notwendig.

Wie hoch ist die Wahrscheinlichkeit zu erkranken?

Die Ansteckungsgefahr ist mäßig bis hoch, die Bakterien sterben außerhalb des Körpers gewöhnlich rasch ab. Vor allem die Übertragung von Mund-, Nasen- und Rachensekreten, zum Beispiel beim Küssen, birgt das Risiko, sich zu infizieren.

Wie wird die Erkrankung übertragen?

Meningokokken werden in erster Linie durch erregerhaltige Sekrettröpfchen übertragen, die vom Infizierten beim Sprechen, Husten oder Niesen abgegeben und dann eingeatmet werden (Tröpfcheninfektion).

Wann treten die ersten Symptome auf?

Die Zeit zwischen der Infektion und dem Beginn der Symptome beträgt in der Regel bis zu vier, selten bis zu zehn Tage.

Besteht die Gefahr eines tödlichen Verlaufs?

Auch wenn die Behandlung rechtzeitig beginnt, verläuft eine Meningokokkeninfektion in sieben bis zehn Prozent der Fälle tödlich, wobei Erwachsene besonders gefährdet sind.

Die Impfung

Welcher Impfstoff wird eingesetzt?

Es stehen – jeweils als Totimpfstoff – Polysaccharid-Impfstoffe und Konjugat-Impfstoffe zur Verfügung.
Die Polysaccharid-Impfstoffe enthalten gereinigte zuckerhaltige Oberflächenmoleküle der Kapseln (Polysaccharide) von verschiedenen Meningokokkenstämmen. Ein Polysaccharid-Impfstoff richtet sich gegen die Serogruppen A und C

(AC-Impfstoff), ein weiterer gegen die Serogruppen A, C, W 135 und Y (ACWY-Impfstoff). Beide werden für eine Impfung ab einem Alter von zwei Jahren empfohlen: Es hat sich gezeigt, dass die Polysaccharid-Impfstoffe zwar eine ausreichende Immunantwort gegen die Serogruppe A erzeugen, eine nennenswerte Antikörperbildung gegen die Serogruppe C aber erst ab dem Alter von 18 Monaten stattfindet.
Bei Konjugat-Impfstoffen sind die Bakterienbestandteile zur Verstärkung der immunisierenden Wirkung an ein Trägereiweiß aus Diphtherietoxoid (→ Seite 29) gebunden (konjugiert). Der Konjugat-Impfstoff richtet sich gegen die Serogruppe C und erzeugt bereits im frühen Säuglingsalter gemäß großangelegter Zulassungsstudien eine gute Immunantwort.

Welche Zusätze sind im Impfstoff enthalten?

Alle Impfstoffe weisen Natriumchlorid auf. Ein Konjugat-Impfstoff ist zur Verstärkung der immunisierenden Wirkung zusätzlich an Aluminiumhydroxid gebunden.

Wird der Impfstoff einzeln oder kombiniert verabreicht?

Der Meningokokkenimpfstoff steht als Einzelimpfstoff zur Verfügung.

Wie hoch ist die Schutzrate?

Die Schutzrate gegen die im jeweiligen Impfstoff enthaltenen Serogruppen beträgt mehr als 90 Prozent und ist damit hoch. Allerdings lässt die Wirkung insbesondere des Konjugat-Impfstoffs offenbar bereits nach etwa drei Jahren nach.

Wer sollte geimpft werden?

Die STIKO empfiehlt die Meningokokkenimpfung mit Konjugat-Impfstoffen seit Juli 2006 für alle Kinder ab dem vollendeten zwölften Lebensmonat. Außerdem wird die Impfung empfohlen für:

- alle Menschen mit einem angeborenen oder einem erworbenen Immundefekt,

- Personen, die einen Aufenthalt in Ländern mit einem hohen Infektionsrisiko planen, etwa Zentralafrika, Saudi-Arabien oder Indien,
- Schüler und Studenten, die einen Langzeitaufenthalt in Ländern mit empfohlener allgemeiner Impfung planen wie USA, England, Wales, Irland, Spanien oder Niederlande,
- gefährdetes Laborpersonal,
- das Umfeld epidemieartiger Ausbrüche oder – auf Empfehlung der entsprechenden Gesundheitsbehörden – bei regional gehäuftem Auftreten.

Wann sollte nicht geimpft werden?

- Besteht eine behandlungsbedürftige Erkrankung, sollte erst zwei Wochen nach der vollständigen Genesung geimpft werden. Banale Erkältungen stellen dagegen keinen Hinderungsgrund für eine Meningokokkenimpfung dar.
- Kam es bei einer vorangegangen Impfung zu einer allergischen Reaktion auf Bestandteile des Impfstoffes oder ist eine Allergie oder Überempfindlichkeit gegen einen der im Impfstoff enthaltenen Bestandteile bekannt, sollte von einer weiteren Impfung abgesehen werden. Gleiches gilt, wenn sich als Folge der Impfung neurologische oder andere Komplikationen entwickelt haben – auch wenn diese nur vorübergehend waren.

Welche Nebenwirkungen sind bekannt?

Beide Meningokokkenimpfstoffe sind gut verträglich. Doch während die Polysaccharid-Impfstoffe hierzulande schon seit vielen Jahren verfügbar sind, werden Konjugat-Impfstoffe erst seit 2000 eingesetzt. Deshalb stehen noch Langzeitstudien aus, um verbindliche Aussagen über Art und Häufigkeit von Nebenwirkungen der Konjugat-Impfstoffe zu treffen. Immerhin sind aber in Großbritannien inzwischen mehr als 50 Millionen Dosen des Konjugat-Impfstoffs verabreicht worden, ohne dass in dieser Zeit schwerwiegende Nebenwirkungen bekannt wurden.

Reaktionen an der Impfstelle

Bei Polysaccharid-Impfstoffen treten gelegentlich (in zirka 0,1 bis 1,0 Prozent der Fälle) meist ein bis drei Tage nach der Impfung eine vorübergehende Rötung sowie Schmerzen und Schwellungen im Bereich der Injektionsstelle auf. Bei Konjugat-Impfstoffen kommt es häufig (ein bis zehn Prozent) meist ein bis drei Tage nach der Impfung zu einer vorübergehenden Rötung, zu Schmerzen und Schwellungen rund um die Injektionsstelle, was die (Arm-)Bewegung beeinträchtigen kann.

Allgemeinreaktionen

Bei Polysaccharid-Impfstoffen kommt es selten (0,01 bis 0,1 Prozent) zu leichtem Fieber sowie zu grippeähnlichen Symptomen wie Abgeschlagenheit, Frösteln, Kopf- und Gliederschmerzen, außerdem zu Magen-Darm-Beschwerden wie Übelkeit und Erbrechen. Diese Erscheinungen klingen im Allgemeinen nach 24 bis 48 Stunden wieder ab.
Auch bei Konjugat-Impfstoffen tritt gelegentlich (0,1 bis 1,0 Prozent) leichtes Fieber (selten bis 39,5 °C) auf. Ebenso machen sich eventuell Reizbarkeit, Schläfrigkeit oder unruhiger Schlaf bemerkbar, mitunter auch – wie bei den Polysaccharid-Impfstoffen – Magen-Darm-Beschwerden. Auch diese Erscheinungen sind jedoch vorübergehend und klingen im Allgemeinen nach 24 bis 48 Stunden wieder ab.

Allergische Reaktionen und andere Komplikationen

Allergische Reaktionen an der Haut (wie Nesselsucht) und/oder den Atemwegen (etwa asthmatische Beschwerden) bis hin zum allergischen Schock sind sehr selten und treten meist unmittelbar nach der Impfung auf.
Bei Polysaccharid-Impfstoffen wurden in Einzelfällen Erkrankungen des Nervensystems beobachtet wie Sensibilitätsstörungen, Hirnhautentzündungen oder Krampfanfälle.
Bei Konjugat-Impfstoffen kann sich vereinzelt bei Säuglingen und Kleinkindern ein Fieberkrampf entwickeln, der in der Regel folgenlos wieder vergeht. Außerdem wurde nach Markt-

einführung des Konjugat-Impfstoffs über einen zeitlichen Zusammenhang mit Erkrankungen der Haut und Schleimhäute berichtet (vor allem Stevens-Johnson-Syndrom, Erythema exsudativum multiforme). Ob tatsächlich eine Verbindung zwischen Impfung und Krankheit besteht, ist nach Auskunft des Robert Koch-Instituts jedoch fraglich.

Das sagt der Kritiker

Impfgegner halten die Meningokokkenimpfung in unseren Breiten für überflüssig. Schließlich würden die zur Verfügung stehenden Impfstoffe lediglich gegen Serogruppen immunisieren, die hierzulande als Krankheitsverursacher eine untergeordnete Rolle spielen. Die Skeptiker halten es für wenig sinnvoll, sich vor einem – ihrer Meinung nach – geringen Erkrankungsrisiko zu schützen und sich damit gleichzeitig der Gefahr von möglichen Impfnebenwirkungen auszusetzen. Außerdem befürchten sie, dass über kurz oder lang andere Serotypen bedeutsam werden könnten als jene, die derzeit in Impfstoffen enthalten sind. Ein weiterer Kritikpunkt: Derzeit könne nicht abgeschätzt werden, welche Langzeitfolgen die Meningokokkenimpfung für die frühkindliche Entwicklung hat. So gesehen, halten viele Skeptiker eine Impfung allenfalls dann für erforderlich, wenn eine Reise in ein Risikogebiet oder ein längerer Aufenthalt in einem solchen ansteht.

Häufige Fragen

? Treten Meningokokkenepidemien oft auf?

Weltweit erkranken jährlich etwa 1,2 Millionen Menschen an einer Meningokokkeninfektion, 135 000 sterben daran. In einigen Regionen kommt es seit Jahrzehnten – und zwar etwa alle fünf bis zehn Jahre – zu größeren Epidemien. Hiervon sind vor allem der so genannte Meningitisgürtel der Subsaharazone sowie Asien betroffen. In Europa wurden in den letzten

Jahrzehnten gehäuft Krankheitsfälle durch B-Meningokokken beobachtet, etwa in Island, Norwegen, Irland, Spanien und den Niederlanden; das Gleiche gilt für USA, Mittelamerika und Neuseeland.

? Geht der Begriff »Meningitisgürtel« drauf zurück, dass in diesen Breitengraden besonders oft Hirnhautentzündungen auftreten?

Ja, in den so bezeichneten Gebieten Afrikas und Asiens erkranken jährlich etwa 100 von 100 000 Einwohnern an einer Hirnhautentzündung (Meningitis). Epidemieartige Ausbrüche kommen vor allem in der Trockenzeit im Januar vor. Sie enden meist abrupt mit Einsetzen der Regenzeit Ende April bis Anfang Juni. Krankheitsverursacher sind vor allem A- und C-Meningokokken, in letzter Zeit zunehmend auch die Serogruppen W 135, X und Y. Dagegen ist die hierzulande vorherrschende Erregergruppe – die Serogruppe B – eher selten für Epidemien in dieser Region verantwortlich.

? Welche Gebiete umfasst der Meningitisgürtel?

Der afrikanische Meningitisgürtel erstreckt sich von Senegal, Gambia und Guinea im Westen quer durch Zentralafrika bis nach Äthiopien und Kenia. Davon ausgehend ist inzwischen auch in den südlich und nördlich angrenzenden Ländern – vor allem in Ägypten – eine erhöhte Erkrankungsrate von mehr als 15 Fällen pro 100 000 Menschen zu verzeichnen. Durch Verschleppung nach Osten kam es außerdem wiederholt zu Ausbrüchen in Jemen, Saudi-Arabien, Mongolei, Nepal und Indien.

? Wie oft kommen Meningokokken bei uns vor?

In Deutschland werden jährlich 600 bis 800 Erkrankungen gemeldet, das entspricht etwa einem Durchschnittswert von 0,7 Fällen pro 100 000 Einwohnern. Demgegenüber werden beispielsweise in Großbritannien oder Norwegen jedes Jahr etwa drei Erkrankungen pro 100 000 Einwohner gemeldet. So gesehen, ist die Erkrankungsrate im Vergleich zum europäischen Ausland eher gering. Meist handelt es sich um sporadisch auftretende Erkrankungen; eine regionale Häufung von Krankheitsfällen ist selten und hat in Deutschland seit Ende des Zweiten Weltkriegs keine epidemieartigen Ausmaße mehr erreicht. Die meisten Erkrankungen ereignen sich zudem in den ersten beiden Lebensjahren und im Jugendalter; insgesamt ist mehr als die Hälfte der Erkrankten unter 15 Jahre alt.

? Stimmt es, dass die Meningokokkenimpfung nicht grundsätzlich vor einer Meningokokkeninfektion schützt?

Wer sich gegen Meningokokken impfen lässt, ist derzeit nur gegen einige der krankheitsverursachenden Serogruppen geschützt. Denn da sich alle dieser Serogruppen deutlich voneinander unterscheiden, wirken die Antikörper gegen den einen Typ nicht auch gegen den anderen. Eine Impfung mit einem Polysaccharid-Impfstoff richtet sich gegen die Serogruppen A, C, W 135 und Y, der Konjugat-Impfstoff ausschließlich gegen die Serogruppe C. Hier setzt auch die Kritik der Impfgegner an, schließlich werden hierzulande seit einigen Jahren etwa 75 Prozent der Erkrankungen durch die Erreger der Serogruppe B hervorgerufen, dagegen nur rund 25 Prozent durch Meningokokken vom Typ C. Damit ist der vorbeugende Effekt der Impfung gegen eine Meningokokkeninfektion zumindest in unseren Breiten begrenzt. Etwas anderes ist es, wenn eine Reise in ein Risikogebiet ansteht und dort ein Serotyp vorherrscht, der mit der Impfung erfasst wird.

? Kann ich mit Meningokokken infiziert sein, ohne daran zu erkranken?

Ja, hierzulande sind bis zu 30 Prozent der Bevölkerung Träger von Meningokokkenkeimen, ohne zu erkranken. Bei ihnen lässt sich eine Besiedelung der Schleimhäute im Nasen-Rachen-Raum mittels Rachenabstrich nachweisen. Gleichwohl können »stumme« Meningokokkenträger unter bestimmten Umständen zu einer Infektionsquelle für andere Menschen werden, die nicht über entsprechende Antikörper verfügen. Im ungünstigsten Fall können Meningokokkenträger sogar selbst erkranken, etwa wenn ihr Immunsystem durch eine andere Erkrankung geschwächt ist (so genannte endogene Infektion).

? Warum kann eine Infektion mit Meningokokken gefährlich werden?

Wegen der besonderen Kapselstruktur der Meningokokken erkennt das Immunsystem den Erreger nur schlecht und vermag ihn deshalb kaum abzuwehren. Dies gilt vor allem für das noch unreife Abwehrsystem von Säuglingen. Diese Besonderheit haben die Meningokokken übrigens mit den Pneumokokken (→ Seite 172 ff.) und Hib (→ Seite 67 ff.) gemeinsam.

? Weshalb sind Säuglinge und Kleinkinder besonders gefährdet, sich zu infizieren?

In den ersten Lebensmonaten profitieren Säuglinge offenbar noch von den passiv übertragenen mütterlichen Antikörpern (Nestschutz). Mit dem Verlust der mütterlichen Antikörper steigt die Anfälligkeit für eine Meningokokkeninfektion jedoch sprunghaft an. Gegen Ende des zweiten Lebensjahrs nimmt das Erkrankungsrisiko dann in der Regel wieder ab. Wahrscheinlich ist das kindliche Immunsystem zu diesem Zeitpunkt durch andere Bakterien bereits ausreichend gut »trainiert«, um die Meningokokken in Schach zu halten.

? Gibt es eine Möglichkeit, sich vor einer Meningokokkeninfektion zu schützen, wenn man mit einem Erkrankten engen Kontakt hatte?

Ja, in diesem Fall wird umgehend – möglichst innerhalb der nächsten 20 Stunden – eine Therapie mit Antibiotika (Rifampicin) eingeleitet. Dadurch kann ein Ausbruch der Erkrankung meist verhindert werden.

? Ab wann kann ich von ausreichendem Impfschutz gegen Meningokokken ausgehen?

Die Immunität besteht etwa sieben Tage nach der Impfung.

WICHTIG

Das Robert Koch-Institut empfiehlt bei Auftreten einer Meningokokkeninfektion eine prophylaktische Rifampicin-Behandlung für folgende Kontaktpersonen:

- Haushaltsmitglieder,
- Personen, bei denen der begründete Verdacht besteht, dass sie mit Speichel oder Speicheltröpfchen des Patienten in Berührung gekommen sind, zum Beispiel Intimpartner, enge Freunde, eventuell auch Banknachbarn in der Schule; auch medizinisches Personal, z. B. bei Mund-zu-Mund-Beatmung,
- Angestellte in Einrichtungen mit Kindern unter sechs Jahren (bei guter Gruppentrennung nur die betroffene Gruppe),
- Mitglieder sonstiger Gemeinschaftseinrichtungen mit haushaltsähnlichem Charakter, beispielsweise in Internaten, Wohnheimen oder Kasernen.

? Mein Baby ist mit einem Konjugat-Impfstoff geimpft worden. Kann es später mit einem Polysaccharid-Impfstoff geimpft werden?

Es spricht nichts dagegen, nach erfolgter Impfung mit einem Konjugat-Impfstoff zu einem späteren Zeitpunkt mit einem Polysaccharid-Impfstoff zu impfen.

? Kann der Konjugat-Impfstoff zeitgleich mit anderen Impfungen verabreicht werden?

Derzeit erhalten Säuglinge die Meningokokkenimpfung oft zeitgleich mit der Kombinationsimpfung gegen Diphtherie, Tetanus, Keuchhusten, Kinderlähmung (Polio), Hepatitis B und/oder Haemophilus influenzae b (Hib) oder auch mit der MMR-Impfung gegen Masern, Mumps und Röteln. Inzwischen gibt es allerdings Hinweise, dass sich die Wirksamkeit der Konjugat-Impfstoffe durch eine Tetanusimpfung verschlechtert. So gesehen, könnte es sinnvoll sein, künftig einen größeren Zeitabstand zumindest zwischen einer Kombinationsimpfung, die auch die Tetanuskomponente enthält, und einer Meningokokkenimpfung einzuhalten; weitere Untersuchungen stehen dazu aber noch aus. Von einer Meningokokkenimpfung die zeitgleich mit einer Impfung gegen Windpocken oder Pneumokokken erfolgt, wird abgeraten, da zum aktuellen Zeitpunkt noch keine Erfahrungen bezüglich einer möglichen ungünstigen Wechselwirkung vorliegen.

Pro und Kontra

Für eine Impfung spricht ...

... die Schwere der Erkrankung, die trotz rechtzeitig eingeleiteter Therapie einen tödlichen Verlauf nehmen kann.

... dass Sie oder Ihr Kind an einer angeborenen oder erworbenen Immunerkrankung leiden.

... dass eine Epidemie droht, die durch eine der Serogruppen verursacht wird, gegen die die Impfung gerichtet ist.

... dass Sie eine Reise in eines der Risikogebiete planen.

... dass Sie oder Ihr Kind einen längeren Aufenthalt in einem Land planen, das die Impfung offiziell empfiehlt oder einen Impfnachweis bei der Einreise verlangt (etwa Saudi-Arabien).

Gegen eine Impfung spricht ...

... die Gefahr, dass Nebenwirkungen auftreten.

... dass die derzeit zur Verfügung stehenden Impfstoffe lediglich gegen Serogruppen des Erregers schützen, die hierzulande als Krankheitsverursacher eher selten sind.

... dass ein ausreichender Impfschutz vermutlich nur wenige Jahre besteht.

... dass mögliche Auswirkungen des Konjugat-Impfstoffs auf die frühkindliche Entwicklung derzeit noch nicht abgeschätzt werden können, da Langzeitstudien fehlen.

... dass noch Langzeitstudien ausstehen, mit denen sich die effektive Wirksamkeit, aber auch die Art und Häufigkeit von Nebenwirkungen – zumindest des Konjugat-Impfstoffs – erfassen lassen.

Mumps (Parotis epidemica)

- **Standardimpfung**
- **Basisimpfung:** Zur Grundimmunisierung empfiehlt die STIKO zwei Impfungen im Abstand von mindestens vier Wochen. Laut STIKO sollte die erste Impfung idealerweise ab dem vollendeten 11. bis 14. Lebensmonat und die zweite Impfung im Alter von 15 bis 23 Monaten verabreicht werden.
- **Auffrischimpfung** ist nicht vorgesehen

Die Erkrankung

Mumps (»Ziegenpeter«) wird durch das weltweit verbreitete, nur von Mensch zu Mensch übertragbare Mumpsvirus hervorgerufen. Es befällt hauptsächlich die Speicheldrüsen – vor allem die Ohrspeicheldrüsen. In den meisten Fällen verläuft die Erkrankung bei Kindern unkompliziert und heilt von selbst aus; bei Jugendlichen und Erwachsenen sind jedoch schwere Verläufe und Komplikationen möglich. Insgesamt macht mindestens jeder zehnte Mumpskranke eine Hirnhautentzündung (Mumpsmeningitis) durch. Greift die Entzündung auf das Hirngewebe über, tritt zusätzlich eine Gehirnentzündung (Meningoenzephalitis) auf. In einem von 20 000 Fällen wird der Hörnerv geschädigt, sodass sich eine bleibende Innenohrschwerhörigkeit bis hin zum Hörverlust entwickelt. Vor Einführung der Impfung war Mumps bei Kindern deshalb eine der häufigsten Ursachen für einen bleibenden Hörschaden. Als weitere mögliche Folgeerscheinung tritt bei 30 Prozent aller mumpskranken männlichen Jugendlichen eine schmerzhafte Hodenentzündung auf, die zu eingeschränkter Fruchtbarkeit bis hin zur Sterilität führen kann. Entsprechend findet sich gelegentlich bei jungen Frauen eine Entzündung an den Geschlechtsorganen oder Brustdrüsen. Mitunter sind auch Bauchspeicheldrüse, Schilddrüse, Nieren oder der Herzmuskel beteiligt.

Welche Symptome sind typisch?

Bei mindestens 30 bis 40 Prozent der Mumpsinfektionen bleibt das Krankheitsbild auf uncharakteristische Symptome beschränkt, zum Beispiel leichtes Fieber, Kopf- und Gliederschmerzen. In 20 Prozent der Fälle verläuft die Erkrankung sogar völlig unbemerkt, obwohl eine Immunantwort erfolgt (stille Feiung). Für den »klassischen« Verlauf ist typisch, dass einige Stunden nach Einsetzen der genannten unspezifischen Beschwerden plötzlich auf einer Seite rund um das Ohrläppchen Ohrenschmerzen auftreten, die durch Kauen, Schlucken und Sprechen verstärkt werden. In den folgenden Stunden schwillt die betroffene Ohrspeicheldrüse mitunter beträchtlich an; es kommt zu den mumpstypischen »Hamsterbacken« mit einer Anhebung der Ohrläppchen. Im weiteren Verlauf ist oft auch die andere Seite betroffen. Gleichzeitig sind häufig die Drüsen unter dem Kiefer tastbar, die Mundschleimhaut ist entzündet; in vielen Fällen tritt die Mündungsstelle der Ohrspeicheldrüse in der Mundhöhle sichtbar hervor.
Gewöhnlich klingt die Erkrankung nach etwa sieben Tagen von selbst wieder ab. Schmerzen im Oberbauch weisen auf eine Beteiligung der Bauchspeicheldrüse hin, die jedoch im Allgemeinen ebenfalls nach einigen Tagen folgenlos abklingt. Werden die Kopfschmerzen heftiger, steigt das Fieber und treten zusätzlich Nackensteifigkeit und/oder Bewusstseinsstörungen auf, hat sich meist eine Hirnhaut- oder Gehirnentzündung entwickelt; vor allem bei Kindern verläuft die Hirnhautentzündung jedoch bei mindestens 90 Prozent unbemerkt. Eine plötzlich auftretende, schmerzhafte Schwellung des Hodensacks zeigt eine Hodenentzündung an; bei jungen Frauen weisen Schmerzen im Unterleib oder in der Brust auf eine Eierstock- beziehungsweise Brustdrüsenentzündung hin.

Welche Behandlung kommt infrage?

Eine spezifische Behandlung gibt es nicht, deshalb stehen symptomatische Maßnahmen im Vordergrund, etwa Bettruhe bei Fieber und kühlende Umschläge zur Linderung der geschwollenen Backen. Eine Hodenentzündung wird ebenfalls durch kühlende Umschläge sowie entzündungshemmende Medikamente und das Hochlagern des betroffenen Hodens behandelt. Droht bei ausgeprägter Hodenschwellung eine Hodenatrophie, ist eventuell ein operativer Eingriff notwendig. Bei Verdacht auf eine Hirnhaut- und/oder Gehirnentzündung kann ein stationärer Kinikaufenthalt erforderlich sein, auch wenn beide Krankheitsbilder in der Regel eine gute Prognose haben und meist von selbst ausheilen.

Wie hoch ist die Wahrscheinlichkeit zu erkranken?

Die Ansteckungsgefahr ist hoch: Zirka 80 Prozent der Nichtimmunen erkranken bei Kontakt mit einer infizierten Person.

Wie wird die Erkrankung übertragen?

Mumps wird meist durch erregerhaltige Sekrettröpfchen übertragen, die beim Sprechen, Husten oder Niesen abgegeben und dann eingeatmet werden (Tröpfcheninfektion). Mitunter ist auch eine Ansteckung über Gegenstände möglich, an denen sich infizierter Speichel befindet, etwa an Geschirr.

Wann treten die ersten Symptome auf?

Die Zeit zwischen der Infektion und dem Beginn der Symptome beträgt 16 bis 18 Tage. Gelegentlich vergehen nur 12, in manchen Fällen aber auch 25 Tage.

Besteht die Gefahr eines tödlichen Verlaufs?

Todesfälle kommen heute praktisch nicht mehr vor, selbst wenn eine Entzündung von Gehirn und Hirnhäuten auftritt.

Die Impfung

Welcher Impfstoff wird eingesetzt?

Es handelt sich um einen Lebendimpfstoff, der aus abgeschwächten (attenuierten) Mumpsviren besteht. Diese werden auf Zellkulturen von Hühnerembryos angezüchtet.

Welche Zusätze sind im Impfstoff enthalten?

Neben Gelatine sind Spuren des Antibiotikums Neomycin sowie Humanalbumin im Impfstoff enthalten.

Wird der Impfstoff einzeln oder kombiniert verabreicht?

Der Mumpsimpfstoff steht nur als Kombinationsimpfstoff zur Verfügung. Die STIKO empfiehlt einen Dreifachimpfstoff gegen Mumps, Masern und Röteln (MMR) oder einen Vierfachimpfstoff gegen Mumps, Masern, Röteln und Windpocken (MMR-V).

Wie hoch ist die Schutzrate?

Die Schutzrate beträgt nach zwei Impfungen zirka 85 bis 95 Prozent und ist damit relativ hoch.

Wer sollte geimpft werden?

Die Empfehlung der STIKO ist dieselbe wie bei Masern (→ Seite 137 ff.) und Röteln (→ Seite 185 ff.): Danach sollten alle Säuglinge ab vollendetem elften Lebensmonat zum ersten Mal und bis spätestens Ende des zweiten Lebensjahrs zum zweiten Mal geimpft werden. Jugendliche, die noch keinen Impfschutz haben, sollten die Impfung spätestens bis zum letzten Tag vor ihrem 18. Geburtstag nachholen. Außerdem empfiehlt die STIKO die Impfung für Erwachsene, die im Gesundheitswesen, in Kindergärten, Schulen, Kinderheimen und ähnlichen Gemeinschaftseinrichtungen arbeiten.

Wann sollte nicht geimpft werden?

- Besteht eine behandlungsbedürftige Erkrankung, sollte erst zwei Wochen nach vollständiger Genesung geimpft werden. Banale Erkältungen sind kein Hinderungsgrund.
- Personen, in deren engster Umgebung jemand akut erkrankt ist, sollten erst nach dessen Genesung geimpft werden.
- Kam es bei einer vorangegangenen Impfung zu einer allergischen Reaktion auf Bestandteile des Impfstoffs oder ist eine Allergie oder Überempfindlichkeit gegen einen der im

WICHTIG

Anders als bei der Grippeimpfung (→ Seite 51 ff.) ist eine Allergie gegen Hühnereiweiß nach Auskunft des Robert Koch-Instituts kein Grund, auf eine Mumpsimpfung zu verzichten. So enthält der auf Hühnerfibroblasten hergestellte Mumpsimpfstoff kein beziehungsweise keine nennenswerte Menge vom Eiweiß Ovalbumin, das als wichtigstes Allergen für eine Hühnereiweißallergie gilt. Gleichwohl halten wir es für ratsam, dass Hühnereiweißallergiker Nutzen und Risiko der Mumpsimpfung gemeinsam mit dem Arzt sorgfältig abwägen.

Impfstoff enthaltenen Bestandteile bekannt, sollte von einer weiteren Impfung abgesehen werden. Gleiches gilt, wenn sich als Folge der Impfung eine vorübergehende Thrombozytopenie, neurologische oder andere Komplikationen entwickelt haben.

- In der Schwangerschaft darf nicht geimpft werden.
- Besteht eine angeborene oder erworbene Immunerkrankung, etwa eine HIV-Infektion, oder müssen Medikamente eingenommen werden, die das Immunsystem hemmen oder Antikörper enthalten, darf ebenfalls nicht beziehungsweise nur nach Rücksprache mit dem Arzt geimpft werden.

Welche Nebenwirkungen sind bekannt?

Der Impfstoff ist gut verträglich. Da er aber grundsätzlich in Kombination mit anderen Impfungen (als MMR- oder MMR-V-Impfstoff) verabreicht wird, kann bei Komplikationen nicht immer zweifelsfrei geklärt werden, welche Komponente ursächlich verantwortlich ist. Speziell mit dem Mumpsimpfstoff werden vorübergehende krankheitsähnliche Symptome wie Ohrspeicheldrüsen- und/oder Hodenschwellung, aber auch Hirnhautentzündung in Zusammenhang gebracht. Zudem existieren Berichte, wonach es eine Verbindung zwischen der Mumpsimpfung und der Entstehung eines Typ-1-Diabetes geben könnte. Das Robert Koch-Institut weist dies zurück: Zum gegenwärtigen Zeitpunkt gibt es keine wissenschaftlichen Belege für einen Zusammenhang.

Reaktionen an der Impfstelle

Häufig (in rund fünf Prozent der Fälle) treten meist ein bis drei Tage nach der Impfung eine vorübergehende Rötung, Schmerzen und Schwellungen im Bereich der Injektionsstelle auf; mitunter schwellen auch die benachbarten Lymphknoten an und reagieren schmerzhaft auf Druck.

Allgemeinreaktionen

Häufig (ein bis zehn Prozent) kommt es zu leichtem Fieber und grippeähnlichen Symptomen wie Abgeschlagenheit, Frösteln, Kopf- und Gliederschmerzen sowie zu Magen-Darm-Beschwerden wie Übelkeit und Erbrechen. Diese Erscheinungen klingen im Allgemeinen nach 24 bis 48 Stunden wieder ab. Gelegentlich (0,1 bis 1 Prozent) können sich ein bis vier Wochen nach der Impfung Symptome einer leichten »Impfkrankheit« einstellen, allen voran mäßig hohes Fieber sowie eine Schwellung der Ohrspeicheldrüse. Selten werden eine leichte und ebenfalls vorübergehende Hodenschwellung oder eine Reaktion der Bauchspeicheldrüse beobachtet; letztgenannte Erscheinung macht sich jedoch meist nur durch einen vorübergehenden Anstieg der Bauchspeicheldrüsenenzyme im Blut bemerkbar und kaum durch Beschwerden (etwa durch Schmerzen im Oberbauch).

Allergische Reaktionen und andere Komplikationen

Allergische Reaktionen an der Haut (wie Nesselsucht) und/oder den Atemwegen (etwa asthmatische Beschwerden) bis hin zum allergischen Schock sind sehr selten und treten meist unmittelbar nach der Impfung auf. In Einzelfällen wurden zudem Erkrankungen des zentralen und peripheren Nervensystems wie aufsteigende Lähmungen bis hin zur Atemlähmung (Guillain-Barré-Syndrom), Nervenentzündungen

(Neuritis), Gangunsicherheiten (zerebrale Ataxie), Gehirnentzündungen (Enzephalitis) und Rückenmarksentzündungen (Myelitis) beobachtet; sehr selten auch Bauchspeicheldrüsenentzündungen sowie Unverträglichkeitsreaktionen an der Haut (Erythema exsudativum multiforme).

Das sagt der Kritiker

Skeptiker führen als Argument gegen die Impfung vor allem die möglichen Nebenwirkungen an. Dieses Risiko in Kauf zu nehmen sei in Anbetracht des in der Regel unkomplizierten Krankheitsverlaufs nicht akzeptabel. Ohnehin gehen Impfgegner davon aus, dass eine »natürliche« Immunisierung nach durchgemachter Mumpserkrankung, im Gegensatz zur »künstlichen« Immunisierung durch eine Impfung, das Immunsystem günstig beeinflusse. Sie verringere zudem das Risiko, später an bestimmten Erkrankungen (beispielsweise Multiple Sklerose) zu erkranken. Mit Blick auf das gerade für männliche Jugendliche erhöhte Risiko für eine Hodenentzündung räumen allerdings auch einige Skeptiker ein, dass es gegebenenfalls sinnvoll sei, nichtimmunisierte Jungen in der Pubertät gegen Mumps zu impfen.

Häufige Fragen

? Seit wann wird die Mumpsimpfung in Deutschland offiziell empfohlen?

In den alten Bundesländern wird die Mumpsimpfung – in Kombination mit Masern und Röteln – seit 1980 offiziell empfohlen, seit 1991 gilt die Impfempfehlung der STIKO auch in den neuen Ländern. Seit 1999 wird in Deutschland das so genannte MMR-Interventionsprogramm forciert. Es sieht vor, mithilfe des Kombinationsimpfstoffs gegen Masern, Mumps und Röteln eine möglichst hohe Durchimpfungsrate für alle drei Infektionskrankheiten zu erreichen.

? Kann ich mich nur gegen Mumps impfen lassen?

Nein, in Deutschland ist ausschließlich die Kombination mit der Masern- und Rötelnimpfung beziehungsweise der Masern-, Röteln- und Windpockenimpfung möglich.

? Ist die Mumpserkrankung bei uns noch weit verbreitet?

Seit Einführung der Impfung ging die Zahl der Erkrankungen drastisch zurück, die zunehmende »Impfmüdigkeit« hat jedoch international wieder zu einem Anstieg der Mumpsinfektionen geführt. Inzwischen werden auch in Deutschland und Österreich (zuletzt 2006 in Kärnten) wieder häufiger Krankheitsfälle beobachtet. Konkrete Zahlen liegen allerdings nicht vor. Ausgehend von einer 2003 erhobenen Statistik, die sich vor allem auf die Meldungen der neuen Bundesländer stützt, schätzt das Robert Koch-Institut die Erkrankungsrate auf derzeit etwa 0,8 Erkrankungen pro 100 000 Einwohner. Am häufigsten sind dabei Kinder im Alter von ein bis vier Jahren betroffen (zirka 5,4 pro 100 000 Einwohner).

? Wie lange ist Mumps ansteckend?

Die Ansteckungsgefahr besteht etwa zwei Tage vor bis vier Tage nach Beginn der Erkrankung. Insgesamt kann ein Mumpserkrankter sieben Tage vor bis neun Tage nach Auftreten der Ohrspeicheldrüsenschwellung ansteckend sein. Deshalb sollte das erkrankte Kind auch dann noch einige Tage zu Hause bleiben, wenn die Drüsen abgeschwollen sind.

? Ich hatte als Kind Mumps. Bin ich jetzt immun?

Ja, wer einmal an Mumps erkrankt war, ist im Allgemeinen das ganze Leben lang immun gegen eine weitere Infektion.

? Erzeugt eine Mumpsimpfung ebenfalls eine lebenslange Immunität?

Ob eine Mumpsimpfung ebenso wie eine durchgestandene Mumpserkrankung eine lebenslange Immunität erzeugt, kann nach aktueller Datenlage nicht mit Sicherheit gesagt werden. In der Regel geht man jedoch von einer Immunität von zirka 25 Jahren aus.

? Warum wird die Mumpsimpfung erst gegen Ende des ersten Lebensjahrs empfohlen?

Hatte die Mutter selbst Mumps oder ist sie geimpft, besitzt auch der Säugling in den ersten Monaten Mumpsantikörper (Nestschutz). Erfolgt die Impfung zu früh, können diese den Impfstoff neutralisieren und die Impfung unwirksam machen.

? Ich bin in der 18. Schwangerschaftswoche und hatte Kontakt zu einem Kind mit Mumpsverdacht. Ich selbst habe keinen Immunschutz. Muss ich mir Sorgen machen?

Nein, im zweiten und dritten Schwangerschaftsdrittel haben Sie in der Regel nichts mehr zu befürchten; im ersten Drittel besteht jedoch bei unzureichendem Immunschutz ein erhöhtes Risiko für eine Fehlgeburt. Die Gefahr für eine Embryopathie, wie sie etwa bei einer mütterlichen Rötelninfektion bekannt ist (→ Seite 185 ff.), besteht nach derzeitigem Kenntnisstand aber nicht.

Pro und Kontra

Für eine Impfung spricht ...

... die Gefahr, dass vor allem im jungen Erwachsenenalter Komplikationen möglich sind.

... dass mit einer sehr hohen Durchimpfungsrate die Mumpsviren höchstwahrscheinlich ausgerottet werden können.

Gegen eine Impfung spricht ...

... die Möglichkeit, dass Nebenwirkungen auftreten.

... dass die Impfung – im Gegensatz zur Mumpserkrankung – möglicherweise keine lebenslange Immunität verleiht.

... dass Mumps gerade im Kindesalter meist ohne Folgen bereits nach wenigen Tagen von selbst wieder verschwindet.

Pneumokokken-bedingte Infektionen

- **Standardimpfung**

- **Basisimpfung:** Zur Grundimmunisierung von Säuglingen und Kleinkindern bis zum Alter von 24 Monaten mit einem Konjugat-Impfstoff sind vier Teilimpfungen notwendig: Die erste Impfung erfolgt im Alter von zwei Monaten, die zweite Injektion im Alter von drei Monaten, die dritte im Alter von vier Monaten und die vierte Impfdosis wird zwischen dem 11. und 14. Lebensmonat verabreicht. Für die Impfung mit einem Polysaccharid-Impfstoff, der für Kinder ab Beginn des 3. Lebensjahrs sowie für Menschen ab 60 empfohlen wird, ist nur eine Impfung erforderlich.

- **Auffrischimpfung:** Derzeit wird nur dann eine Wiederholungsimpfung mit einem Polysaccharid-Impfstoff empfohlen, wenn ein anhaltend erhöhtes Erkrankungsrisiko besteht, etwa infolge einer chronischen Grunderkrankung (→ Seite 177). Bei Kindern erfolgt sie nach drei bis fünf Jahren, bei Erwachsenen nach sechs Jahren. Eine Auffrischimpfung im eigentlichen Sinn wird dagegen nicht empfohlen.

Die Erkrankung

Pneumokokken (Streptokokkus pneumoniae) sind weltweit verbreitete Bakterien, die in über 90 verschiedenen Untergruppen (Serotypen) vorkommen.
Pneumokokken stellen bei bakteriellen Infektionen im Kindesalter die häufigsten Erreger dar, ebenso bei Lungenentzündungen und akuten Schüben einer chronischen Bronchitis im höheren Lebensalter. Bei Hirnhautentzündungen finden sich in jedem Alter Pneumokokken an zweiter Stelle des Erregerspektrums, bei Mittelohrentzündungen im Kleinkindalter an erster Stelle. Weiterhin können die Bakterien Nasennebenhöhlen- und Bindehautentzündungen auslösen, seltener auch Herzinnen-

haut-, Bauchfell- und Gelenkentzündungen. Verbreiten sich die Pneumokokken – meist von einer Lungen- oder Hirnhautentzündung ausgehend – über den Blutkreislauf, ist eine lebensbedrohliche Blutvergiftung (Sepsis) die Folge. Auch andere Ausbreitungswege sind möglich, etwa vom Mittelohr oder den Nasennebenhöhlen auf die Hirnhäute oder Hirngefäße.
Viele Menschen beherbergen die potenziell hochgefährlichen Bakterien über Jahre auf ihrer Nasen- und Rachenschleimhaut, ohne zu erkranken. Erst wenn es der Immunabwehr nicht mehr gelingt, die Bakterien in Schach zu halten, können sie in die Schleimhaut eindringen und eine »invasive« Infektion mit krankeitstypischen Symptomen verursachen (→ Seite 175).

Welche Symptome sind typisch?

Pneumokokken können eine Vielzahl von Krankheiten auslösen. Bei über 50-Jährigen verursachen sie meist eine Lungenentzündung – oft im Anschluss an einen grippalen Infekt. Plötzliches hohes Fieber, Schüttelfrost, Brustschmerzen, Husten und eitriger Auswurf gelten als typische Symptome, die jedoch in höherem Alter auch fehlen können. Bei Kleinkindern äußert sich eine Lungenentzündung durch hohes Fieber, auffallende Blässe, trockenen Husten und eine atemsynchrone Mitbewegung der Nasenflügel. Säuglinge erkranken nur selten an einer Lungeninfektion durch Pneumokokken; sie zeigen oft nur unspezifische Symptome wie Fieber, Trinkschwäche und Schnupfen. Auch eine Hirnhautentzündung lässt sich im Säuglingsalter nur schwer diagnostizieren, da typische Anzeichen wie Nackensteifigkeit, Lichtempfindlichkeit und starke Kopfschmerzen fehlen oder nicht erkennbar sind. Die Kinder fallen stattdessen durch schrilles Schreien, Unruhe oder Apathie, Nahrungsverweigerung, eventuell auch Krampfanfälle auf. Wie im höheren Lebensalter kommt es außerdem zu hohem Fieber und starkem Erbrechen, später auch zu Bewusstlosigkeit. Oft entwickeln sich die Symptome im Anschluss an einen Infekt der oberen Luftwege. Dies gilt auch für eine weitere häufige Pneumokokkeninfektion, die Mittelohrentzündung – eine typische Erkrankung des Kleinkindalters. Betroffene Kinder leiden unter Fieber und heftigsten Ohrenschmerzen, weinen oft schrill und greifen sich mit den Händen an das Ohr. Konzentrieren sich die Schmerzen eher auf den Gesichts- oder Augenbereich, liegt der Verdacht auf eine Nasennebenhöhleninfektion nahe. Diese tritt jedoch üblicherweise jenseits des Säuglingsalters auf. Neben den (meist) einseitigen Schmerzen, die sich typischerweise verstärken, wenn der Kopf gebeugt oder bewegt wird, bestehen Fieber und eitriger Schnupfen. Häufig kommt nächtlicher Husten dazu. Von jedem Infektionsort aus, am häufigsten aber von einer Lungen- oder Hirnhautentzündung ausgehend, kann sich eine Blutvergiftung entwickeln. Diese lebensbedrohliche Komplikation kündigt sich durch raschen Fieberanstieg, Kreislaufstörungen und zunehmende Bewusstseinsstörung an.

Welche Behandlung kommt infrage?

Pneumokokkeninfektionen werden mit Antibiotika behandelt. Leider treten jedoch zunehmend unempfindliche (resistente) Bakterienstämme auf, die auf die bislang wirksamen Antibiotika nicht mehr ansprechen. Besonders häufig finden sich solche Resistenzen bei Infektionen im Kindesalter. Manche Pneumokokkenerkrankungen verlaufen zudem so hochakut, dass auch eine frühzeitige Behandlung mit einem wirksamen Antibiotikum zu spät kommt. Die Hälfte solcher Todesfälle ereignet sich bereits in den ersten 48 Stunden nach Beginn der ersten Symptome.

Wie hoch ist die Wahrscheinlichkeit zu erkranken?

In Deutschland sind Pneumokokken jährlich für schätzungsweise 80 000 bis 135 000 Krankenhausaufenthalte verantwortlich. Ob Sie nach einer Infektion mit Pneumokokken zum symptomlosen Bakterienträger werden oder Krankheitszeichen entwickeln, hängt im Wesentlichen von Alter und individuellen Vorerkrankungen ab sowie vom Serotypus des jeweiligen Erregers. Auch Menschen ohne (bekannte) Risikofaktoren können erkranken.

Wie wird die Erkrankung übertragen?

Pneumokokken verbreiten sich über kleinste Tröpfchen, die durch Husten, Niesen oder Sprechen in die Atemluft gelangen (Tröpfcheninfektion). Nach einer Infektion siedeln sich die Bakterien auf der Schleimhaut des Nasen-Rachen-Raums an und können dort über Jahre verbleiben, ohne Symptome zu verursachen. Symptomlose Pneumokokkenträger und -überträger finden sich bei 60 Prozent der Kleinkinder und 25 bis 35 Prozent der Schulkinder. Bei Erwachsenen, die keinen Kontakt zu Kindern haben, sinkt die Besiedlungsrate auf fünf Prozent; sie steigt jedoch mit zunehmendem Alter wieder an.
Zu Krankheitserscheinungen kommt es, wenn die Pneumokokken in die Schleimhaut eindringen und sich ausbreiten. Die Gefahr einer derartigen »invasiven« Infektion ist besonders hoch in den ersten Lebensjahren, wenn das Immunsystem noch nicht ausgereift ist. Jedoch stellt auch jede andere Schwächung der Abwehrfunktionen einen Risikofaktor dar – sei es durch fortgeschrittenes Alter, begleitende Virusinfektionen (etwa eine Erkältung) oder Vorerkrankungen (beispielsweise chronische Herz-, Lungen-, Nieren-, Leber- und Stoffwechselerkrankungen, Krebs, Immunschwächekrankheiten). Besonders gefährdet sind Menschen ohne Milz, Organtransplantierte und Patienten unter Chemotherapie.

Wann treten die ersten Symptome auf?

Eine Inkubationszeit lässt sich bei Pneumokokken oft nicht angeben: In den meisten Fällen handelt es sich um eine »endogene« Infektion, also um eine Infektionskrankheit durch schon länger im Körper befindliche Erreger. Bei einer tatsächlichen Neuinfektion treten erste Symptome nach frühestens 24 Stunden auf, in der Regel nach zwei bis vier Tagen.

Besteht die Gefahr eines tödlichen Verlaufs?

Schätzungen zufolge sterben in Deutschland jährlich etwa 12 000 Menschen an einer Pneumokokkeninfektion; 80 bis 90 Prozent davon sind älter als 60 Jahre. Besonders gefährdet sind auch Kinder unter fünf Jahren; in dieser Altersgruppe nehmen zehn Prozent der Infektionen einen tödlichen Verlauf. Die Sterblichkeit ist am höchsten, wenn die Pneumokokken die Hirnhäute befallen.

Die Impfung

Welcher Impfstoff wird eingesetzt?

Es stehen zwei Totimpfstoffe zur Verfügung: Der Polysaccharid-Impfstoff enthält Antigene der 23 häufigsten Pneumokokkentypen. Allerdings erzeugt er bei Säuglingen keine (ausreichende) Immunantwort und wird daher erst ab Beginn des dritten Lebensjahrs empfohlen. Der Konjugat-Impfstoff enthält Antigene von sieben Pneumokokkentypen. Er erzeugt bereits ab dem dritten Lebensmonat eine gute Immunantwort. Das Impfantigen ist bei ihm zur Verstärkung der immunisierenden Wirkung an ein Trägereiweiß aus Diphtherietoxoid und an Aluminiumphosphat gebunden.

Welche Zusätze sind im Impfstoff enthalten?

Im Konjugat-Impfstoff ist neben Spuren von Alumiumphosphat Natriumchlorid enthalten. Der Polysaccharid-Impfstoff enthält Phenol und Natriumchlorid.

Wird der Impfstoff einzeln oder kombiniert verabreicht?

Der Pneumokokkenimpfstoff steht als Einzelimpfstoff zur Verfügung. Die STIKO empfiehlt, bei Säuglingen die Impfung zeitgleich mit der Fünffach- oder Sechsfach-Kombinationsimpfung gegen Diphtherie, Tetanus, Keuchhusten, Hepatitis B, Kinderlähmung und Hib vornehmen zu lassen. Bei älteren Menschen ist es sinnvoll, die Impfung mit einer Grippeimpfung (→ Seite 51 ff.) zu kombinieren.

Wie hoch ist die Schutzrate?

Die Angaben zur Schutzrate insbesondere des Polysaccharid-Impfstoffs schwanken erheblich; sie dürften zwischen 60 und

90 Prozent liegen. Kaum weniger widersprüchlich ist die Datenlage zur Wirksamkeit des Konjugat-Impfstoffs, der in Europa seit 2001 zugelassen ist: Zwar wird in den USA und Kanada die Schutzwirkung gegen die erfassten Pneumokokkentypen mit mindestens 95 Prozent angegeben. Es gibt jedoch Hinweise, dass sie in Deutschland eventuell geringer ausfällt.

Wer sollte geimpft werden?

Seit 2000 empfiehlt die STIKO Personen ab 60 Jahren eine Impfung mit dem Polysaccharid-Impfstoff, seit Juli 2006 gilt die öffentliche Impfempfehlung auch für Kinder ab dem dritten Lebensmonat – allerdings nur mit einem Konjugat-Impfstoff. Außerdem wird die Impfung empfohlen:

- bei einer angeborenen oder erworbenen Immunerkrankung,
- für alle, die von Geburt an keine Milz haben oder deren Milz entfernt werden musste,
- bei einer chronischen Erkrankung, beispielsweise einer Herz- oder Atemwegserkrankung (etwa Asthma bronchiale), Diabetes mellitus und anderen Stoffwechselerkrankungen oder einer Niereninsuffizienz,
- wenn eine Organtransplantation oder eine Behandlung mit Medikamenten ansteht, die das Immunsystem hemmt,
- Frühgeborenen (vor vollendeter 37. Schwangerschaftswoche) sowie Säuglingen und Kindern mit Gedeihstörungen oder neurologischen Erkrankungen.

Wann sollte nicht geimpft werden?

- Besteht eine behandlungsbedürftige Erkrankung, sollte erst zwei Wochen nach vollständiger Genesung geimpft werden. Banale Erkältungen stellen keinen Hinderungsgrund dar.
- Kam es bei einer vorangegangenen Impfung zu einer allergischen Reaktion auf Bestandteile des Impfstoffs oder ist eine Allergie/Überempfindlichkeit gegen einen der Bestandteile bekannt, sollte von einer (weiteren) Impfung abgesehen werden. Gleiches gilt, wenn sich eine Thrombozytopenie oder eine neurologische Komplikation entwickelt hat.

- Säuglinge und (Klein-)Kinder, die an einer Thrombozytopenie oder an bestimmten Blutgerinnungsstörungen leiden, sollten nicht beziehungsweise nur dann geimpft werden, wenn nach Meinung des Arztes der potenzielle Nutzen das Risiko deutlich überwiegt.
- Liegt eine durchgemachte schwere Pneumokokkenerkrankung weniger als sechs Jahre zurück, besteht eine Hodgkin-Krankheit oder kam es als Folge einer Impfung mit Konjugat-Impfstoff zu einem Fieberkrampf oder Krampfanfällen, darf nicht mit einem Polysaccharid-Impfstoff geimpft werden.

Welche Nebenwirkungen sind bekannt?

Beide Pneumokokkenimpfstoffe sind gut verträglich. Während der Polysaccharid-Impfstoff bereits seit den 1980er-Jahren verfügbar ist, wird der Konjugat-Impfstoff hierzulande dagegen erst seit 2001 eingesetzt. Deshalb stehen Langzeitstudien noch aus, die über Art und Häufigkeit von Nebenwirkungen von Konjugat-Impfstoffen verbindliche Aussagen treffen. Allerdings wurden in Einzelfällen mehrere Minuten anhaltende, schockähnliche Zustände (hypoton-hyporesponsive Episode) beobachtet, bei denen die betroffenen Säuglinge und Kleinkinder plötzlich schlaff werden und nicht mehr ansprechbar sind. Speziell mit dem Polysaccharid-Impfstoff wird eine vorübergehende Verminderung der für die Blutgerinnung bedeutsamen Blutplättchen (Thrombozytopenie) in Verbindung gebracht. Nach Auskunft des Robert Koch-Instituts treten beide Erscheinungen jedoch nur sehr selten auf und gehen in der Regel von allein wieder vorüber.

Reaktionen an der Impfstelle

Bei beiden Impfstoffen treten häufig (in ein bis zehn Prozent der Fälle) meist ein bis drei Tage nach der Impfung eine vorübergehende Rötung sowie Schmerzen und Schwellungen im Bereich der Injektionsstelle auf, eventuell verbunden mit einer tastbaren Verhärtung und einer Druckempfindlichkeit, welche die Armbewegung beeinträchtigt. Mitunter schwellen

WICHTIG

Eine Wiederholungsimpfung kann zu besonders ausgeprägten Impfreaktionen im Bereich der Injektionsstelle führen, wenn der zeitliche Abstand von sechs Jahren bei Erwachsenen beziehungsweise drei Jahren bei Kindern unterschritten wird. Bei Kindern, die erst mit einem Konjugat-, später mit einem Polysaccharid-Impfstoff geimpft wurden, sind ebenfalls verstärkte lokale Reaktionen möglich.

auch die benachbarten Lymphknoten an und sind druckempfindlich. Diese lokalen Nebenwirkungen fallen stärker aus, wenn es sich um eine Wiederholungsimpfung handelt.

Allgemeinreaktionen

Beim Polysaccharid-Impfstoff kommt es selten (in 0,01 bis 1,0 Prozent der Fälle) zu Fieber und grippeähnlichen Symptomen wie Abgeschlagenheit, Kopf-, Muskel- und Gelenkschmerzen sowie zu Magen-Darm-Beschwerden. Der Konjugat-Impfstoff löst häufiger (in ein bis zehn Prozent der Fälle) Fieber aus, das mitunter über 39 °C ansteigen kann; zudem kann es zu Reizbarkeit, Schläfrigkeit oder unruhigem Schlaf und Magen-Darm-Beschwerden kommen. Alle Erscheinungen klingen im Allgemeinen nach 24 bis 48 Stunden wieder ab.

Allergische Reaktionen und andere Komplikationen

Allergische Reaktionen an der Haut (wie Nesselsucht) und/oder den Atemwegen (etwa asthmatische Beschwerden) bis hin zum allergischen Schock sind sehr selten und treten meist unmittelbar nach der Impfung auf. Sehr selten kommt es beim Polysaccharid-Impfstoff zu einer Thrombozytopenie (siehe linke Seite). In Einzelfällen wurden Erkrankungen des peripheren Nervensystems wie aufsteigende Lähmungen bis hin zur Atemlähmung (Guillain-Barré-Syndrom) oder Nervenentzündungen beobachtet. Einen ursächlichen Zusammenhang mit der Impfung hält das Robert Koch-Institut jedoch für fraglich. Beim Konjugat-Impfstoff kann sich in Einzelfällen bei Säuglingen und Kleinkindern ein Fieberkrampf entwickeln, der jedoch in der Regel folgenlos wieder vergeht. Zudem wurden vereinzelt kurzzeitige schockähnliche Zustände beobachtet.

Das sagt der Kritiker
Impfgegner bezweifeln die Einschätzung des Robert Koch-Instituts, wonach der Konjugat-Impfstoff für Säuglinge und Kleinkinder vor einem Großteil der relevanten Serotypen schützt. Sie weisen darauf hin, dass der Konjugat-Impfstoff für die USA entwickelt worden sei; weil dort andere Pneumokokkentypen vorherrschen als in Europa, sei die Wirksamkeit hierzulande geringer. Zudem wird befürchtet, dass an die Stelle der durch die Impfung bekämpften Pneumokokkenstämme mit der Zeit andere mit ähnlichem Infektionspotenzial rücken könnten. Die Sorge scheint nicht ganz unbegründet: Einer amerikanischen Untersuchung zufolge litten geimpfte Kleinkinder sogar häufiger an Mittelohrentzündungen als nicht Geimpfte – und zwar verursacht durch Pneumokokkenstämme, die nicht im Impfstoff enthalten waren. Deshalb halten es einige Skeptiker für wahrscheinlich, dass bei einer hohen Durchimpfungsrate die Zahl der schwer verlaufenden Pneumokokkeninfektionen sogar steigen werde. Im Extremfall könnten sogar vermehrt Stämme auftauchen, die gegen Antibiotika resistent sind.

Häufige Fragen

? Welche Pneumokokkeninfektionen treten weltweit besonders häufig auf?

Ähnlich wie in Deutschland führen auch in anderen Ländern Mittelohr- und Lungenentzündung, gefolgt von eitriger Hirnhautentzündung die Statistik an. Die Gefahr eines tödlichen

Verlaufs ist vor allem bei Kindern in ärmeren Ländern Afrikas und Asiens groß: Mehr als 90 Prozent der durch Pneumokokken-Lungenentzündung verursachten Todesfälle bei Kindern unter fünf Jahren treten in Entwicklungsländern auf. Nach Angaben der Weltgesundheitsorganisation (WHO) verursachen dort Lungenentzündung und Hirnhautentzündung im Kindesalter zwischen 800 000 und 1 Million Todesfälle pro Jahr. Insgesamt sterben jährlich weltweit etwa 2 Millionen Menschen an einer durch Pneumokokken verursachten Infektion.

? Wie hoch ist der Anteil der Pneumokokkenerreger an bakteriellen Infektionen?

Dank einer hohen Durchimpfungsrate der Hib-Impfung (→ Seite 67 ff.) sind Hirnhaut- und andere bakterielle Entzündungen drastisch zurückgegangen. So sind inzwischen Pneumokokken gemeinsam mit Meningokokken (→ Seite 151 ff.) hauptverantwortlich für behandlungsbedürftige bakterielle Infektionen im Säuglings- und Kleinkindalter.

? Können Pneumokokken eine Epidemie verursachen?

Bislang traten noch keine Epidemien auf. Lediglich in Entwicklungsländern werden regional begrenzte Erkrankungshäufungen registriert. Zwar kommt eine Übertragung des Erregers von Mensch zu Mensch relativ häufig vor, doch löst dies nicht automatisch Krankheitserscheinungen aus (→ Seite 175).

? Warum ist eine Pneumokokkeninfektion gefährlich?

Wie Hib (→ Seite 67 ff.) und Meningokokken (→ Seite 151 ff.) verfügen die Pneumokokken über eine besondere Kapselstruktur, die es dem Immunsystem erschwert, den Erreger zu erkennen und erfolgreich abzuwehren. Dies gilt umso mehr für das noch unreife Immunsystem des Säuglings, der deshalb für (schwer verlaufende) Pneumokokkeninfektionen besonders anfällig ist. Hinzu kommt, dass einige Pneumokokkenstämme bereits eine verminderte Empfindlichkeit (Resistenz) gegen Antibiotika aufweisen.

? Welche Pneumokokken-Serotypen sind schon gegen Antibiotika resistent?

Antibiotikaresistent zeigen sich inzwischen besonders häufig die Serotypen 13, 23F und 6B, die auch zu den häufigen Auslösern von invasiven Pneumokokkenerkrankungen bei Kindern gehören. Diese Serotypen sind jedoch im Konjugat-Impfstoff enthalten.

? Ich bin geimpft. Kann ich trotzdem an einer schweren Pneumokokkeninfektion erkranken?

Ja, denn bei den Pneumokokken handelt es sich um eine bakterielle Erregergruppe, die über 90 Typen umfasst. Die beiden Impfstoffe decken jedoch nur einen Teil der krankheitsverursachenden Serotypen ab. Kommt es zu einer Infektion mit einem Pneumokokkenstamm, der nicht im Impfstoff enthalten ist, kann die Impfung den Ausbruch einer dadurch verursachten Erkrankung nicht verhindern.

? Gegen welche Serotypen schützt der Konjugat-Impfstoff?

Der Konjugat-Impfstoff enthält die Serotypen 4, 6B, 9V, 14, 18C, 19F und 23F. Nach Angaben des Robert Koch-Instituts werden gerade durch diese Serotypen etwa 70 Prozent der Pneumokokkenerkrankungen im Säuglings- und Kleinkindalter verursacht.

? Ab wann kann von einem ausreichenden Impfschutz ausgegangen werden?

Eine ausreichende Immunität besteht meist nach der dritten Teilimpfung (bei Konjugat-Impfstoff). Der Polysaccharid-Impfstoff benötigt nur eine Impfung.

? Wie lange hält der Impfschutz?

Die Dauer des Impfschutzes ist derzeit nicht genau bekannt. Studien lassen jedoch vermuten, dass die durch die Impfung erzeugten Antikörper drei bis fünf Jahre nach der Impfung abfallen können. Bei einigen Gruppen – beispielsweise bei Kindern oder bei Menschen jenseits des 80. Lebensjahrs – kann es offenbar zu einer noch schnelleren Abnahme der Antikörpertiter kommen. Demgegenüber besagt eine andere Studie, dass der Impfschutz mindestens neun Jahre nach Verabreichung der Impfung anhält.

? Weshalb kann die Schutzwirkung des Pneumokokkenimpfstoffs nicht genau benannt werden?

Zur Zeit beruhen die Angaben zur effektiven Schutzrate teils auf Schätzungen, teils auf Ergebnissen von Studien. Diese wurden bislang jedoch hauptsächlich in Ländern durchgeführt, in denen möglicherweise eine andere Verteilung der Pneumokokkenstämme vorliegt als in Deutschland. Insgesamt haftet der Diskussion eine gewisse Ungenauigkeit an: Die einen argumentieren mit der – spärlichen – Datenlage zur Gesamtentwicklung aller Pneumokokkeninfektionen seit Einführung der Impfung. Die anderen verweisen auf die bislang ebenfalls ungenauen Daten zur Schutzrate gegen Pneumokokkentypen, die durch den Impfstoff abgedeckt sind. Dass viele Pneumokokkenerkrankungen statistisch überhaupt nicht erfasst werden, erschwert zusätzlich die Diskussion. Denn längst nicht immer folgt bei Verdacht auf eine bakterielle Infektion auch eine labordiagnostische Erregerbestimmung. Und selbst wenn eine Untersuchung zum Nachweis von Pneumokokken erfolgte, ist ein positiver Befund nicht meldepflichtig. Aus diesem Grund ist die Dunkelziffer der tatsächlichen Erkrankungen hoch, was weder exakte Rückschlüsse auf die Gesamterkrankungsrate noch auf die Beteiligung verschiedener Serotypen zulässt. Um Abhilfe zu schaffen, hat das Robert Koch-Institut Anfang 2007 ein webbasiertes Meldesystem (Laborsentinel »PneumoWeb«) für labordiagnostisch nachgewiesene invasive Pneumokokkeninfektionen etabliert. Auf diese Weise soll eine kontinuierliche Überwachung der Pneumokokkenerkrankungen in Deutschland erreicht werden. Ähnliche Sentinels hat das Robert Koch-

Institut bereits für andere nichtmeldepflichtige, aber impfrelevante Infektionskrankheiten ins Leben gerufen, etwa für Keuchhusten (→ Seite 106 ff.), Mumps (→ Seite 163 ff.) und Windpocken (→ Seite 229 ff.).

? Gibt es Zahlen, die belegen, dass Pneumokokkeninfektionen zunehmen, die nicht durch den Impfstoff abgedeckt sind?

Nein, konkrete Zahlen liegen bislang nicht vor. Das Robert Koch-Institut geht allerdings davon aus, dass die Zahl der durch die Impfung verhinderten Fälle bei weitem die Zahl derer übersteigt, die nicht durch die Impfstoff-Serotypen abgedeckt sind.

Pro und Kontra

Für eine Impfung spricht ...

... die Schwere der Erkrankung, wobei vor allem die eitrige Hirnhautentzündung einen tödlichen Verlauf nehmen oder schwere Dauerschäden nach sich ziehen kann.

... dass Sie oder Ihr Kind an einer angeborenen oder erworbenen Immunerkrankung bzw. an einer chronischen Erkrankung leiden.

... dass Sie älter als 60 Jahre alt sind.

... dass eine Erkrankung durch die Zunahme von Antibiotikaresistenzen unter Umständen nicht mehr erfolgreich behandelt werden kann.

Gegen eine Impfung spricht ...

... die Gefahr, dass Nebenwirkungen auftreten.

... dass die derzeit zur Verfügung stehenden Impfstoffe nicht gegen alle Pneumokokkentypen schützen.

... dass ein ausreichender Impfschutz wohl nur über wenige Jahre besteht.

... dass Langzeitstudien ausstehen, mit denen die Wirksamkeit, aber auch Art und Häufigkeit von Nebenwirkungen zumindest des Konjugat-Impfstoffs genau benannt werden können.

Röteln (Rubella, Rubeola)

- **Standardimpfung**
- **Basisimpfung:** Zur Grundimmunisierung empfiehlt die STIKO zwei Impfungen im Abstand von mindestens vier Wochen. Laut STIKO sollte die erste Impfung idealerweise ab dem vollendeten 11. bis 14. Lebensmonat und die zweite Impfung im Alter von 15 bis 23 Monaten verabreicht werden.
- **Auffrischimpfung** ist nicht vorgesehen

Die Erkrankung

Röteln gehören zu den in der Regel mild verlaufenden Viruserkrankungen und gelten als »klassische« Kinderkrankheit: 80 bis 90 Prozent der Infektionen treten im Kindesalter auf. Hervorgerufen wird die Erkrankung durch das Röteln-Virus (Rubellavirus), das weltweit verbreitet ist, aber nur beim Menschen vorkommt. Das Virus dringt in die Schleimhäute der oberen Atemwege ein und vermehrt sich im lymphatischen Gewebe. Charakteristisches Merkmal ist der typische Rötelnausschlag bei einem meist mäßig beeinträchtigten Allgemeinbefinden. Häufig verläuft die Infektion jedoch »stumm«, sodass der Betroffene gar nichts davon bemerkt. Dennoch kann er in dieser Zeit das Virus auf andere übertragen. Komplikationen sind selten, allerdings steigt das Risiko für einen schwereren Verlauf mit zunehmendem Alter an. Trotzdem wird eine Impfung gegen diese eigentlich harmlose Erkrankung öffentlich empfohlen. Denn wenn sich eine werdende Mutter in den ersten vier Schwangerschaftsmonaten mit Röteln infiziert, können die Erreger über die Plazenta den Embryo befallen. Von der Rötelnembryopathie geschädigte Kinder haben schwere Fehlbildungen (beispielsweise mangelndes Hörvermögen, Linsentrübung des Auges, Herzfehler) und geistige Behinderungen; sehr häufig kommt es in den

WICHTIG

Das Risiko für eine Rötelnembryopathie in der Schwangerschaft bei Rötelninfektion der Mutter beträgt

- im 1. Schwangerschaftsmonat ca. 70 %
- im 2. Schwangerschaftsmonat ca. 40 %
- im 3. Schwangerschaftsmonat ca. 30 %
- im 4. Schwangerschaftsmonat ca. 25 %
- und ab dem 5. Schwangerschaftsmonat ‹ 10 %

ersten 16 Schwangerschaftswochen auch zu einem Abort – oder später zu einer Frühgeburt. Eine Rötelninfektion nach dem vierten Schwangerschaftsmonat kann zu einer so genannten Rötelnfetopathie führen, einem weniger schwerwiegenden Krankheitsbild, das mit Organvergrößerungen, Blutbildungsstörungen und Hirnhaut-/Gehirnentzündungen einhergeht. Diese Symptome bilden sich einige Wochen nach der Geburt jedoch von selbst wieder zurück.

Welche Symptome sind typisch?

Etwa 25 bis 50 Prozent aller Rötelninfektionen verlaufen »stumm«, es treten also überhaupt keine Symptome auf. Kommt es zum Ausbruch der Erkrankung, setzen zunächst ein leichter Schnupfen, Kopfschmerzen und mäßiges Fieber ein; mitunter kommt es zu schmerzhaften Lymphknotenschwellungen am Nacken, Hals und/oder hinter den Ohren. Ein bis zwei Tage später beginnt dann meist im Gesicht und hinter den Ohren ein Hautausschlag; er breitet sich in der Folge sehr rasch über Arme, Beine und den ganzen Körper aus. Meist handelt es sich um kleine, blasse rosarote Flecken, die manchmal von einem Hof umgeben sind. Sie sind allerdings oft so unauffällig, dass sie sich nur im vollen Tageslicht erkennen lassen. Während bei Kindern die Symptome in der Regel ein paar Tage später von selbst wieder verschwinden, werden die Röteln bei Jugendlichen und Erwachsenen in bis zu 50 Prozent

der Fälle von einer Gelenkentzündung (Arthritis) begleitet. Diese äußert sich durch eine schmerzhafte Schwellung, Rötung und Überwärmung des betroffenen Gelenks, zum Beispiel des Kniegelenks.
Komplikationen wie Hautblutungen als Folge einer herabgesetzten Anzahl an Blutplättchen (Thrombozytopenie), eine Gehirnentzündung (Enzephalitis), Mittelohrentzündung, Bronchitis, Herzmuskel- oder Herzinnenhautentzündung infolge einer Rötelninfektion sind extrem selten und haben im Allgemeinen eine günstige Prognose.

Welche Behandlung kommt infrage?

Eine spezifische Behandlung gibt es nicht. Wegen des milden Verlaufs sind oft nicht einmal symptomatische Maßnahmen wie Bettruhe oder fiebersenkende Mittel notwendig. Eine Gelenkentzündung wird mit kühlenden Maßnahmen (etwa Eiskompressen) sowie mit schmerz- und entzündungshemmenden Medikamenten behandelt. Außerdem wird das betroffene Gelenk möglichst ruhig gestellt.

Wie hoch ist die Wahrscheinlichkeit zu erkranken?

Die Ansteckungsgefahr ist hoch, jedoch geringer als bei Masern oder Windpocken: Zirka 70 bis 80 Prozent der nichtimmunen Personen erkranken bei Kontakt mit einer mit Röteln infizierten Person.

Wie wird die Erkrankung übertragen?

Übertragen werden Röteln durch erregerhaltige Sekrettröpfchen, die beim Sprechen, Husten oder Niesen abgegeben und dann eingeatmet werden (Tröpfcheninfektion). Kinder mit Rötelnembryofetopathie sind hochinfektiös und scheiden die Viren über viele Jahre in Stuhl und Urin aus.

Wann treten die ersten Symptome auf?

Die Zeit zwischen der Infektion und dem Beginn der Symptome beträgt 14 bis 21 Tage.

Besteht die Gefahr eines tödlichen Verlaufs?

Die Gefahr eines tödlichen Verlaufs besteht praktisch nur für ein infiziertes Ungeborenes.

Die Impfung

Welcher Impfstoff wird eingesetzt?

Es handelt sich um einen Lebendimpfstoff aus abgeschwächten (attenuierten), aber vermehrungsfähigen Rötelnviren, die auf menschlichen Zellkulturen angezüchtet werden.

Welche Zusätze sind im Impfstoff enthalten?

Neben Gelatine sind zudem Spuren von Antibiotika (zum Beispiel Neomycin) im Impfstoff enthalten.

Wird der Impfstoff einzeln oder kombiniert verabreicht?

Der Rötelnimpfstoff steht als Einzel- und Kombinationsimpfstoff zur Verfügung. Die STIKO empfiehlt einen Dreifachimpfstoff gegen Röteln, Masern und Mumps (MMR) oder einen Vierfachimpfstoff gegen Röteln, Masern, Mumps und Windpocken (MMR-V).

Wie hoch ist die Schutzrate?

Die Schutzrate ist sehr hoch: rund 95 bis 99,9 Prozent.

Wer sollte geimpft werden?

Die Empfehlung der STIKO ist dieselbe wie bei Masern (→ Seite 137 ff.) und Mumps (→ Seite 163 ff.): Danach sollten alle Säuglinge ab vollendetem elften Lebensmonat zum ersten Mal und bis spätestens Ende des zweiten Lebensjahrs zum zweiten Mal geimpft werden. Frauen mit Kinderwunsch sollten sich ebenso impfen lassen wie Personen, die in Kinderarztpraxen, Einrichtungen der Geburtshilfe oder Schwangerenbetreuung, in Gemeinschaftseinrichtungen für das Vorschulalter oder in Kinderheimen arbeiten – sofern in ihrem Blut keine oder zu wenige Röteln-Antikörper festgestellt wurden.

Wann sollte nicht geimpft werden?

- Besteht eine behandlungsbedürftige Erkrankung, sollte erst zwei Wochen nach vollständiger Genesung geimpft werden. Banale Erkältungen stellen dagegen keinen Hinderungsgrund für die Rötelnimpfung dar.
- Personen, in deren engster Umgebung jemand akut erkrankt ist, sollten erst nach dessen Genesung geimpft werden.
- Kam es bei einer vorangegangenen Impfung zu einer allergischen Reaktion auf Bestandteile des Impfstoffes oder ist eine Allergie oder Überempfindlichkeit gegen einen der im Impfstoff enthaltenen Bestandteile bekannt, sollte von einer weiteren Impfung abgesehen werden. Gleiches gilt, wenn sich als Folge der Impfung eine vorübergehende Thrombozytopenie, neurologische oder andere Komplikationen entwickelt haben.
- In der Schwangerschaft darf nicht geimpft werden.
- Besteht eine angeborene oder erworbene Immunerkrankung, beispielsweise eine HIV-Infektion, oder müssen Medikamente eingenommen werden, die das Immunsystem hemmen oder Antikörper enthalten, darf ebenfalls nicht beziehungsweise nur nach Rücksprache mit dem Arzt geimpft werden.

Welche Nebenwirkungen sind bekannt?

Der Rötelnimpfstoff ist gut verträglich. Da die Rötelnimpfung meist in Kombination mit anderen Impfungen erfolgt (als MMR- oder MMR-V-Impfstoff), kann bei einer möglichen Komplikation nicht immer zweifelsfrei geklärt werden, welche Komponente ursächlich verantwortlich ist. Speziell mit dem Rötelnimpfstoff werden jedoch vorübergehende krankheitsähnliche Symptome wie ein rötelnähnlicher Hautausschlag mit leichtem Fieber assoziiert.

Reaktionen an der Impfstelle

Häufig (in zirka fünf Prozent der Fälle) treten meist ein bis drei Tage nach der Impfung eine vorübergehende Rötung sowie Schmerzen und Schwellungen im Bereich der Injektionsstelle auf; mitunter schwellen auch die benachbarten Lymphknoten an und reagieren schmerzhaft auf Druck.

Allgemeinreaktionen

Häufig (in ein bis zehn Prozent der Fälle) kommt es zu leichtem Fieber, grippeähnlichen Symptomen wie Abgeschlagenheit, Frösteln, Kopf- und Gliederschmerzen sowie zu Magen-Darm-Beschwerden wie Übelkeit und Erbrechen. Diese Erscheinungen klingen im Allgemeinen nach 24 bis 48 Stunden wieder ab. Gelegentlich (in 0,1 bis 1 Prozent der Fälle) können sich bis vier Wochen nach der Impfung Symptome einer leichten »Impfkrankheit« einstellen, so vor allem mäßig hohes Fieber und ein schwacher rötelnähnlicher Hautausschlag.

Allergische Reaktionen und andere Komplikationen

Allergische Reaktionen an der Haut (wie Nesselsucht) und/ oder den Atemwegen (etwa asthmatische Beschwerden) bis hin zum allergischen Schock sind sehr selten und treten meist unmittelbar nach der Impfung auf. In Einzelfällen wurden zudem Erkrankungen des zentralen und peripheren Nervensystems wie aufsteigende Lähmungen bis hin zur Atemlähmung (Guillain-Barré-Syndrom), Nervenentzündungen (Neuritis), Unsicherheiten beim Gehen (zerebrale Ataxie), Gehirnentzündungen (Enzephalitis) und Rückenmarksentzündungen (Myelitis) beobachtet, selten auch Überempfindlichkeitsreaktionen an der Haut (Erythema exsudativum multiforme).

Das sagt der Kritiker

Die Argumente vieler Impfgegner gegen die Rötelnimpfung sind im Wesentlichen die gleichen wie die gegen die Masern-, Mumps- und Windpockenimpfung: Warum die Gefahr von möglichen Impfnebenwirkungen in Kauf nehmen, wenn die Krankheit, gegen die geimpft wird, in vielen Fällen folgenlos abklingt? Immerhin räumen manche Skeptiker ein, dass die Rötelnimpfung einen Beitrag zur Bekämpfung der Rötelnembryopathie leisten könne. Hierfür reiche es jedoch aus, eine

Impfung erst dann vornehmen zu lassen, wenn bei einem Mädchen zu Beginn der Pubertät noch keine Rötelnantikörper im Blut nachgewiesen werden könnten. Folgerichtig plädieren die Impfkritiker für eine Verschiebung des empfohlenen Impftermins vom Kleinkindalter auf das frühe Jugendalter – auf diese Weise würde die Rate der durchgemachten Rötelnerkrankungen im Kindesalter wieder steigen und die Zahl der jungen Frauen ohne Immunität deutlich sinken, sodass nur noch in Einzelfällen eine Impfung notwendig wäre.

Häufige Fragen

? Ist es wirklich notwendig, gegen eine so harmlose Kinderkrankheit wie Röteln zu impfen?

Die Frage ist berechtigt. Allerdings geht es bei der Röteln-Impfung weniger um den Schutz des Geimpften als darum, das Ungeborene einer rötelninfizierten Mutter vor schweren Folgeerkrankungen zu schützen. Gerade weil Röteln oft beschwerdearm und sogar symptomlos verlaufen, ist das Risiko für eine werdende Mutter ohne Immunität gegen Röteln kaum zu kalkulieren. Mit einer hohen Durchimpfungsrate könnte die drohende Gefahr – so die STIKO – auf ein Minimum reduziert beziehungsweise das Virus sogar ganz ausgerottet werden.

? Sind die Röteln hierzulande immer noch weit verbreitet?

Da Röteln zumindest in den alten Bundesländern nicht meldepflichtig sind, beruhen die offiziellen Angaben des Robert Koch-Instituts zur Erkrankungsrate auf Schätzungen, die zudem einige Jahre zurückliegen: Ausgehend von den erhobenen Daten im Jahr 2003 wird derzeit von etwa einem Fall pro 300 000 Einwohner ausgegangen. Als gesichert gilt, dass die Zahl der Erkrankungen seit Einführung der Impfung zunächst deutlich zurückging. In den letzten Jahren stieg sie aber offenbar wieder etwas an. Ebenso fehlen verlässliche Daten zur Rötelenembryopathie: Zwar ist die Erkrankung hierzulande seit 2001 meldepflichtig, doch geht das Robert Koch-Institut davon aus, dass die Dunkelziffer gegenüber den offiziellen Meldungen (je ein Krankheitsfall pro Jahr seit 2001) deutlich höher liegt.

? Seit wann wird bei uns die Rötelnimpfung empfohlen?

In den alten Bundesländern wird die Rötelnimpfung – in Kombination mit Masern und Mumps – seit 1980 offiziell empfohlen. Seit 1991 gilt die Impfempfehlung der STIKO auch in den neuen Ländern.

? Warum sollen bereits Säuglinge beziehungsweise Kleinkinder geimpft werden?

Der frühe Impfzeitpunkt der Rötelnimpfung ist in der Tat umstritten. Problematisch ist eine Rötelninfektion nahezu ausschließlich für nichtimmunisierte Frauen mit Kinderwunsch. Deshalb zielen Alternativvorschläge darauf ab, bei Mädchen zu Beginn der Pubertät zunächst anhand einer Blutuntersuchung festzustellen, ob bereits eine Immunisierung – also eine durchgemachte Rötelninfektion – stattgefunden hat. Nur bei einem negativen Befund soll sich eine Rötelnimpfung anschließen. Demgegenüber verweisen Befürworter des empfohlenen Impftermins auf Statistiken, wonach sich gerade Jugendliche eher schwer für Impfprogramme gewinnen lassen. Eine Verlegung der Impfung auf die Zeit der beginnenden Pubertät würde bei nicht ausreichender Immunität drei Arzttermine bedeuten: einen für die Blutuntersuchung zur Bestimmung des Rötelnantikörpertiters sowie – im Fall eines negativen Befunds – je ein weiterer im Abstand von vier bis sechs Wochen, um die empfohlene zweimalige Impfung vornehmen zu lassen. Die bisherigen Erfahrungen mit der Hepatitis-B-Impfung scheinen die Haltung der Impfbefürworter zu bestätigen: Gerade einmal knapp 30 Prozent der Jugendlichen, die zu Beginn der Pubertät über keinen Hepatitis-B-Immunschutz verfügen, folgen der offiziellen Empfehlung, eine entsprechende Schutzimpfung nachzuholen (→ Seite 90). Demgegenüber scheint die HPV-Impfung (→ Seite 93 ff.), die ebenfalls eine jugendliche Zielgruppe hat, gut angenommen zu werden – in diesem Fall mag jedoch auch das derzeitige Medieninteresse eine Rolle spielen, das sich zweifellos förderlich auf die Impfbereitschaft auswirkt.

? Warum wird die Rötelnimpfung erst gegen Ende des ersten Lebensjahrs empfohlen?

Hat die Mutter selbst Röteln durchgemacht oder ist sie geimpft, besitzt auch der Säugling in den ersten Monaten Rötelnantikörper (Nestschutz). Erfolgt die Impfung zu früh, können die Antikörper den Rötelnimpfstoff neutralisieren und die Impfung damit unwirksam machen.

? Wie lange sind Röteln ansteckend?

Eine Ansteckungsgefahr besteht eine Woche vor bis zu eine Woche nach Auftreten des Hautausschlags.

? Ich hatte die Röteln, ohne dass sich Symptome bemerkbar machten. Kann ich noch einmal erkranken?

Die Wahrscheinlichkeit, ein zweites Mal an Röteln zu erkranken, ist extrem gering. Denn auch bei einem »stummen« Verlauf werden Antikörper gebildet, die normalerweise vor einer erneuten Ansteckung schützen (»stille Feiung«). Es sind allerdings Einzelfälle bekannt, bei denen es zweimal zu einer Rötelninfektion gekommen ist – hierbei spielt es jedoch keine Rolle, ob der Betroffene bei der ersten Rötelninfektion beschwerdefrei war oder nicht.

? Mein Kind ist bisher nur einmal mit dem MMR-Impfstoff geimpft worden. Ist die Schutzwirkung trotzdem ausreichend?

Nach derzeitiger Datenlage reicht eine einmalige Impfung nicht aus, um sicher vor einer Erkrankung mit Masern, Mumps oder Röteln zu schützen. Deshalb empfiehlt die STIKO, die MMR-

Impfung (Masern/Mumps/Röteln-Impfung) innerhalb von vier bis sechs Wochen nach der ersten Impfung ein weiteres Mal zu wiederholen.

? Ist es möglich, sich bei fehlendem Immunschutz in der Schwangerschaft impfen zu lassen?

Nein, während der Schwangerschaft darf keine Rötelnimpfung durchgeführt werden – auch dann nicht, wenn Kontakt zu einer rötelinfizierten Person bestand. Dies unterstreicht die Notwendigkeit, sich im Zweifelsfall vorbeugend impfen zu lassen, sofern ein Kinderwunsch besteht.

? Wie wird eine Rötelnembryopathie festgestellt?

Eine Laboruntersuchung des Fruchtwassers oder des kindlichen Blutes gibt Aufschluss, ob das Kind sich infiziert hat. Ist der Befund positiv, liegt eine medizinische Indikation für eine Unterbrechung der Schwangerschaft vor.

Pro und Kontra

Für eine Impfung spricht ...

... dass Kinderwunsch besteht, aber kein Immunschutz nachweisbar ist.
... das extrem hohe Gesundheitsrisiko für Ungeborene bei einer Infektion der Mutter in der Schwangerschaft.
... die Gefahr für Komplikationen, vor allem für Erwachsene.
... dass mit einer sehr hohen Durchimpfungsrate die Rötelnviren höchstwahrscheinlich ausgerottet werden können.

Gegen eine Impfung spricht ...

... die Möglichkeit, dass Nebenwirkungen auftreten.
... dass die Impfung – im Gegensatz zur Rötelnerkrankung – möglicherweise keine lebenslange Immunität verleiht.
... dass Röteln eine zwar lästige, aber vor allem im Kindesalter harmlose Erkrankung sind, die in den meisten Fällen ohne Folgen nach wenigen Tagen von selbst verschwindet.

Rotavirus-bedingte Infektionen

- **Indikationsimpfung**
- **Basisimpfung:** Je nach Impfstoff sind für die Grundimmunisierung zwei oder drei Teilimpfungen in einem Abstand von mindestens vier Wochen erforderlich. Die erste Impfdosis wird dem Säugling im Alter von sechs bis zwölf Wochen verabreicht; die letzte Dosis sollte gegeben werden, bevor er 20 bis 22 Wochen alt ist. Bis zum Alter von 26 Wochen (sechs Monaten) sollte das Kind auf jeden Fall alle erforderlichen Dosen der Schluckimpfung erhalten haben.
- **Auffrischimpfung** ist derzeit nicht vorgesehen.

Die Erkrankung

Rotaviren kommen sowohl bei Menschen als auch bei Tieren vor und sind weltweit die häufigsten Erreger virusbedingter Durchfallerkrankungen. Es werden sieben Gruppen sowie zahlreiche Untergruppen unterschieden; hiervon sind die Serotypen G1, G2, G3 und G4 für zirka 98 Prozent aller Infektionen in Europa verantwortlich. Akute Darminfektionen durch Rotaviren betreffen in erster Linie Kinder zwischen dem 6. und 24. Lebensmonat, wobei meist gerade die Erstinfektion besonders heftige Symptome verursacht. Hauptgefahr ist der erhebliche Flüssigkeitsverlust infolge des starken Durchfalls beziehungsweise Erbrechens, der vor allem bei (kleinen) Kindern und älteren Personen ausgeprägte Austrocknungserscheinungen nach sich ziehen kann. In diesem Fall ist oft ein stationärer Aufenthalt notwendig, um den Verlust mit Infusionen rasch wieder auszugleichen. Während die betroffenen Kinder in unseren Breiten in der Regel nach etwa einer Woche wieder zu Kräften kommen, sterben in Afrika, Asien und Lateinamerika von den jährlich über 100 Millionen erkrankten Kindern mehrere Hunderttausend an den Folgen einer Rotavirusinfektion.

Welche Symptome sind typisch?

Im günstigsten Fall entwickeln die erkrankten Kinder nur eine milde Verlaufsform, viele leiden jedoch an ausgeprägten Symptomen wie Erbrechen, Fieber, starken Bauchschmerzen, Durchfall (meist ohne Blut) und einem raschen Flüssigkeitsverlust. Gelegentlich treten zusätzlich Zeichen eines Atemwegsinfekts auf. Das Erbrechen hält meist ein bis zwei Tage, der Durchfall mit breiigem bis flüssigem Stuhl etwa vier bis sechs Tage an. Nach spätestens acht Tagen ist das Kind meist wieder beschwerdefrei.

Besonders schwere Verlaufsformen sind von mehr als 20 Brechdurchfällen innerhalb von 24 Stunden gekennzeichnet – in diesem Fall ist in der Regel die Einweisung in ein Krankenhaus notwendig. Aber auch dann, wenn »nur« Durchfälle im Vordergrund stehen, kann es zu einem starken Flüssigkeitsverlust von bis zu 200 ml/kg Körpergewicht pro Tag kommen. Mögliche lebensbedrohliche Folge dieser Austrocknung sind eine akute Übersäuerung (metabolische Azidose) mit Blutdruckabfall und Bewusstseinstrübung bis hin zum Schockzustand (hypovolämischer Schock).

Welche Behandlung kommt infrage?

Wie die meisten Virusinfektionen, so kann auch eine Rotavirusinfektion nicht ursächlich behandelt werden. Deshalb stehen symptomlindernde Maßnahmen wie Bettruhe bei ausgeprägten Beschwerden oder eine leichte Aufbaukost nach Abklingen der Symptome im Vordergrund. Besonders wichtig ist es, den Flüssigkeits- und Elekrolytverlust auszugleichen. Empfehlenswert sind dazu Elektrolyt-Glukose-Mischungen aus der Apotheke sowie Tees mit Zucker und Salz. Gestillte Kinder erhalten zusätzlich Muttermilch.

Die Gabe von Lactobacillus GG kann den Krankheitsverlauf verkürzen. Dagegen sollten »stopfende« Medikamente gegen Durchfall (Antidiarrhoika) wegen der Gefahr von Nebenwirkungen, beispielsweise Verstopfung oder im Extremfall ein Darmverschluss, nicht gegeben werden.

WICHTIG

Ein akuter Durchfall ist ein Krankheitssymptom, das körperlich gesehen durchaus sinnvoll ist – insbesondere wenn er durch eine Infektion verursacht wird. Mit dem häufigen und dünnflüssigen Stuhl werden nämlich auch die Krankheitserreger aus dem Körper geschleust. Diesen regulierenden Mechanismus zu unterdrücken (zum Beispiel mit Tabletten) kann gerade bei Säuglingen und Kleinkindern gesundheitsschädliche Folgen haben. Deshalb sollten Medikamente – wenn überhaupt – nur dann eingesetzt werden, wenn dies vom behandelnden Arzt verordnet wurde.

Wie hoch ist die Wahrscheinlichkeit zu erkranken?

Ein Kontakt mit Rotaviren lässt sich so gut wie nicht vermeiden. Die Erreger sind weit verbreitet und hoch ansteckend, sodass sich nahezu jedes Kind in den ersten zwei bis drei Lebensjahren mit Rotaviren infiziert: Bereits zehn Viruspartikel reichen aus, um ein Kind zu infizieren. Bei akut Infizierten werden 10^9 bis 10^{11} Viren pro Gramm Stuhl ausgeschieden.

Wie wird die Erkrankung übertragen?

Das Virus wird über den Stuhl ausgeschieden und meist über eine Schmierinfektion mittels Hand-zu-Mund-Kontakt, aber auch durch verunreinigtes (Trink-)Wasser oder Nahrungsmittel übertragen. Letztgenannte Faktoren spielen als Übertragungsart hauptsächlich in Ländern mit einem niedrigen hygienischen Standard eine wichtige Rolle. Begünstigt wird eine Übertragung durch die Robustheit der Rotaviren: Sie können über mehrere Stunden und sogar Tage an den Händen überleben und sind weitgehend resistent gegen Seife und Desinfektionsmittel.

Wann treten die ersten Symptome auf?

Die Zeit zwischen der Infektion und dem Beginn der Symptome beträgt 48 bis 72 Stunden.

Besteht die Gefahr eines tödlichen Verlaufs?

Die Gefahr, dass eine Rotavirusinfektion in Deutschland tödlich verläuft, ist extrem gering. Dagegen sterben in den Entwicklungsländern jedes Jahr etwa 600 000 bis zu eine Million Kinder durch Rotavirusinfektionen.

Die Impfung

Welcher Impfstoff wird eingesetzt?

Seit 2006 stehen – jeweils als Lebendimpfstoff – zwei Impfstoffe von unterschiedlichen Herstellern zur Verfügung. Der eine Impfstoff (Rotarix®) enthält abgeschwächte (attenuierte), aber vermehrungsfähige humane Lebendviren des häufigsten Serotyps G1 P[8], der in Verozellen aus den Nieren grüner Meerkatzen vermehrt wird. Der andere Impfstoff (Rotateq®) basiert auf einem vermehrungsfähigen Rotavirenstamm vom Rind, der mit Antigenen der fünf häufigsten Serotypen G1, G2, G3, G4 und P[8] gekoppelt und ebenfalls in Verozellen aus den Nieren grüner Meerkatzen gezüchtet wird. Beide Impfstoffe werden oral (als Schluckimpfung) verabreicht.

Welche Zusätze sind im Impfstoff enthalten?

Im Rotateq®-Impfstoff sind neben Saccharose auch Natriumcitrat, Natriumdihydrogenphospat-Monohydrat, Natriumhydroxid und Polysorbat 80 enthalten. Zu den Bestandteilen des Rotarix®-Impfstoffs in Pulverform zählen dagegen Dextran, Sorbitol, Aminosäuren sowie Dulbecco's modifiziertes Eagle-Medium (DMEM).

Wird der Impfstoff einzeln oder kombiniert verabreicht?

Beide hierzulande gebräuchlichen Rotavirenimpfstoffe stehen als Einzelimpfstoff zur Verfügung.

Wie hoch ist die Schutzrate?

Die Schutzrate beträgt nach der Grundimmunisierung 96 bis 98 Prozent und ist damit sehr hoch. Allerdings nimmt der

Schutz mit der Zeit ab: Im zweiten Jahr nach der Impfung liegt er nur noch bei zirka 60 bis 80 Prozent.

Wer sollte geimpft werden?

Die STIKO schlägt die Impfung nur für Säuglinge bis zur 24. beziehungsweise 26. Lebenswoche vor – insbesondere wenn ihre soziale und gesundheitliche Situation eine erhöhte Infektionsgefahr mit sich bringt, beispielsweise der frühe Kontakt mit anderen Säuglingen und Kleinkindern durch den regelmäßigen Aufenthalt in einer Kinderkrippe.

Wann sollte nicht geimpft werden?

- Besteht eine behandlungsbedürftige Erkrankung, sollte erst zwei Wochen nach vollständiger Genesung geimpft werden. Dies gilt insbesondere für akute Erkrankungen wie Durchfall oder Erbrechen. Banale Erkältungen stellen dagegen keinen Hinderungsgrund dar.
- Kam es bei einer vorangegangenen Impfung zu einer allergischen Reaktion auf Bestandteile des Impfstoffs oder ist eine Allergie oder Überempfindlichkeit gegen einen der im Impfstoff enthaltenen Bestandteile bekannt, sollte von einer weiteren Impfung abgesehen werden. Gleiches gilt, wenn sich andere Komplikationen entwickelt haben.
- Besteht eine vermutete oder bekannte Immunerkrankung, darf nicht geimpft werden. Auch sollten abwehrgeschwächte Patienten den Kontakt zu frisch geimpften Säuglingen vorsichtshalber bis mindestens zwei Wochen nach der Impfung vermeiden.
- Hat der Säugling in den ersten Lebenswochen bereits eine Darmeinstülpung erlitten oder besteht eine Neigung dazu, darf ebenfalls nicht geimpft werden.
- Weil der Rotateq®-Impfstoff 1080 Milligramm Saccharose enthält, darf er nicht verabreicht werden, wenn eine seltene erbliche Fructose-Intoleranz, eine Glucose-Galactose-Malabsorption oder eine Saccharase-Isomaltase-Insuffizienz bekannt ist oder vermutet wird. Dagegen ist der

Saccharosegehalt im Rotarix®-Impfstoff mit neun Milligramm nach Angaben der europäischen Zulassungsbehörde (EMEA) zu gering, um im Fall einer der genannten Vorbelastungen unerwünschte Ereignisse zu verursachen.

Welche Nebenwirkungen sind bekannt?

Die Rotavirusimpfstoffe gelten als gut verträglich. Speziell mit dem Impfstoff, der gegen mehrere Serotypen gerichtet ist, werden jedoch in Einzelfällen Darmeinstülpungen etwa drei Wochen nach der Impfung in Verbindung gebracht, ebenso die Entwicklung eines Kawasaki-Syndroms (→ unten). Eine Stellungnahme des Robert Koch-Instituts fehlt jedoch bislang.

Allgemeinreaktionen

Häufig bis sehr häufig (in 10 bis 20 Prozent der Fälle) kommt es zu leichtem Fieber sowie zu Magen-Darm-Beschwerden wie Appetitlosigkeit, Übelkeit und Erbrechen. Als weitere häufige Nebenwirkungen gelten Reizbarkeit, Schreien, Schlafstörungen, Müdigkeit und Schläfrigkeit. Gelegentlich zeigen sich auch Hautauschläge oder Symptome eines Atemweginfekts, selten einer Mittelohrentzündung oder Atemnot infolge einer Verkrampfung der Bronchialmuskulatur (Bronchospasmus). In der Regel sind alle diese Erscheinungen vorübergehender Natur und klingen rasch und folgenlos ab.

Komplikationen

Komplikationen sind laut Robert Koch-Institut bislang nicht bekannt. Allerdings hat inzwischen die US-Zulassungehörde FDA angeordnet, dass die Herstellerfirma im Beipackzettel von Rotateq® als schwere Nebenwirkung das Kawasaki-Syndrom aufnehmen muss. Hierbei handelt es sich um ein schweres, aber nicht ansteckendes Krankheitsbild mit hohem Fieber, Lymphknotenschwellungen und Entzündungen der Blutgefäße sowie fleckigem Hautsausschlag und Rötungen von Handflächen und Fußsohlen. In bis zu zehn Prozent der Fälle führt es zu schweren bis lebensbedrohlichen Herzkomplikationen.

Das sagt der Kritiker
Skeptiker halten das Impfprogramm gegen Rotavirusinfektionen schon allein deshalb für verfehlt, weil der zumeist harmlose Krankheitsverlauf aus ihrer Sicht keinesfalls das Risiko für mögliche Impfnebenwirkungen rechtfertigt. Außerdem befürchten einige, dass durch das Ausschalten der häufigsten Serotypen durch breite Impfprogramme über kurz oder lang andere Serotypen an ihre Stelle treten und dann vielleicht sogar schwerere Krankheitsverläufe hervorrufen könnten – ein Argument, das Impfkritiker etwa auch gegen die Meningokokken- und Pneumokokkenimpfung anführen. Angesichts des mehr als zweifelhaften Nutzens sei es den gesetzlichen Krankenkassen in Deutschland nicht zumutbar, die relativ hohen Impfkosten zu tragen. Dies ist derzeit auch nicht der Fall, könnte sich jedoch ändern, wenn die Rotavirusimpfung von der STIKO öffentlich (als Standardimpfung) empfohlen wird: Dann würde die Impfung in der Tat automatisch eine Pflichtleistung, für die die gesetzlichen Krankenkassen die Kosten übernehmen müssten.

Häufige Fragen

? Wie oft tritt eine Rotavirusinfektion auf?

Seit 2001 sind Rotaviruserkrankungen meldepflichtig, sodass für Deutschland inzwischen konkrete Daten vorliegen. Beispielsweise wurden dem Robert Koch-Institut im Jahr 2006 67 029 Erkrankungsfälle übermittelt. 75 Prozent dieser Erkrankungen (50 272) betrafen Kinder im Alter bis zu fünf Jahren. Von diesen Kindern mussten 23 628 (47 Prozent) im Krankenhaus behandelt werden. Zwölf Prozent der Erkrankungen (8043) traten bei über 60-Jährigen auf. 2007 war die Erkrankungsrate mit 59 346 gemeldeten Fällen leicht rückläufig. Vermutlich liegt die tatsächliche Erkrankungsrate noch deutlich höher, da eine Stuhldiagnostik in der alltäglichen Routine nur bei schwer verlaufenden Erkrankungen oder bei Erkrankungshäufungen durchgeführt wird. Andererseits dürften jedoch aus dem gleichen Grund die Rotavirusinfektionen, die in den Krankenhäusern diagnostiziert wurden, in den Meldedaten des Robert Koch-Instituts überrepräsentiert sein.

? Erzeugt eine einmal durchgemachte Rotavirusinfektion eine lebenslange Immunität?

Nein, eine Reinfektion oder auch eine Neuinfektion mit einem anderen Serotyp sind praktisch in jedem Lebensalter möglich; jedoch ist der Krankheitsverlauf jenseits des Säuglings- beziehungsweise Kleinkindalters sehr viel milder und bedarf im Allgemeinen keiner Behandlung in einem Krankenhaus. Allerdings steigt etwa ab dem 60. Lebensjahr das Risiko für eine schwere Verlaufsform wieder an, sodass in diesem Alter in seltenen Fällen die Einweisung in eine Klinik notwendig ist. Nach den Meldedaten des Robert Koch-Instituts müssen 35 Prozent der Erkrankten in dieser Altersgruppe im Krankenhaus behandelt werden.

? Mein Baby macht vermutlich gerade eine Rotavirusinfektion durch. Wie kann ich mich schützen?

Leider ist eine Ansteckung wohl nur schwer zu vermeiden. Allein das Windelwechseln birgt eine hohe Übertragungsgefahr, weil das Rotavirus im Stuhl bis zu acht Tage infektiös bleibt. Außerdem überlebt es auf glatten Oberflächen etwa von Wickeltischen oder Spielzeug mehrere Stunden. Allenfalls lässt sich das Ansteckungsrisiko mit häufigem Händewaschen minimieren. Immerhin erkranken Erwachsene, wenn überhaupt, in der Regel an einer leichten Verlaufsform, die zudem kaum länger als drei Tage anhält.

? Wie lange ist eine Rotavirusinfektion ansteckend?

Die Gefahr sich anzustecken besteht während des akuten Krankheitsstadiums beziehungsweise solange das Virus mit dem Stuhl ausgeschieden wird – also etwa acht Tage nach

Krankheitsbeginn. In Einzelfällen kann die Virusausscheidung aber auch wesentlich länger andauern, zum Beispiel bei Frühgeborenen oder Personen mit Immunschwäche.

? Woran erkenne ich, dass mein Kind unter einer Austrocknung leidet?

Bei schwerem Flüssigkeitsverlust besteht die Gefahr, dass sich ein lebensgefährlicher Schock entwickelt. Bei Säuglingen können Frühzeichen einer Austrocknung (Dehydratation) sein: Durst, trockene Schleimhäute beziehungsweise trockene Lippen, Zunge und Mundschleimhaut sowie weniger schwere Windeln. Das Kind macht einen entkräfteten Eindruck, ist aber nicht teilnahmslos. Wird die Haut so trocken, dass zum Beispiel am Bauch Falten zurückbleiben, wenn Sie sie mit den Fingern anheben, und bilden sich diese Falten nur langsam oder kaum mehr zurück, spricht dies für eine fortgeschrittene Austrocknung. Das Gleiche gilt, wenn die Haut blass-grau aussieht, der Säugling kaum mehr Urin lässt und zunehmend schläfriger wirkt. Spätestens jetzt sollten Sie mit Ihrem Kind unbedingt das nächste Krankenhaus aufsuchen. Dort können umgehend Infusionen verabreicht werden.

? Warum muss mit dem einen Impfstoff dreimal und mit dem anderen Impfstoff nur zweimal geimpft werden?

Beide Rotavirus-Impfstoffe enthalten abgeschwächte Lebendviren – der Impfstoff, der gegen den Serotyp G 1P gerichtet ist (Rotarix®), hat jedoch eine höhere Vermehrungsrate im Darm als der Impfstoff, der von den Serotypen G1, G2, G3, G4 und P[8] (Rotateq®) abgeleitet ist. Dies liegt vor allem daran, dass die in dem Rotateq®-Impfstoff enthaltenen Viren gentechnisch verändert sind. Dementsprechend genügt bei Rotarix® eine geringere Dosis, die durch zwei Impfungen im Abstand von mindestens vier Wochen abgedeckt ist. Auf Sicherheit und Wirkung der Impfstoffe hat die unterschiedliche Dosierung jedoch keinen Einfluss: Beiden Impfstoffen wird eine hohe Wirksamkeit und gute Verträglichkeit bescheinigt.

? Ich habe gehört, dass nach der Impfung Impfviren mit dem Stuhl ausgeschieden werden können. Besteht dadurch die Gefahr einer Ansteckung?

Da es sich bei den Impfstoffen um Lebendviren handelt, ist es durchaus möglich, dass Impfviren zumindest nach der ersten Impfung mit dem Stuhl ausgeschieden werden – und zwar bis zu sieben Tage lang. In dieser Zeit kann zwar eine Übertragung auf Kontaktpersonen stattfinden, doch gehen damit in der Regel keine Beschwerden einher. Vorsichtshalber sollten jedoch Personen, deren Immunsystem durch eine Erkrankung oder die Einnahme von Medikamenten stark geschwächt ist, den Kontakt mit geimpften Säuglingen meiden.

? Wie lange hält der Impfschutz vor?

Zur Dauer des Impfschutzes liegen bislang keine verlässlichen Daten vor. Man geht aber davon aus, dass die Schutzwirkung nicht länger als maximal drei Jahre besteht.

? Was spricht dafür, mein Baby gegen Rotaviren impfen zu lassen?

Auch wenn in Deutschland eine Durchfallerkrankung durch Rotaviren in der Regel nicht lebensbedrohlich ist, kann sie gerade bei jungen Säuglingen und Kleinkindern einen schweren Verlauf nehmen. Mitunter ist sogar eine stationäre Behandlung mit Infusionen in der Klinik nötig, etwa um Austrocknungserscheinungen entgegenzuwirken. Aus diesem Grund empfehlen beispielsweise die Europäische Gesellschaft für Pädiatrische Infektionskrankheiten, die Europäische Gesellschaft für pädiatrische Gastroenterologie, Hepatologie und Ernährung sowie die Deutsche Akademie für Kinder- und Jugendmedizin e.V. – der Dachverband aller Fachgesellschaften der Kinder- und Jugendärzte –, Säuglinge ab sechs Wochen mit der Schluckimpfung gegen Rotaviren zu schützen. Fakt ist aber auch, dass mit der Rotaviren-Impfung von den hiesigen Gesundheitsbehörden, Gesundheitsverbänden und Ärzten erstmals eine Impfung

WICHTIG

Auch wenn hierzulande inzwischen keine Polioschluckimpfung mehr durchgeführt wird (→ Seite 129): Die Gesundheitsbehörden weisen dennoch vorsorglich darauf hin, dass der zeitliche Abstand zwischen der Verabreichung einer Polioschluckimpfung und der einer Rotavirusschluckimpfung mindestens zwei Wochen betragen sollte.

ins Bewusstsein der Öffentlichkeit gerückt wird, bei der es nicht mehr primär darum geht, eine schwere Erkrankung mit einem hohen Komplikations- oder gar Todesrisiko zu verhindern. Vielmehr zielt die Impfung vornehmlich darauf ab, die Krankheitslast zu senken. Aus diesem Grund müssen Eltern noch mehr als bei anderen Impfungen selbst entscheiden: Teilen sie diese Haltung und möchten sie ihrem Kind (und sich selbst) auf jeden Fall einige Tage Leiden ersparen? Oder wollen sie das Kind lieber nicht dem zwar sehr geringen, aber eben doch vorhandenen Risiko für Impfnebenwirkungen aussetzen?

? Kann die Impfung gegen Rotaviren zeitgleich mit anderen Impfungen verabreicht werden?

Sie kann gleichzeitig mit anderen Einzelimpfungen beziehungsweise mit Fünffach- oder Sechsfach-Kombinationsimpfung gegen Diphtherie, Tetanus, Keuchhusten, Kinderlähmung (Polio), Haemophilus influenzae b (Hib) und Hepatitis B erfolgen. Außerdem ist eine zeitgleiche Gabe mit einem Konjugat-Impfstoff gegen Pneumokokken (→ Seite 172 ff.) möglich.

? Werden die Kosten für eine Rotavirenimpfung von den gesetzlichen Krankenkassen übernommen?

Weil die Impfung gegen Rotaviren derzeit von der STIKO nicht als Standardimpfung empfohlen wird, sind die gesetzlichen Krankenkassen auch nicht verpflichtet, die Kosten für die Impfung zu übernehmen. Fragen Sie deshalb am besten bei

Ihrer Krankenkasse nach, bevor Sie Ihr Kind impfen lassen: Können Sie mit einer Kostenerstattung rechnen oder müssen Sie die Impfung aus eigener Tasche zahlen?

? Ich habe gehört, dass der erste Rotavirus-Impfstoff wieder vom Markt genommen wurde. Was waren die Gründe dafür?

Das ist richtig: Bereits 1998 wurde in den USA ein Rotavirusimpfstoff (Rotashield®) zugelassen, der jedoch einige Monate später wieder vom Markt genommen werden musste, weil er schwere Nebenwirkungen mit sich brachte. Vor allem stellte sich heraus, dass mit diesem Impfstoff geimpfte Säuglinge ein etwa dreifach höheres Risiko für eine Darmeinstülpung (Invagination) trugen als nicht geimpfte Säuglinge. Bei den neuen Rotavirus-Impfstoffen gibt es dagegen bis dato keine Hinweise auf ein erhöhtes Risiko für Darmeinstülpungen im ersten Lebenshalbjahr.

Pro und Kontra

Für eine Impfung spricht ...

... die hohe Schutzrate der Impfung, durch die im Säuglings- und Kleinkindalter in vielen Fällen schwere Krankheitsverläufe und dadurch bedingte Einweisungen in ein Krankenhaus vermieden werden können.

Gegen eine Impfung spricht ...

... die Möglichkeit, dass Nebenwirkungen auftreten.

... dass die Erkrankung in der Regel ohne Folgen nach spätestens sieben Tagen von selbst verschwindet.

... dass mögliche Auswirkungen der Impfstoffe auf die frühkindliche Entwicklung derzeit noch nicht vollständig abgeschätzt werden können.

... dass Langzeitstudien noch ausstehen, mit denen die effektive Wirksamkeit, aber auch Art und Häufigkeit von Nebenwirkungen der Impfstoffe genau benannt werden können.

Tetanus

- **Standardimpfung**
- **Basisimpfung:** Zur Grundimmunisierung empfiehlt die STIKO drei Impfungen bzw., wenn die Impfung in Kombination mit der Keuchhustenimpfung erfolgt, vier Impfungen ab dem dritten Lebensmonat. Der Abstand zwischen den ersten Impfungen sollte mindestens vier Wochen, zwischen der vorletzten und letzten Impfung mindestens sechs Monate (im 11. bis 14. Lebensmonat) betragen.
- **Auffrischimpfung:** Die erste Auffrischimpfung wird im Alter von fünf bis sechs Jahren, die nächste mit 9 bis 17 Jahren empfohlen. Danach sollte sie alle zehn Jahre, jedoch möglichst nicht vor Ablauf von fünf Jahren durchgeführt werden.
- **Bei akuten Verletzungen** wird in der Regel aufgefrischt, wenn die letzte dokumentierte Tetanusimpfung länger als fünf Jahre zurückliegt.

Die Erkrankung

Tetanus (Wundstarrkrampf) ist eine schwere bakterielle Infektionskrankheit, die durch Clostridium tetani hervorgerufen wird. Die Erreger sind weltweit verbreitet und kommen vor allem im Darm verschiedener Nutztiere vor; mit den Tierexkrementen gelangen sie ins Erdreich, wo sie mehrere Jahre überlebensfähig sind. In den menschlichen Körper dringt der Erreger in der Regel über eine Verletzung, aber auch durch einen Tierbiss oder Unfall ein. Im Körper bilden die Erreger Giftstoffe (Tetanustoxine), die sich über Nervenbahnen und Rückenmark ins Gehirn ausbreiten und dort Nervenzellen blockieren.

Welche Symptome sind typisch?

Da als Erstes die von kurzen Nerven versorgten Muskeln betroffen sind, kommt es neben wachsender Unruhe, Schlafstörungen und Schmerzen im Bereich der Verletzung vor allem zu Muskelschmerzen. Es folgt eine zunehmende Nackensteifigkeit, bald auch eine Verkrampfung der Kau- und Gesichtsmuskulatur (Kieferklemme, grinsender Gesichtsausdruck). Schließlich wird von Kopf und Nacken ausgehend der ganze Körper von einer Muskelstarre erfasst. Setzt die Behandlung zu spät ein, kommt es zum Atem- und Herzstillstand. Außerdem zerstört das Bakteriengift die roten Blutkörperchen.

Welche Behandlung kommt infrage?

Es wird ein Gegengift (Antitoxin) zur Neutralisierung des Bakteriengifts injiziert. Zusätzlich erfolgt eine Infusion von hochdosierten Antibiotika, um die toxinbildenden Bakterien abzutöten; das befallene Gewebe im Verletzungsbereich wird chirurgisch entfernt, um die weitere Toxinbildung in der Wunde zu stoppen. Gleichzeitig erfolgt eine intensivmedizinische Überwachung der Vitalfunktionen. Da die Muskelkrämpfe auch durch akustische und optische Reize ausgelöst werden können, wird der Patient oft in einem abgedunkelten und schallgeschützten Raum untergebracht.

Wie hoch ist die Wahrscheinlichkeit zu erkranken?

Der Erreger kommt praktisch überall auf der Welt vor, besonders in (Garten-)Erde, Staub oder Exkrementen (insbesondere von Pferden oder Rindern). So gesehen, ist das Risiko, an Tetanus zu erkranken, allgegenwärtig. Tatsächlich bestehen jedoch deutliche regionale Unterschiede: Insbesondere in feuchtwarmen Ländern mit niedriger Impfrate und schlechter medizinischer Versorgung erkranken und sterben auch heute noch viele Menschen an Tetanus. Dagegen ist die Erkrankungsrate in den modernen Industriestaaten heute dank umfassender Impfungen sowie verbesserter Lebensbedingungen gering. Während beispielsweise in Deutschland vor 1970 noch weit über 100 Erkrankungen jährlich verzeichnet wurden, waren es in den letzten Jahren stets weniger als 15 Fälle – überwiegend Erwachsene über 50 Jahre.

Wie wird die Erkrankung übertragen?

Ausgangspunkt ist eine Verletzung der Haut, die den Erregern als Eintrittspforte in den Körper dient. Dort bilden sich dann die gefährlichen Giftstoffe.

Wann treten die ersten Symptome auf?

Die Zeit zwischen der Infektion und dem Beginn der Symptome beträgt zwei Tage bis zu vier Wochen – je nach gebildeter Menge an Bakterientoxin.

Besteht die Gefahr eines tödlichen Verlaufs?

30 Prozent der Betroffenen versterben, wenn die Tetanuserkrankung unbehandelt bleibt beziehungsweise die Therapie zu spät einsetzt. Generell gilt: Je kürzer die Inkubationszeit (also die Spanne zwischen Infektion und ersten Symptomen), desto mehr Toxin befindet sich im Körper und desto höher ist das Risiko für einen tödlichen Verlauf.

Die Impfung

Welcher Impfstoff wird eingesetzt?

Es handelt sich um einen Totimpfstoff, der auf dem Bakteriengift (Toxin) des Tetanuserregers basiert; deshalb wird er auch als Toxoidimpfstoff bezeichnet. Um es zu reinigen und zu »entgiften«, wird das Bakteriengift zuvor einer chemischen Behandlung mit Formaldehyd unterzogen. Zur Verstärkung der immunisierenden Wirkung ist der Impfstoff an Aluminiumhydroxid gebunden (adsorbiert). Auf diese Weise wird das Immunsystem aktiv (Aktivimpfung, → Seite 8 f.) zur Bildung von Antikörpern gegen die Toxine angeregt und macht diese im Falle einer Infektion unschädlich.

Welche Zusätze sind im Impfstoff enthalten?

Neben Spuren von Formaldehyd und Aluminiumhydroxid sind Natriumtimerfonat als Konservierungsmittel und Salze im Tetanusimpfstoff enthalten.

Wird der Impfstoff einzeln oder kombiniert verabreicht?

Der Tetanusimpfstoff wird meist mit dem Diphtherie-, zunehmend auch mit dem Keuchhustenimpfstoff kombiniert oder als Bestandteil eines Sechsfachimpfstoffs verabreicht.

Wie hoch ist die Schutzrate?

Sie beträgt nach der Grundimmunisierung nahezu 100 Prozent.

Wer sollte geimpft werden?

Gemäß den Empfehlungen der STIKO sollten alle Säuglinge ab dem dritten Lebensmonat geimpft werden. Eine Impfempfehlung besteht auch, wenn die letzte Tetanusimpfung länger als zehn Jahre zurückliegt – bei einer akuten größeren oder stark verschmutzten Verletzung schon nach fünf Jahren.

Wann sollte nicht geimpft werden?

- Besteht eine behandlungsbedürftige Erkrankung, sollte erst zwei Wochen nach vollständiger Genesung geimpft werden. Banale Erkältungen stellen keinen Hinderungsgrund dar.
- Kam es bei einer vorangegangenen Impfung zu einer allergischen Reaktion auf Bestandteile des Impfstoffs oder ist eine Allergie oder Überempfindlichkeit gegen einen der im Impfstoff enthaltenen Bestandteile bekannt, sollte von einer (weiteren) Impfung abgesehen werden. Gleiches gilt, wenn sich als Folge der Impfung Erkrankungen der Nieren (Glomerulonephritis), eine vorübergehende Verminderung der für die Blutgerinnung bedeutsamen Blutplättchen (Thrombozytopenie), neurologische oder andere Komplikationen entwickelt haben. In diesem Fall wird auch bei akuten Verletzungen auf die aktive Impfung verzichtet und nur Tetanusimmunglobulin verabreicht.

Welche Nebenwirkungen sind bekannt?

Die Tetanusimpfung ist gut verträglich. Da sie meist in Kombination mit anderen Impfungen erfolgt, kann bei einer möglichen Impfreaktion nicht immer zweifelsfrei geklärt werden, welche Komponente ursächlich verantwortlich ist. Wie bei der Diphtherie- (→ Seite 27 ff.) werden mit der Tetanusimpfung Gefäßentzündungen (Vaskulitiden), neurologische Komplikationen, Nierenerkrankungen (Glomerulonephritis) sowie eine vorübergehende Verminderung der für die Blutgerinnung bedeutsamen Blutplättchen (Thrombozytopenie) in Verbindung gebracht. Laut Robert Koch-Institut handelt es sich aber um Einzelfälle; der Zusammenhang ist bislang nicht geklärt.

Reaktionen an der Impfstelle

Sehr häufig (in zirka 20 Prozent der Fälle) treten meist bis drei Tage nach der Impfung eine vorübergehende Rötung, Schmerzen und Schwellungen im Bereich der Injektionsstelle auf; mitunter schwellen auch die benachbarten Lymphknoten an und sind druckschmerzhaft. Das Risiko dafür nimmt zu, je häufiger geimpft wurde. Gelegentlich bilden sich schmerzhafte Verhärtungen oder Knoten an der Einstichstelle.

Allgemeinreaktionen

Häufig (bei ein bis zehn Prozent) kommt es zu leichtem Fieber, zu grippeähnlichen Symptomen wie Abgeschlagenheit, Frösteln, Kopf- und Gliederschmerzen sowie zu Magen-Darm-Beschwerden wie Übelkeit und Erbrechen. Von diesen Allgemeinreaktionen ist besonders oft betroffen, wer bereits häufiger gegen Tetanus geimpft wurde. Die Erscheinungen klingen jedoch im Allgemeinen nach 24 bis 48 Stunden wieder ab.

Allergische Reaktionen und andere Komplikationen

Allergische Reaktionen an der Haut (wie Nesselsucht) und/ oder den Atemwegen (etwa asthmatische Beschwerden) bis hin zum allergischen Schock sind sehr selten und treten meist unmittelbar nach der Impfung auf. In Einzelfällen wurden Erkrankungen des zentralen und peripheren Nervensystems wie aufsteigende Lähmungen bis hin zur Atemlähmung (Guillain-Barré-Syndrom) sowie Entzündungen peripherer Nervengeflechte (Plexusneuritiden) beobachtet.

Das sagt der Kritiker

Da die Tetanusgefahr in westlichen Industrieländern so gering sei, halten es Impfgegner nicht für gerechtfertigt, in Deutschland eine möglichst hohe Durchimpfungsrate zu erzielen. Dabei berufen sich einige von ihnen auf Berechnungen, die zwar teilweise unter den jährlich veröffentlichten Fallzahlen des Robert Koch-Instituts liegen, allerdings auch nur auf Schätzungen beruhen.

Ein weiteres Argument gegen die Impfung ist der im Tetanusimpfstoff enthaltene Hilfsstoff Aluminium: So mancher Skeptiker hat den Verdacht, dass dieser Stoff die Entstehung von Autoimmunerkrankungen und neurologischen Erkrankungen begünstige. Ebenso wird der – wenn auch sehr geringe – Anteil an Formaldehyd im Tetanusimpfstoff für die Entwicklung von Allergien verantwortlich gemacht. Diesen potenziellen Gefahren halten die Impfgegner entgegen, dass der beste Schutz vor einer Tetanusinfektion nicht die Impfung, sondern vielmehr eine gesunde Lebensführung und eine optimale Wundversorgung sei. Deshalb stellen vor allem einige Vertreter der klassischen Homöopathie und der anthroposophischen Medizin die Notwendigkeit der Tetanusimpfung als Standardimpfung infrage. Ihrer Meinung nach sollten sich die Mediziner stattdessen verstärkt darum bemühen, die Öffentlichkeit beispielsweise über die Prinzipien der gesunden Ernährung und über den angemessenen Umgang mit einer Verletzung zu informieren. Solche Maßnahmen würden völlig ausreichen, um die Erkrankungsgefahr in Deutschland weitgehend zu bannen.

Nicht zuletzt bezweifeln einige Skeptiker die Ergebnisse von Langzeitstudien, die der Tetanusimpfung bei ausreichender Grundimmunisierung und regelmäßigen Auffrischimpfungen eine hohe Wirksamkeit bescheinigen. Stattdessen verweisen sie darauf, dass nicht einmal eine durchgemachte Tetanuserkrankung eine Immunität erzeugt – und folglich auch mit dem abgeschwächten Toxin im Impfstoff keine Immunität erzielt werden könne.

Häufige Fragen

Ist eine Tetanusimpfung heute noch notwendig?

Ja. Denn im Gegensatz zu manch anderen Infektionskrankheiten, bei denen zumindest theoretisch die verursachenden Erreger durch eine hohe Durchimpfungsrate oder eine deutliche Verbesserung der Lebensbedingungen weitgehend eliminiert werden könnten, lassen sich die Tetanuserreger nicht ausrotten. Die Mikroorganismen, die als Sporen extrem umweltresistente Dauerformen bilden und ohne Sauerstoff auskommen, gehören zu den besonders widerstandsfähigen Erregern, die Jahre und sogar Jahrzehnte überleben können. Hinzu kommt: Effektive Schutzmaßnahmen vor einer Infektion gibt es bislang nicht. So können etwa Handschuhe bei der Gartenarbeit das Infektionsrisiko zwar minimieren, jedoch nicht restlos beseitigen.

Mein Kind ist drei Monate alt und soll nun gegen Tetanus geimpft werden. Ist das wirklich nötig?

In den ersten Lebenswochen ist der Säugling noch durch die mütterlichen Antikörper geschützt, danach besteht keine Immunität mehr. Doch auch bei Babys lassen sich bestimmte Risikosituationen wie ein Unfall im Straßenverkehr oder ein Tierbiss nicht 100-prozentig ausschließen. Deshalb plädieren viele Kinderärzte dafür, nicht erst das Krabbelalter abzuwarten, sondern möglichst frühzeitig zu impfen.

Ist Tetanus ansteckend?

Nein, eine Übertragung von Mensch zu Mensch ist nicht möglich. Deshalb gibt es auch keine »Tetanusepidemie«.

Bei welchen Verletzungen ist die Gefahr, sich mit Tetanus zu infizieren, besonders groß?

Grundsätzlich gilt: Je größer und verschmutzter die Verletzung, desto größer ist die Tetanus-Infektionsgefahr. Besonders leicht infiziert man sich durch tiefe Wunden, die mit Erde oder Straßenstaub verunreinigt sind, durch den Biss eines Tieres, durch das Eindringen eines verrosteten Nagels in die Haut oder bei einem offenen Knochenbruch. Ebenso können Dornen und Holzsplitter mit Tetanuserregern besiedelt sein. Es müssen jedoch nicht immer große Verletzungen sein, da die Keime auch durch kleine, vielleicht sogar unbemerkt gebliebene Kratzer und Risse in den Körper gelangen können. Im Freien sind (kleine) Schnitt- oder Stichwunden besonders infektionsgefährdet.

? Lässt sich einer Tetanusinfektion duch eine angemessene Wundversorgung vorbeugen?

Mit einer angemessenen Versorgung von verschmutzten Wunden können Sie das Risiko, an Tetanus zu erkranken, zwar reduzieren, aber nicht 100-prozentig ausschalten – dies ist nur mit einem ausreichenden Impfschutz gegen Tetanus gewährleistet. Gleichwohl ist eine sorgfältige Wundbehandlung unverzichtbar, zumal auch andere Bakterien die Wunde infizieren können.

? Wann sollte ich die Wundbehandlung besser einem Arzt überlassen?

Kleinere, leicht verschmutzte Wunden können Sie selbst behandeln, indem Sie sie sofort gründlich mit Wasser reinigen und dann desinfizieren. Anschließend wird die Verletzung mit einem Pflaster oder einer sterilen Mullbinde versorgt. Handelt es sich dagegen um eine größere Schädigung der Haut (beispielsweise eine großflächige Schürfwunde oder Verbrennung), ist die Wunde stark verschmutzt oder blutet sie stark, sollten Sie die Wundversorgung unbedingt dem Arzt überlassen. Gleiches gilt, wenn die Verletzung durch einen Tierbiss hervorgerufen wurde oder ein Fremdkörper (etwa ein Nagel, ein größerer Holz- oder Glassplitter) tief in die Haut eingedrungen ist und/ oder nicht (vollständig) entfernt werden konnte. Bei Verdacht auf eine Wundinfektion ist ebenfalls ein Arztbesuch notwendig. Typische Anzeichen dafür sind Schmerzen sowie eine Rötung, Überwärmung und Schwellung im Bereich der Wunde.

? Muss bei jeder Verletzung gleich gegen Tetanus geimpft werden?

Gemäß den Empfehlungen der STIKO kann auf eine Tetanusimpfung verzichtet werden, wenn es sich um eine geringfügige saubere Wunde handelt. Außerdem dann, wenn die Auffrischimpfung weniger als fünf Jahre zurückliegt.

? Muss ich mich bei einer größeren verschmutzten Verletzung im Erwachsenenalter mehrmals impfen lassen?

Wenn Sie bereits im Säuglings- oder Kindesalter eine komplette Grundimmunisierung erhalten haben, genügt eine Impfung zur Auffrischung. Und auch diese erfolgt nur, wenn die letzte dokumentierte Auffrischimpfung länger als fünf Jahre zurückliegt. Erst wenn die letzte Tetanusimpfung vor mehr als 20 Jahren erfolgte, werden zwei Impfungen im Abstand von vier Wochen empfohlen.

? Nach einem Hundebiss bekam ich eine Auffrischimpfung und Tetanusimmunglobulin. War dies notwendig?

Tetanusimmunglobulin wird bei fehlendem oder nicht mehr ausreichendem Impfschutz zusätzlich verabreicht – zum Beispiel dann, wenn die dokumentierte Auffrischimpfung mehr als fünf Jahre zurückliegt. Ist die Verletzung älter als 24 Stunden, wird die aktive Impfung oft ebenfalls mit der passiven kombiniert, um auf Nummer sicher zu gehen. Da die Wirkung der injizierten humanen Antikörper praktisch sofort einsetzt, wird so die Zeit überbrückt, die das Immunsystem benötigt, um auf die aktive Tetanusimpfung mit der Bildung von Antikörpern zu reagieren.

? Ich bin nicht gegen Tetanus geimpft. Bin ich im Fall einer Verletzung gefährdet?

Da die Erreger praktisch überall in unserer Umwelt vorkommen, besteht grundsätzlich ein gewisses Infektionsrisiko. Und weil im Fall einer Erkrankung immer ein lebensbedrohlicher

Verlauf droht, ist es ratsam, die Schutzimpfung baldmöglichst nachzuholen. Haben Sie sich eine stark verschmutzte Wunde zugezogen, ohne geimpft zu sein, sollten Sie rasch den Arzt aufsuchen: Erfolgt eine Impfung in Kombination mit der Gabe von Tetanusimmunglobulin (Simultanimpfung, → Seite 9) in den ersten 24 Stunden nach der Verletzung, kann das Risiko einer Tetanuserkrankung weitgehend ausgeschlossen werden.

? Ich weiß nicht, wann ich meine letzte Tetanusimpfung hatte. Ist das ein Problem, wenn ich mich verletze?

Hierzulande sind Ärzte verpflichtet, bei unbekanntem Tetanus-Impfstatus zu impfen, wenn ein Patient mit einer behandlungsbedürftigen Verletzung vorstellig wird. Um eine mögliche »Überimpfung« zu vermeiden, die zu verstärkten örtlichen Reaktionen führen kann, ist es daher zweifellos günstiger, wenn Sie im Fall des Falles Ihr Impfbuch vorlegen können. Gegebenenfalls empfiehlt es sich, mithilfe einer Bestimmung der Antikörper gegen Tetanus im Blut zu ermitteln, ob ein ausreichender Impfschutz besteht. Im Übrigen führt aber auch eine Überstimulierung des Immunsystems infolge zu häufigen Tetanusimpfens nicht zu einem erhöhten Risiko für schwerwiegende Impfkomplikationen.

Pro und Kontra

Für eine Impfung spricht ...

... die Schwere der Krankheit, die häufig tödlich verläuft und auch nach überstandener Krankheit keine ausreichende Immunität bewirkt.

... die Unmöglichkeit, den Tetanuserreger auszurotten.

... eine hohe Schutzrate von bis zu 100 Prozent.

... eine gute Verträglichkeit: Trotz häufig auftretender Lokalreaktionen sind schwere Impfreaktionen extrem selten.

Gegen eine Impfung spricht ...

... die Möglichkeit, dass Nebenwirkungen auftreten.

Tollwut (Rabies)

- **Indikationsimpfung**

- **Basisimpfung:** Nach der ersten Impfung (in jedem Lebensalter möglich) erfolgt die zweite Impfung sieben Tage, die dritte Impfung 28 Tage und die vierte Impfung ein Jahr später.

- **Auffrischimpfung:** Eine Auffrischimpfung ist – je nach Herstellerangaben – alle zwei bis fünf Jahre bzw. ein Jahr nach erfolgter Grundimmunisierung und dann alle fünf Jahre notwendig. Es wird empfohlen, jährlich eine Blutuntersuchung zur Bestimmung der noch vorhandenen Antikörper durchzuführen, um den idealen Termin für die Auffrischimpfung zu ermitteln. Bei Antikörpertitern von weniger als 0,5 I.E./ml ist eine Auffrischimpfung erforderlich. Ebenso ist eine Auffrischimpfung notwendig, wenn es (erneut) zu einem Tierbiss gekommen ist, und zwar unabhängig davon, wann die Grundimmunisierung bzw. die letzte Auffrischimpfung erfolgt ist.

Die Erkrankung

Tollwut ist eine weltweit verbreitete, in der Regel tödlich verlaufende Erkrankung des zentralen Nervensystems, die durch das Tollwutvirus (Rabies- oder Lyssavirus) hervorgerufen wird. Prinzipiell können alle Säugetiere und bedingt auch Vögel erkranken, meist sind jedoch fleischfressende Säugetiere betroffen. Menschen infizieren sich hauptsächlich über den Speichel eines infizierten Wild- oder Haustieres, etwa nach Biss- oder Kratzverletzungen, nach Belecken verletzter Hautstellen durch das Tier oder wenn Speichel eines infizierten Tieres auf Schleimhäute von Augen, Mund und Nase gelangt.
Ist das Tollwutvirus in den menschlichen Organismus eingedrungen, vermehrt es sich in der Nähe der Eintrittspforte zunächst in den Muskelzellen und wandert dann langsam über die peripheren Nerven ins Rückenmark und schließlich

ins Gehirn. Von dort breitet sich das Virus weiter aus – unter anderem in die Speichel-, Tränen- und Haarbalgdrüsen, wo es sich wiederum vermehrt und mit den Drüsensekreten (vor allem Speichel) ausgeschieden wird. Dieser Vorgang dauert in der Regel drei bis vier Tage. Ist das Virus durch einen Biss direkt in die Blutbahn gelangt, erreicht es das Zentralnervensystem sehr viel schneller. Hat sich das Virus erst einmal im Gehirn festgesetzt, ist eine Impfung nicht mehr wirksam. Zwei bis zehn Tage, nachdem die ersten Symptome aufgetreten sind, fällt der Betroffene ins Koma und stirbt an Atemversagen; die wenigen Überlebenden haben bislang immer schwerste Gehirnschäden davongetragen.

Welche Symptome sind typisch?

Tollwut verläuft beim Menschen meist in Stadien: Das Initialstadium (Prodromalstadium) ist zunächst von uncharakteristischen Beschwerden wie Kopfschmerzen und Abgeschlagenheit gekennzeichnet. Im weiteren Verlauf nehmen Schmerzen, Juckreiz und Missempfindungen im Bereich der Bisswunde zu; Fieber besteht dagegen oft nicht. In der akuten neurologischen Phase zeigt sich meist das Bild einer Gehirnentzündung (Enzephalitis) mit immer stärker werdenden Kopfschmerzen, Fieber, Bewusstseinstrübung bis hin zum Bewusstseinsverlust, Krämpfen und Lähmungserscheinungen. Sind zunächst vor allem die peripheren Nerven und die Nerven des Rückenmarks betroffen, stehen später aufsteigende Lähmungen ähnlich dem Guillain-Barré-Syndrom im Vordergrund. Diese Variante, die auch als »stille Wut« bezeichnet wird, kommt in zirka 20 Prozent der Fälle vor. Oft entwickelt der Tollwutkranke eine so genannte Hydrophobie: Immer heftiger werdende Schluckbeschwerden münden schließlich in Krämpfe der Schlundmuskulatur, die sogar das Trinken unmöglich machen. Weil der Speichelfluss nicht mehr kontrolliert werden kann, fließt der Speichel aus dem Mund. Der Betroffene hat große Angst vor dem Trinken, wobei schon der Gedanke an Wasser Schluckkrämpfe auslöst. Sein Gemütszustand wechselt zwischen aggressiver und depressiver Verstimmung; ebenso sind Angst- und Erregungszustände, Verwirrtheit und Halluzinationen typisch. Im weiteren Verlauf dominieren zunehmend Zuckungen, Muskelkrämpfe und fortschreitende Lähmungen. Am Ende stehen schließlich Koma und Tod durch eine Atemlähmung (Koma-Stadium).

Welche Behandlung kommt infrage?

Eine Behandlung ist nicht möglich.

Wie hoch ist die Wahrscheinlichkeit zu erkranken?

Ob es nach einem Kontakt mit einem infizierten Tier bei nicht geimpften Personen zu einer Erkrankung kommt, hängt wesentlich von Art und Ausmaß des Kontakts ab sowie davon, wo die Verletzung liegt. So erkranken beispielsweise nach einer tiefen Bisswunde im Gesicht etwa 60 Prozent der Betroffenen, wohingegen oberflächliche Bissverletzungen im Gesicht »nur« in bis zu zehn Prozent, an der Hand sogar »nur« in bis zu fünf Prozent der Fälle eine Erkrankung verursachen.

Wie wird die Erkrankung übertragen?

Eine Ansteckung des Menschen erfolgt in der Regel durch den Biss eines infizierten Tieres. Aber auch von Mensch zu Mensch kann das Tollwutvirus übertragen werden – vor allem durch den direkten Kontakt mit einer verletzten Hautpartie oder bei Kontakt der Schleimhaut (zum Beispiel mit dem Speichel oder dem Erbrochenem des Erkrankten). Mögliche Übertragungswege sind gemeinsames Benutzen des Ess- und Trinkgeschirrs, gemeinsame Nutzung von Zahnbürsten, Küsse oder auch Sexualkontakt mit dem Erkrankten. Auch über Organtransplantate kann das Virus von Mensch zu Mensch übertragen werden.

Wann treten die ersten Symptome auf?

Die Zeit zwischen der Infektion und dem Beginn der Symptome beträgt zehn Tage bis zu mehreren Jahren, in der Regel aber 20 bis 60 Tage. Je näher sich die Bisswunde – und damit die Eintrittspforte der Erreger – am Kopf beziehungsweise an Gehirn und Rückenmark befindet und je tiefer sie ist, desto kürzer ist die Inkubationszeit.

Besteht die Gefahr eines tödlichen Verlaufs?

Eine Infektion mit Tollwut verläuft so gut wie immer tödlich.

Die Impfung

Welcher Impfstoff wird eingesetzt?

Es handelt sich um einen Totimpfstoff, der abgetötete Tollwutviren enthält. In Deutschland sind derzeit zwei Impfstoffe zugelassen, von denen einer auf menschlichen Zellkulturen, der andere auf Hühnerzellen gezüchtet wird. Durch die Impfung wird das Immunsystem aktiv zur Bildung von Antikörpern gegen die Tollwut-Erreger angeregt und macht diese im Falle einer Infektion unschädlich (Aktivimpfung, → Seite 8 f.).

Welche Zusätze sind im Impfstoff enthalten?

Je nach Impfstoff sind entweder Tris(hydroxymethyl)aminomethan, Natriumchlorid, Dinatriumedetat, Kaliumglutamat, Polygeline und Sucrose oder Spuren des Antibiotikums Neomycin, Humanalbumin und Phenolrot enthalten.

Wird der Impfstoff einzeln oder kombiniert verabreicht?

Der Tollwutimpfstoff steht als Einzelimpfstoff zur Verfügung.

Wie hoch ist die Schutzrate?

Rechtzeitig verabreicht, beträgt die Schutzrate nach den ersten drei Teilimpfungen innerhalb von vier Wochen bereits nahezu 100 Prozent und ist damit sehr hoch.

Wer sollte geimpft werden?

Die STIKO empfiehlt die Tollwutimpfung für alle Personen, die von einem tollwutverdächtigen Tier gebissen wurden oder mit einem solchen Kontakt hatten (→ Seite 219). Außerdem empfiehlt sie eine vorbeugende Impfung für Personen, die in Tollwutlaboratorien sowie als Tierärzte, Tierpfleger, Jäger, Waldarbeiter, Tierhändler, Schlachter beziehungsweise in einem ähnlichen Beruf arbeiten. Auch wenn ein längerer Aufenthalt in einem Gebiet mit erhöhter Infektionsgefahr geplant ist, empfiehlt sich eine Impfung.

Wann sollte nicht geimpft werden?

In Hinblick auf den tödlichen Ausgang einer Tollwutinfektion gibt es keine Gegenanzeigen. Wenn Unverträglichkeitsreaktionen zu befürchten sind (etwa gegen das Antibiotikum Neomycin), müssen geeignete Vorsichtsmaßnahmen getroffen werden, um beispielsweise einen anaphylaktischen Schock zu vermeiden oder zu mildern.

Welche Nebenwirkungen sind bekannt?

Der Tollwutimpfstoff ist gut verträglich. Berichte, wonach eine Impfung den akuten Schub einer Multiplen Sklerose auslösen kann, bezeichnet das Robert Koch-Institut als Hypothese, für die es bislang keinen wissenschaftlichen Beleg gibt.

Reaktionen an der Impfstelle

Häufig (in ein bis zehn Prozent der Fälle) treten meist ein bis drei Tage nach der Impfung eine vorübergehende Rötung, Schmerzen und Schwellungen im Bereich der Injektionsstelle auf. Mitunter schwellen auch die benachbarten Lymphknoten an und sind druckschmerzhaft.

Allgemeinreaktionen

Häufig (in ein bis zehn Prozent der Fälle) kommt es zu leichtem Fieber und grippeähnlichen Symptomen wie Abgeschlagenheit, Frösteln, Kopf- und Gliederschmerzen sowie zu Magen-Darm-Beschwerden – etwa Übelkeit und Erbrechen. Ebenso liegen Berichte über Gelenkschmerzen und -schwellungen (Arthralgien) vor. Diese Erscheinungen klingen im Allgemeinen nach 24 bis 48 Stunden wieder ab.

Allergische Reaktionen und andere Komplikationen

Allergische Reaktionen an Haut (wie Nesselsucht) und/oder Atemwegen (etwa asthmatische Beschwerden) bis hin zum allergischen Schock sind sehr selten und treten meist unmittelbar nach der Impfung auf. In Einzelfällen wurden Erkrankungen des zentralen und peripheren Nervensystems wie aufsteigende Lähmungen bis hin zur Atemlähmung (Guillain-Barré-Syndrom) sowie Nervenentzündungen, Sensibilitätsstörungen, Sehnerventzündungen, Muskelkrämpfe und Gangstörungen beobachtet.

Das sagt der Kritiker

In Anbetracht des in der Regel tödlichen Verlaufs gibt es auch von Seiten der Impfkritiker keine nennenswerten Einwände gegen die Tollwutimpfung.

Häufige Fragen

? Hat es in den letzten Jahren in Deutschland Tollwutfälle gegeben?

Die letzten drei Tollwutfälle in Deutschland (1996, 2004 und 2007) wurden alle durch den Biss eines infizierten Tieres im Ausland verursacht. Zuletzt verstarb ein Mann, der während eines Aufenthalts in Marokko von einem streunenden tollwütigen Hund gebissen wurde. Nachdem die Diagnose zweifelsfrei feststand, leiteten die Gesundheitsbehörden umgehend eine umfangreiche Tollwutimpfaktion aller Kontaktpersonen ein, wodurch weitere Erkrankungsfälle verhindert werden konnten.

? Wie hoch ist in Europa das Risiko für eine Tollwutinfektion?

Hierzulande ist das Tollwutrisiko inzwischen extrem gering. Deutschland beispielsweise gehört nach Angaben des Robert Koch-Instituts zu den europäischen Ländern, in denen das

Tollwutvirus durch systematische Bekämpfungsmaßnahmen nahezu vollständig ausgerottet werden konnte. Hierzu haben insbesondere die groß angelegten Impfkampagnen zur oralen Immunisierung der Füchse mittels Impfstoffköder beigetragen; Füchse gelten in unseren Breiten als hauptsächliche Virusträger. Zugleich sind heute mehr als 90 Prozent der Haus- und anderen Wildtiere durch regelmäßige Impfungen vor einer Infektion geschützt. Neben Deutschland gelten heute auch Schweiz, Finnland, Niederlande, Italien, Luxemburg, Frankreich, Belgien sowie Tschechische Republik offiziell als »tollwutfrei«. In Osteuropa wurden zwar Fortschritte erzielt, Tollwut bleibt jedoch ein Problem.

? Wie sieht die Tollwutsituation außerhalb Europas aus?

Tollwut ist weltweit verbreitet. Während die Erkrankung in Nordamerika und Europa insbesondere durch die orale Immunisierung der Füchse stark zurückgedrängt wurde, stellt sie in Afrika, Asien und Lateinamerika weiterhin eine große Gefährdung der Menschen dar; die wichtigsten Virusträger in diesen Ländern sind (streunende) Hunde. Nach Schätzungen der WHO werden jährlich rund 35 000 Tollwuterkrankungen beim Menschen registriert. Die Dunkelziffer liegt jedoch insbesondere in Asien und Afrika deutlich höher; in Einzelfällen sind auch Reisende betroffen. Insgesamt werden jährlich rund 10 Millionen Menschen geimpft, weil der Verdacht besteht, dass sie sich mit Tollwuterregern infiziert haben.

WICHTIG

Nicht immer greifen tollwutkranke Tiere andere Tiere oder den Menschen an. Im Gegenteil: Oft verhalten sie sich sogar auffallend zahm und zutraulich – eine große Gefahr für Kinder. Vorsicht ist daher besonders bei »zutraulichem« Wild geboten. Keinesfalls sollten Sie tote Tiere im Wald anfassen; ebenso sollte der direkte Kontakt mit Fledermäusen gemieden werden.

? Von welchen Tierarten kann eine erhöhte Tollwutgefahr ausgehen?

In unseren Breiten sind besonders Füchse anfällig für Tollwut. Sie sind meist auch die Infektionsquelle für andere wildlebende Tiere wie Dachse, Marder und Rehe, aber auch für Weidetiere wie nicht geimpfte Rinder, Schafe, Ziegen und Pferde oder Haustiere (beispielweise nicht geimpfte Hunde und Katzen). Eichhörnchen, Hasen, Kaninchen, Mäuse und Ratten sind dagegen sehr selten betroffen. In Nordamerika sind zudem Waschbären, Stinktiere und Fledermäuse Träger des Tollwutvirus. Auch in Deutschland wird eine Ausbreitung der Tollwutinfektion unter Fledermäusen beobachtet.

? Ab wann ist ein tollwutinfiziertes Tier ansteckend?

Absolut sicher lässt sich dies nicht vorhersagen. Experten gehen aber davon aus, dass beispielsweise Füchse, Hunde und Katzen das Virus drei bis sieben Tage vor Ausbruch der Erkrankung im Speichel ausscheiden. Sie wären also bereits ansteckend, noch bevor die ersten Symptome auf eine Tollwuterkrankung hinweisen. Somit können auch äußerlich gesund erscheinende Tiere Träger des Tollwutvirus sein und andere Tiere und Menschen infizieren.

? Woran erkenne ich am deutlichsten, dass ein Tier an Tollwut erkrankt ist?

Oft beginnt die Erkrankung mit Wesensveränderungen: Der anhängliche Hund oder die zutrauliche Katze werden plötzlich aggressiv und bissig, das scheue Wildtier ist zutraulich und lässt sich streicheln. Aber auch Unruhe, Wanderlust oder Teilnahmslosigkeit können Hinweise auf eine Tollwutinfektion sein. Darüber hinaus variieren die ersten Krankheitszeichen von Tierart zu Tierart: Hunde und Katzen leiden relativ rasch unter Schluckstörungen und werden meist durch heiseres Bellen oder Miauen, starkes Speicheln und »Schaum« vor dem Mund auffällig. Rinder dagegen zeigen auf der Weide zunächst vor allem Verdauungsstörungen wie Appetitlosigkeit und Durchfall. Über kurz oder lang stellen sich jedoch bei den meisten tollwütigen Tieren eine Übererregbarkeit mit Zwangsbewegungen, vor allem aber Lähmungen der Hinter-, später auch der Vorderbeine ein. Die eigentliche Erkrankung kann dabei zwischen einem Tag und einer Woche dauern. Sie endet jedoch immer tödlich.

WICHTIG

- Nehmen Sie zugelaufene Hunde oder Katzen nicht sofort in die Hausgemeinschaft auf, sondern halten Sie sie erst ein paar Tage im Freien. Lassen Sie sie auf jeden Fall ärztlich untersuchen.
- Größte Vorsicht ist bei totem Wild oder solchen Wildtieren geboten, die zutrauliches Benehmen zeigen. Fassen Sie diese Tiere auf keinen Fall mit ungeschützten Händen an, vor allem aber fangen Sie das »zahme« Wild auf keinen Fall ein, um es mit nach Hause zu nehmen.
- Lassen Sie Ihr Haustier regelmäßig gegen Tollwut impfen.
- Vermeiden Sie im Ausland unbedingt den direkten Kontakt mit streunenden Hunden oder Katzen.
- Suchen Sie – auch und gerade im Ausland – einen Arzt auf, wenn Sie von einem Tier gebissen wurden. Dies gilt umso mehr, wenn der Biss von einem wilden oder unbekannten Tier in einem Gebiet stammt, in dem Tollwut vorkommt, oder das Tier einen verstörten oder aggressiven Eindruck gemacht hat. Lassen Sie in einem solchen Fall unbedingt eine Tollwutimpfung vornehmen. Kennen Sie das Tier, das Sie gebissen hat, sollten Sie sich vergewissern (etwa durch Einsicht in den Impfpass), ob das Tier sicher gegen Tollwut immunisiert ist.
- Denken Sie bei jedem Tierbiss auch daran, Ihren Tetanusschutz zu überprüfen und sich gegebenenfalls impfen zu lassen (→ Seite 207 ff.).

? Was passiert mit einem tollwuterkrankten Tier?

Es ist gesetzlich vorgeschrieben, dass Tiere, die tollwuterkrankt sind oder bei denen der Verdacht auf Tollwut besteht, umgehend vom (Amts-)Tierarzt getötet werden müssen. Gleiches gilt, wenn anzunehmen ist, dass das Tier mit einem tollwutkranken Tier Kontakt hatte.

? Ist grundsätzlich jeder Kontakt mit einem tollwutkranken Tier gefährlich?

Beim bloßen Berühren oder Füttern ist das Erkrankungsrisiko sehr gering. Gleiches gilt, wenn das Tier eine unverletzte Hautpartie beleckt. Doch schon das Lecken an einer minimal verletzten Hautstelle oder ein nicht blutender (!) kleiner Kratzer durch die Zähne eines erkrankten Tieres sind gefährlich. Auch wenn Sie sich mit speichelbenetzten Händen versehentlich die Augen reiben oder mit Ihrer Mundschleimhaut in Berührung kommen, kann es zu einer Infektion kommen.

? Warum ist eine Impfung nötig, wenn man mit der Impfflüssigkeit eines Impfstoffköders in Berührung gekommen ist?

Um Füchse gegen Tollwut zu immunisieren, werden in Gebieten, in denen viele von diesen Tieren leben, nach Fischmehl riechende Impfstoffköder ausgelegt. In Einzelfällen kann es vorkommen, dass auch Menschen mit den braunen Scheiben in Berührung kommen. Zwar handelt es sich bei dem Tollwutimpfstoff für Füchse – anders als beim Impfstoff für Menschen – um einen Lebendimpfstoff mit abgeschwächten Tollwutviren. Die Ansteckungsgefahr wird dennoch als sehr gering eingeschätzt. Um jedes Restrisiko auszuschließen, wird trotzdem eine Impfung empfohlen, sofern die kontaminierte Hautstelle eine kleine Verletzung aufweist (und natürlich auch bei größeren Wunden). In allen anderen Fällen reicht es aus, sich sofort nach Berühren des Köders die Hände gründlich mit Seife und warmem Wasser zu waschen.

Wie sicher ist eine Tollwutimpfung?

Ausschlaggebend ist vor allem der Zeitpunkt der Impfung: Je eher die Impfung nach dem Kontakt mit dem infizierten Tier erfolgt, desto sicherer sind die Erfolgsaussichten. Auf jeden Fall sollte sie in den ersten 24 Stunden stattfinden. Wichtig ist, dass Sie im Falle eines Tierbisses überhaupt an die Möglichkeit einer Tollwutinfektion denken. Ist die Krankheit nämlich erst einmal ausgebrochen, bleibt die Impfung wirkungslos.

Wann muss geimpft werden?

Ansteckungsgefahr	Art der Ansteckung	Immunprophylaxe
geringes Ansteckungsrisiko	Berühren oder Füttern eines erkrankten Tieres; Belecken der intakten Haut	keine Impfung notwendig (Hände gründlich waschen!)
erhöhtes Ansteckungsrisiko	Knabbern an der unbedeckten Haut, oberflächliche, nicht (!) blutende Kratzer durch ein erkranktes Tier, Belecken der Haut, die eine (kleine) Verletzung aufweist; versehentlicher Kontakt mit der Impfflüssigkeit eines beschädigten Impfstoffköders bei (kleinen) Hautverletzungen	Impfung notwendig
hohes Ansteckungsrisiko	jede Form einer Bissverletzung oder Kratzwunde, Kontakt der (Mund-)Schleimhäute mit dem Speichel (z. B. durch Lecken oder Spritzer) eines erkrankten Tieres; versehentlicher Kontakt der Schleimhäute oder einer frischen Hautverletzung mit der Impfflüssigkeit eines beschädigten Impfstoffköders	Impfung sowie eine gleichzeitig mit der ersten Impfung durchgeführten Passivimpfung mit Tollwut-Immunglobulin notwendig (einmalig)

WICHTIG

Der Biss eines tollwutverdächtigen Tieres sollte so lange als tollwutgefährlich betrachtet werden, bis das Gegenteil erwiesen ist. Lassen Sie sich im Zweifelsfall immer impfen.

? Gibt es andere Wege, sich vor Tollwut zu schützen?

Nein, die einzige Möglichkeit, eine Tollwuterkrankung abzuwenden, ist die Impfung. Bevor der Arzt diese vornimmt, wird er die Wunde reinigen und desinfizieren.

? Ist eine Impfung auch in der Schwangerschaft möglich?

Nach derzeitigem Erkenntnisstand kann auch in der Schwangerschaft und Stillzeit gefahrlos geimpft werden.

? Wie kann ich mein Haustier vor Tollwut schützen?

Für Hunde und Katzen steht eine wirksame Tollwutimpfung zur Verfügung. Sie wird nach einer Grundimmunisierung in den ersten Lebensmonaten jedes Jahr aufgefrischt.

? Muss ich meinen Hund gegen Tollwut impfen lassen?

Für die Impfung von Haustieren gibt es hierzulande derzeit keine gesetzliche Pflicht. Sie kann jedoch aus Gründen der Seuchenbekämpfung von den Gesundheitsbehörden angeordnet werden. Tiere, die an Tollwut erkrankt sind oder Kontakt mit infizierten Tieren hatten, müssen laut Tollwutschutzverordnung grundsätzlich getötet werden.

Pro und Kontra

Für eine Impfung spricht ...

... dass die Krankheit unweigerlich zum Tode führt.

Gegen eine Behandlung spricht ...

Es gibt keine Argumente gegen eine Tollwutimpfung.

Windpocken (Varizella)

- **Standardimpfung**
- **Basisimpfung:** Zur Grundimmunisierung empfiehlt die STIKO eine Impfung, die idealerweise ab dem vollendeten 11. bis 14. Lebensmonat verabreicht wird. Sie kann entweder gleichzeitig mit der ersten MMR-Impfung gegen Masern, Mumps und Röteln oder frühestens vier Wochen nach dieser erfolgen. Wird ein Kombinationsimpfstoff gegen Masern, Mumps, Röteln und Windpocken (MMR-V-Impfung) verwendet, ist eine zweite Dosis (im Alter von 15 bis 23 Monaten) erforderlich. Zwischen beiden Impfungen sollten vier bis sechs Wochen Abstand liegen. Außerdem sollten gemäß den Empfehlungen der STIKO ungeimpfte Jugendliche zwischen 9 und 17, die noch keine Windpocken hatten, geimpft werden. Wird ein Einzelimpfstoff eingesetzt, reicht bis zum vollendeten 13. Lebensjahr eine Impfung, danach werden zwei Injektionen empfohlen.
- **Auffrischimpfung** ist nicht vorgesehen

Die Erkrankung

Auslöser der Windpocken (Varizellen) ist das Varizella-zoster-Virus, das weltweit verbreitet ist und nur beim Menschen vorkommt. Nachdem das Virus über die Bindehaut des Auges oder die oberen Atemwege in den Organismus eingedrungen ist, vermehrt es sich zunächst in den lokalen Lymphknoten, später auch in anderen Organen wie Milz oder Leber; von dort gelangt es dann zur Hautoberfläche. Etwa neun bis zehn Tage später kommt es zum typischen Hautausschlag mit flüssigkeitsgefüllten, juckenden Bläschen. Vor allem im Kindesalter klingt die Erkrankung in den allermeisten Fällen innerhalb weniger Tage folgenlos ab. Allerdings hat eine relativ neue Studie (ESPED-[Erhebungseinheit seltener pädiatrischer Erkrankungen in

Deutschland]-Varizellen-Studie, 2003–2004) inzwischen ergeben, dass die Komplikationsrate auch bei ansonsten gesunden Kindern offenbar höher ist als lange Zeit angenommen.
Stecken sich Erwachsene an, ist der Krankheitsverlauf oft schwer und das Komplikationsrisiko deutlich erhöht. Besonders gefährdet sind zudem Neugeborene sowie Neurodermitiskranke, da bei ihnen die Abwehrmechanismen der Haut oft erheblich herabgesetzt sind. Gleiches gilt für Personen mit einer angeborenen oder erworbenen Immunschwäche (wie T-Zelldefekt oder HIV-Infektion) beziehungsweise Patienten, die Medikamente zur Hemmung des Immunsystems einnehmen müssen (etwa Kortison oder Zytostatika). In diesen Fällen verläuft die Krankheit oft schwer und kann mitunter sogar tödlich enden. Erkrankt eine Schwangere, so bestehen schwere gesundheitliche Risiken für das Ungeborene, beispielsweise Skelettanomalien und schwere Organschäden etwa an Augen, Haut und/oder Gehirn. Von diesem so genannten fetalen Variziellensyndrom sind vor allem Neugeborene betroffen, deren Mütter sich im ersten oder zweiten Schwangerschaftsdrittel mit Windpocken infiziert haben.
Häufigste Komplikation bei der Windpockenerkrankung ist eine bakterielle Zweitinfektion der Bläschen. Gelingt es nicht, sie (rechtzeitig) unter Kontrolle zu bringen, droht im Extremfall eine Blutvergiftung. Eine weitere schwerwiegende Folgeerscheinung ist eine Lungenentzündung (Varizellenpneumonie), die etwa drei bis fünf Tage nach Krankheitsausbruch auftritt. Hiervon sind selten Kinder (zirka ein bis drei Prozent), dafür aber bis zu 20 Prozent der erkrankten Erwachsenen betroffen. Auch schwangere Frauen sind besonders gefährdet. Sehr selten (in 0,1 Prozent der Fälle) kommt es zu einer Entzündung des Kleinhirns, des Großhirns und/oder der Hirnhäute. Noch seltener treten eine Rückenmarksentzündung, ein Guillain-Barré-Syndrom oder ein Reye-Syndrom auf. In Einzelfällen entwickeln sich Gelenkentzündungen (Arthritis), Herzmuskelentzündungen, akute Leberentzündungen (Hepatitis), Nierenentzündungen (Glomerulonephritis)

oder Hautblutungen als Folge einer verminderten Anzahl der Blutplättchen (Thrombozytopenie).
Auch wenn eine überstandene Windpockeninfektion im Prinzip eine lebenslange Immunität hinterlässt, werden die Varizella-Zoster-Viren vom Immunsystem nicht endgültig vernichtet, sondern verbleiben in den Nervenknoten nahe dem Rückenmark beziehungsweise der Wirbelsäule (sensorische Ganglienzellen). Durch eine Reaktivierung der Krankheitserreger kommt es in rund 20 Prozent der Fälle Jahre später zu einer Zweiterkrankung: Die Viren wandern entlang der Nerven in die Haut und führen dort zu den typischen Hauterscheinungen der Gürtelrose. Dabei bleiben die Bläschen in der Regel weitgehend auf das Versorgungsgebiet des betreffenden Nervs beschränkt. Seltener – dann aber mit schwerwiegenderen Folgen – befallen die Viren Gesicht, Auge, Ohr oder Gehirn.
Die Beschwerden einer Gürtelrose klingen meist nach zwei bis drei Wochen ab. In bis zu zehn Prozent der Fälle entwickelt sich jedoch eine postzosterische Neuralgie, die durch monatelange, sehr selten sogar lebenslange Schmerzen in der betroffenen Region gekennzeichnet ist.

Welche Symptome sind typisch?

Die Erkrankung beginnt häufig mit Glieder- und Kopfschmerzen sowie mäßig erhöhtem Fieber. Kurz darauf kommt es zum charakteristischen Hautausschlag mit streichholzkopfgroßen, von einem roten Saum umgebenen Bläschen (Varizellenbläschen), die sich aus etwa zwei bis drei Millimeter großen Knötchen entwickeln und mit Flüssigkeit gefüllt sind. Die Varizellenbläschen platzen bei sanftem Druck, und die hochinfektiöse Flüssigkeit tritt aus. Nach ein bis drei Tagen verkrusten die Bläschen allmählich, ehe sie nach weiteren etwa sieben Tagen von selbst abfallen.
Da der Ausschlag schubweise auftritt, bestehen verschiedene Ausschlagsformen zur gleichen Zeit (»Sternenhimmel«). In der Regel sind Rumpf, Gesicht und behaarter Kopf vom Ausschlag betroffen; Arme und Beine sind meist weniger in Mit-

leidenschaft gezogen. Sind auch Rachen- und/oder Genitalschleimhaut oder die Bindehaut des Auges befallen, besteht ein schweres Krankheitsgefühl. Eine unangenehme Begleiterscheinung des Hautausschlags ist der heftige Juckreiz, der oft ein Aufkratzen der Bläschen oder Krusten nach sich zieht. Dadurch können sich nicht nur Narben bilden, sondern auch bakterielle Zweitinfektionen (etwa Abszesse) entwickeln. Komplikationen kündigen sich oft durch einen (erneuten) Fieberanstieg und ein schweres Krankheitsgefühl an. Sind Gehirn oder Hirnhäute betroffen, treten zusätzlich starke Kopfschmerzen, Nackensteifigkeit, Benommenheit bis hin zu Bewusstseinsstörungen und eventuell Krampfanfälle und/oder Lähmungen auf. Eine Kleinhirnentzündung äußert sich unter anderem durch Schwindel und einen unsicheren Gang. Erste Anzeichen einer Lungenentzündung sind neben Fieber oft ein trockener (Reiz-)Husten, Brustschmerzen und Atemnot.

WICHTIG

Charakteristische Symptome einer Gürtelrose sind stark schmerzhafte, juckende, gruppiert stehende und mit Flüssigkeit gefüllte Bläschen auf geröteter Haut. Sie zeigen sich besonders oft an der Taille, wo sie meist gürtelförmig vom Rücken nach vorn reichen; die Bläschen können sich aber auch im Schulter-, Brust- oder im Kopf-Hals-Bereich zeigen. Typischerweise treten sie nur auf einer Körperseite auf. Neben den brennenden, stechenden oder dumpfen Schmerzen sind auch Empfindungsstörungen in dem betroffenen Hautbezirk möglich. Mitunter fühlt sich der Betroffene krank und hat Fieber.
Meist klingen die Beschwerden nach zwei bis drei Wochen ab. Halten die Schmerzen länger als sechs Monate nach Verschwinden der letzten Hauterscheinungen an, hat sich eine postzosterische Neuralgie entwickelt; von dieser Krankheitsform sind besonders häufig Senioren über 60 Jahren betroffen.

Welche Behandlung kommt infrage?

Symptomlindernde Maßnahmen wie juckreizstillende Puder oder Lotionen und körperliche Schonung stehen im Vordergrund. Bei immungeschwächten Personen mit einem ausgeprägtem Krankheitsbild kann darüber hinaus mit virushemmenden Mitteln versucht werden, den Verlauf zu mildern. Dies ist auch die Methode der Wahl bei schweren Formen der Gürtelrose (etwa an Auge oder Ohr), die in den meisten Fällen eine stationäre Behandlung in einer Klinik erforderlich machen. Ebenso müssen Komplikationen am zentralen Nervensystem, an der Lunge oder an anderen Organen häufig im Krankenhaus behandelt werden.

Wie hoch ist die Wahrscheinlichkeit zu erkranken?

90 bis 95 von 100 nichtimmunisierten Personen erkranken, wenn sie mit einer infizierten Person Kontakt hatten.

Wie wird die Erkrankung übertragen?

Windpocken gehören zu den extrem ansteckenden »fliegenden« Erkrankungen. Das bedeutet, dass die Krankheit durch Luftschächte, offene Fenster und Türen bis zu einer Entfernung von zehn Metern übertragen werden kann. Daneben werden Windpocken durch erregerhaltige Sekrettröpfchen übertragen, die beim Sprechen, Husten oder Niesen abgegeben und dann eingeatmet werden (Tröpfcheninfektion), ebenso durch direkten Kontakt mit dem infektiösen Inhalt der Hautbläschen.

Wann treten die ersten Symptome auf?

Die Zeit zwischen der Infektion und dem Beginn der Symptome beträgt 7 bis 21 Tage (meist 14 Tage).

Besteht die Gefahr eines tödlichen Verlaufs?

Die Gefahr eines tödlichen Verlaufs ist bei ansonsten Gesunden extrem gering. Bei einer geschwächten Immunabwehr können ein fulminanter Verlauf oder schwere Komplikationen allerdings tödlich enden.

Die Impfung

Welcher Impfstoff wird eingesetzt?

Es handelt sich um einen Lebendimpfstoff, der aus abgeschwächten (attenuierten), aber vermehrungsfähigen Varizellaviren besteht. Diese Viren werden auf menschlichen Zellkulturen angezüchtet.

Welche Zusätze sind im Impfstoff enthalten?

Die Einzelimpfstoffe enthalten neben Gelatine unter anderem auch Spuren des Antibiotikums Neomycin; Zusatzstoffe des Vierfachkombinationsimpfstoffs sind unter anderem Laktose, Aminosäuren, Mannitol, Sorbitol sowie Spuren des Antibiotikums Neomycin.

Wird der Impfstoff einzeln oder kombiniert verabreicht?

Der Windpockenimpfstoff steht als Einzel- und Kombinationsimpfstoff zur Verfügung. Die STIKO empfiehlt entweder eine zeitgleiche Impfung mit einem MMR-Impfstoff gegen Masern, Mumps und Röteln oder einen Abstand von vier Wochen. Als Alternative steht seit 2004 eine Impfung mit einem Vierfachimpfstoff gegen Windpocken, Masern, Mumps und Röteln (MMR-V) zur Verfügung.

Wie hoch ist die Schutzrate?

Bei gesunden Geimpften beträgt die Schutzrate zwischen 85 und 95 Prozent und ist damit hoch. Nach derzeitiger Datenlage liegt die Schutzrate der MMR-V-Kombinationsimpfung – vermutlich wegen der zweifachen Impfdosis – etwas höher als die Schutzrate der Einzelimpfung. Bei Personen, die unter schwerer Neurodermitis leiden oder eine Leukämiebehandlung hinter sich gebracht haben, liegt die Schutzrate mit 80 bis 90 Prozent niedriger. Deshalb empfiehlt die STIKO bei diesen Risikogruppen, den Impferfolg drei Monate nach der Impfung anhand einer Blutuntersuchung zu überprüfen und gegebenenfalls eine zweite Impfdosis zu verabreichen.

Wer sollte geimpft werden?

Die STIKO empfiehlt die Windpockenimpfung für alle Kinder ab dem zweiten Lebensjahr sowie für Jugendliche zwischen dem 9. und 17. Lebensjahr, die weder geimpft sind noch eine Windpockenerkrankung durchgemacht haben. Des Weiteren wird eine Impfung für folgende nicht immunisierte Risikogruppen empfohlen:

- Erwachsene, die in Fachrichtungen des Gesundheitswesens wie Onkologie, Intensivmedizin, Kinderheilkunde oder Geburtshilfe sowie in Kindergärten und anderen Gemeinschaftseinrichtungen für das Vorschulalter arbeiten.
- Frauen mit Kinderwunsch.
- Patienten mit schwerer Neurodermitis.
- Leukämiekranke nach Abschluss einer Chemotherapie.
- Alle Patienten, die vor einer Organtransplantation oder vor dem Beginn einer Behandlung stehen, die das Immunsystem hemmt – sofern aus ärztlicher Sicht nichts dagegenspricht.

Wann sollte nicht geimpft werden?

- Besteht eine behandlungsbedürftige Erkrankung, sollte erst zwei Wochen nach vollständiger Genesung geimpft werden. Banale Erkältungen stellen dagegen keinen Hinderungsgrund für eine Windpockenimpfung dar.
- Kam es bei einer vorangegangenen Impfung zu einer allergischen Reaktion auf Bestandteile des Impfstoffs oder ist eine Allergie oder Überempfindlichkeit gegen einen der im Impfstoff enthaltenen Bestandteile bekannt, sollte von einer (weiteren) Impfung abgesehen werden. Gleiches gilt, wenn sich andere Komplikationen entwickelt haben.
- In der Schwangerschaft darf nicht geimpft werden.
- Besteht eine angeborene oder erworbene Immunerkrankung, werden Medikamente eingenommen, die das Immunsystem hemmen oder wird gerade eine Tumorbehandlung durchgeführt, kommt eine Impfung in den meisten Fällen nicht infrage.

WICHTIG

Immungeschwächte Patienten dürfen meist nicht mit dem Lebendimpfstoff geimpft werden. Um die Infektionsgefahr für die Betroffenen so gering wie möglich zu halten, empfiehlt die STIKO engen Kontaktpersonen – sofern sie keine Immunität gegen das Varizella-zoster-Virus besitzen – eine Impfung.

Welche Nebenwirkungen sind bekannt?

Die Impfung ist gut verträglich. Da sie inzwischen häufig in Kombination mit anderen Impfungen erfolgt, kann bei einer möglichen Komplikation nicht immer zweifelsfrei geklärt werden, welche Komponente ursächlich verantwortlich ist. Speziell mit dem Windpockenimpfstoff werden vorübergehende krankheitsähnliche Symptome in Verbindung gebracht, etwa ein Hautausschlag mit leichtem Fieber. Geimpfte, die eine solche »Impfkrankheit« entwickeln, können dann in seltenen Fällen das Impfvirus auf Kontaktpersonen übertragen und sie so infizieren. Deshalb sollten bei einem Impfausschlag bis sechs Wochen nach der Impfung enge Kontakte mit Hochrisiko-Patienten (wie Schwangere oder Immungeschwächte) unbedingt vermieden werden. Als weitere Impfkomplikation gelten Gürtelrose (Herpes zoster, → Seite 232) und Lungenentzündung. Ob auch eine besonders schwer verlaufende Form der Rückenmarksentzündung mit der Impfung in Zusammenhang steht, wird vom Robert Koch-Institut aufgrund der derzeitigen Datenlage bezweifelt.

Reaktionen an der Impfstelle

Sehr häufig (in zirka 20 Prozent der Fälle) treten – insbesondere bei Erwachsenen nach der zweiten Impfung – meist ein bis drei Tage nach der Injektion eine vorübergehende Rötung, Schmerzen und Schwellungen im Bereich der Einstichstelle auf; mitunter schwellen auch die benachbarten Lymphknoten an und reagieren schmerzhaft auf Druck.

Allgemeinreaktionen

Häufig (bei rund zehn Prozent) kommt es zu leichtem Fieber, grippeähnlichen Symptomen wie Abgeschlagenheit, Frösteln, Kopf- und Gliederschmerzen sowie zu Magen-Darm-Beschwerden (etwa Übelkeit und Erbrechen). Die Erscheinungen klingen im Allgemeinen nach 24 bis 48 Stunden wieder ab. Bei ein bis drei Prozent können sich eine bis vier Wochen nach der Impfung Symptome einer leichten »Impfkrankheit« einstellen, vor allem mäßig hohes Fieber und ein schwacher windpockenähnlicher Hautausschlag. Reaktionen an der Injektionsstelle und eine »Impfkrankheit« treten bei immungeschwächten Geimpften, etwa bei leukämiekranken Kindern, besonders oft und meist auch heftiger auf. Ein erhöhtes Risiko für Impfkomplikationen besteht dennoch nicht.

Allergische Reaktionen und andere Komplikationen

Allergische Reaktionen an der Haut (wie Nesselsucht) und/ oder den Atemwegen (etwa asthmatische Beschwerden) bis hin zum allergischen Schock sind sehr selten und treten meist unmittelbar nach der Impfung auf. In Einzelfällen kann sich eine Gürtelrose (Herpes zoster) oder eine Lungenentzündung entwickeln. Ebenso selten kommt es zu Erkrankungen des zentralen und peripheren Nervensystems wie aufsteigende Lähmungen bis hin zur Atemlähmung (Guillain-Barré-Syndrom), Nervenentzündungen (Neuritis), Gangunsicherheiten (zerebrale Ataxie), Gehirnentzündungen (Enzephalitis) und Rückenmarksentzündungen (Myelitis) bis hin zur Querschnittslähmung. Weitere, sehr seltene Impfkomplikationen sind Hautblutungen infolge einer verringerten Blutplättchenzahl (Thrombozytopenie) und Unverträglichkeitsreaktionen an der Haut (Erythema exsudativum multiforme).

Das sagt der Kritiker

Da Windpocken zu den harmlosen Krankheiten gehört, halten Impfgegner eine Schutzimpfung für unnötig. Zudem zweifeln sie die Wirksamkeit des Impfstoffs an und verweisen auf Berichte, wonach geimpfte Kinder innerhalb der nächsten sieben Jahre trotzdem an Windpocken erkrankten. Andere Kritiker meinen, dass die in einigen Fällen als Reaktion auf die Impfung auftretenden »Impfwindpocken« genauso ansteckend sind wie die Infektion mit dem Wildvirus. Ein weiterer Kritikpunkt: der eingeschränkte Nestschutz geimpfter Mütter.

Häufige Fragen

? Wie oft kommen Windpocken hierzulande vor?

Vor der allgemein empfohlenen Impfung hatten mehr als 90 Prozent aller Jugendlichen bis zum 14. Lebensjahr Windpocken durchgemacht. Seit Einführung der Impfung im Jahr 2004 scheint die Erkrankungsrate deutlich zurückgegangen zu sein; offizielle Zahlen stehen aber noch aus (Stand: Juni 2008).

? Wie lange sind Windpocken ansteckend?

Windpocken sind zwei Tage vor Auftreten des Hautausschlags ansteckend und bleiben dies fünf bis sieben Tage nach Bildung der ersten Bläschen. Die Annahme, es müsste erst die letzte Kruste abfallen, um nicht mehr ansteckend zu sein, gilt als überholt.

? Kann ich mich über die Kleidung eines Windpocken-erkrankten infizieren?

Da die Krankheitserreger an der Luft nach etwa zehn Minuten nicht mehr infektiös sind, ist eine Infektion über Kleidung, Spielzeug oder Bettwäsche nicht möglich.

? Verleiht die Impfung eine lebenslange Immunität?

Das Robert Koch-Institut geht derzeit von einer lebenslangen Schutzwirkung aus und verweist auf zwei Studien aus Japan und den USA, die keinen Verlust der Immunität bei im Kindesalter geimpften Erwachsenen festgestellt haben. Kritiker nennen dagegen Berichte, wonach die Schutzwirkung lediglich sechs bis zehn Jahre bestehen soll. Für eindeutige Aussagen müssen weitere Langzeitstudien abgewartet werden.

? Ich hatte als Kind Windpocken. Bin ich dadurch für immer immun?

Ja, an Windpocken erkranken Sie in der Regel nur einmal. Allerdings ist eine so genannte Reinfektion möglich, die zur Gürtelrose führt (→ Seite 232). Die Varizella-zoster-Viren werden vom Immunsystem nämlich nicht vollständig eliminiert, sondern verbleiben nach überstandener Windpockeninfektion ruhend in den Nervenendigungen (sensorische Ganglienzellen) entlang der Wirbelsäule. Deshalb kann nur an Gürtelrose erkranken, wer bereits die Windpocken hatte.

? Schützt die Impfung auch vor einer Gürtelrose?

Ersten Studien zufolge ist die Rate an Gürtelrosenerkrankungen zumindest zurückgegangen. Ganz auszuschließen ist eine Reinfektion mit Impfviren aber offenbar nicht, da diese – wie die Viren vom Wildtyp – in den Nervenzellen verbleiben. Wenn sich trotz Impfung eine Gürtelrose entwickelt, soll diese aber einen milderen Verlauf nehmen.

? Stimmt es, dass junge Erwachsene nicht an Gürtelrose erkranken können?

Unter besonderen Umständen, etwa bei geschwächtem Immunsystem, können auch junge Erwachsene an Gürtelrose erkranken. Im Allgemeinen tritt die Infektion aber erst ab 40 auf.

? Welche Faktoren begünstigen eine Gürtelrose?

Die genauen Ursachen sind noch unklar. Fest steht aber, dass Menschen, deren Immunsystem bereits durch eine schwere Erkrankung wie Aids oder Krebs beeinträchtigt ist, besonders oft erkranken. Mitunter geht der Gürtelrose auch eine harmlose Infektionskrankheit, die Einnahme bestimmter Medikamente oder eine psychische Stressbelastung voraus.

? Ist eine Gürtelrose ansteckend?

Da es sich um keine Neu-, sondern um eine Reinfektion handelt, kann Gürtelrose bei Kontaktpersonen keine Gürtelrose hervorrufen. Allerdings kann sich, wer noch keine Windpocken hatte, infizieren und an diesen erkranken.

? In welchem Schwangerschaftszeitraum sind Windpocken für das Ungeborene besonders gefährlich?

Besonders problematisch ist die Zeit zwischen der 8. und der 24. Schwangerschaftswoche sowie um den Geburtstermin. Auch für die werdende Mutter können Windpocken gefährlich werden: Jede fünfte, die im letzten Schwangerschaftsdrittel erkrankt, erleidet eine lebensgefährliche Lungenentzündung (Varizellenpneumonie).

? Sind Neugeborene vor einer Infektion geschützt, wenn die Mutter bereits Windpocken hatte oder geimpft wurde?

Ja, durch die mütterlichen Antikörper sind Säuglinge während der ersten drei Lebensmonate geschützt. Danach nimmt die Wirksamkeit kontinuierlich ab; um den sechsten bis siebten Lebensmonat besteht kein Nestschutz mehr. Der Nestschutz geimpfter Mütter scheint dabei schwächer zu sein als bei Müttern, die selbst bereits Windpocken hatten.

? Kann eine Impfung auch dann noch helfen, wenn ich mich schon infiziert habe?

Eine Passivimpfung (→ Seite 9) mit spezifischen Immunglobulinen kann in diesem Fall helfen, den Krankheitsverlauf positiv zu beeinflussen beziehungsweise den Ausbruch zu verhindern. Sie sollte so früh wie möglich, spätestens aber 72 bis 96 Stunden nach dem Kontakt, verabreicht werden. Die STIKO empfiehlt die Passivimpfung für ungeimpfte Schwangere ohne Immunschutz sowie für Neugeborene, deren Mütter fünf Tage vor bis zwei Tage nach der Geburt an Windpocken erkranken. Passiv geimpft werden auch Frühgeborene von Müttern, bei denen keine Immunität besteht oder bei denen davon nicht sicher ausgegangen werden kann, sowie alle Frühchen, die vor der 28. Schwangerschaftswoche geboren werden. Bei Gefahr einer Ansteckung werden prophylaktisch auch all diejenigen passiv geimpft, die eine Behandlung zur Hemmung des Immunsystem durchführen müssen oder eine anderweitige Abwehrschwäche haben.

? Ab wann muss ich davon ausgehen, mich mit Windpocken angesteckt zu haben?

Das Robert Koch-Institut geht von einer hohen Ansteckungsgefahr aus, wenn Sie sich länger als eine Stunde mit einem Windpockenkranken in einem Raum aufgehalten haben, Sie sehr engen Körperkontakt hatten oder ein Angehöriger beziehungsweise Mitbewohner an Windpocken erkrankt ist.

Pro und Kontra

Für eine Impfung spricht ...

... dass Kinderwunsch besteht, jedoch kein Immunschutz nachweisbar ist.

... dass durch eine Erkrankung oder (anstehende) Behandlung eine ausgeprägte Schwächung des Immunsystems besteht oder zu erwarten ist.

... die Gefahr, dass vor allem im Erwachsenenalter schwere Komplikationen möglich sind.

... dass mit einer sehr hohen Durchimpfungsrate die Windpockenviren wahrscheinlich ausgerottet werden können.

Gegen eine Impfung spricht ...

... die Möglichkeit, dass Nebenwirkungen auftreten.

... dass die Impfung – anders als die Erkrankung – möglicherweise keine lebenslange Immunität verleiht.

... dass Windpocken eine zwar lästige, aber vor allem im Kindesalter harmlose Erkrankung ist, die in den meisten Fällen ohne Folgen nach wenigen Tagen wieder verschwindet.

Die wichtigsten Reiseimpfungen

Unsere Gesellschaft wird immer mobiler: Mit dem Flugzeug kommen wir in wenigen Stunden ans andere Ende der Welt – und das Reisen wird dazu noch immer günstiger. Voraussetzung für einen ungetrübten Auslandsaufenthalt ist jedoch eine sorgfältige Vorbereitung. Dazu gehört auch die Gesundheitsvorsorge – umso mehr, wenn es Sie in ferne Länder zieht. Oder hätten Sie gedacht, dass jeder zweite Deutsche während oder nach einer Reise ins Ausland krank wird? Sicher: In vielen Fällen handelt es sich um lästige, aber harmlose Atemwegs- oder Durchfallerkrankungen, die nach einigen Tagen von selbst abklingen. Nichtsdestotrotz schleppen Touristen oder Dienstreisende jedes Jahr auch schwere, mitunter tödlich verlaufende Infektionserkrankungen ein. Denn vor allem in den tropischen Ländern reichen allgemeine hygienische Vorsichtsmaßnahmen allein oft nicht aus, um sich effektiv vor einer Infektion zu schützen. Tropenmediziner raten deshalb, sich vor Reisebeginn nach den Möglichkeiten einer Impfprophylaxe zu erkundigen. Neben den »klassischen« Reiseimpfungen gegen Cholera, Gelbfieber, Hepatitis A, Japanische Enzephalitis und Typhus sind auch die empfohlenen Standardimpfungen gegen Diphtherie, Kinderlähmung und Tetanus von Bedeutung: Liegen die letzten Impfungen länger als zehn Jahre zurück, sollten Sie sie rechtzeitig auffrischen. Für einige Länder werden zudem Impfungen gegen Tollwut, Meningokokken und/oder Hepatitis B empfohlen lassen.
Ob eine Reiseimpfung anzuraten ist, hängt zum einen vom Reiseziel ab, zum anderen von den jeweiligen Einreisebestimmungen des Gastlandes. Entsprechende Auskünfte erhalten Sie bei der Deutschen Gesellschaft für Tropenmedizin oder dem Konsulat des Reiselandes. Auch Gesundheitsämter und speziell ausgebildete Impfärzte bieten eine Reiseimpfberatung an.

Cholera

- Wird als Reiseimpfung nicht empfohlen.

- **Basisimpfung:** Mit dem in Deutschland zugelassenen Impfstoff (Dukoral®) erhalten Kinder von zwei bis sechs Jahren in einem Abstand von ein bis sechs Wochen drei Impfdosen; bei Kindern ab sechs Jahren sowie Erwachsenen genügen zwei Impfdosen in einem Intervall von ein bis sechs Wochen.

- **Auffrischimpfung:** Für einen kontinuierlichen Schutz ist für Geimpfte ab sechs Jahren eine Auffrischimpfung nach zwei Jahren erforderlich, Kinder von drei bis sechs Jahren müssen für eine anhaltende Schutzwirkung bereits nach sechs Monaten erneut geimpft werden.

Die Erkrankung

Cholera ist eine schwere bakterielle Durchfallerkrankung, die durch das Gift (Toxin) der Vibrio-cholerae-Bakterien verursacht wird. Die Vibrio-cholerae-Erreger gehören zur Gattung der Vibrionen. Sie umfasst zirka 70 Stämme – darunter auch Vibrio El Tor sowie Vibrio cholerae O139, die in den letzten Jahren Hauptauslöser für Choleraerkrankungen waren.
Die Erkrankung kann mild, aber auch sehr heftig und sogar tödlich verlaufen – je nach Allgemeinzustand des Betroffenen und abhängig davon, wie rasch die Behandlung eingeleitet wird. Viele Infizierte (bis zu 80 Prozent) bleiben auch völlig symptomlos. Sie scheiden jedoch das Bakterium mit dem Stuhl aus und tragen so zu seiner Weiterverbreitung bei. Typische Symptome sind heftige, reiswasserähnliche, aber nicht blutige Durchfälle – bis zu 30-mal am Tag. Der Körper kann dabei einen Liter und mehr Flüssigkeit pro Stunde verlieren, was innerhalb kurzer Zeit zu einem lebensbedrohlichen Kreislaufversagen (hypovolämischer Schock) führen kann. Der

extreme Wasser- und Mineralienverlust muss deshalb sofort durch die Zufuhr von Elektrolytlösungen ausgeglichen werden. Reicht die orale Einnahme nicht aus, sind Infusionen erforderlich. Oft werden begleitend Antibiotika eingesetzt, um die Erreger direkt zu bekämpfen. Gelingt es, den Elektrolyt- und Flüssigkeitsverlust auszugleichen, heilt die Erkrankung in der Regel nach wenigen Tagen folgenlos aus.

Wie hoch ist die Wahrscheinlichkeit zu erkranken?

Für gesunde Reisende ist das Erkrankungsrisiko extrem gering: Zwischen 2001 und 2007 wurden dem Robert Koch-

WICHTIG

Cholera wird vorwiegend durch verunreinigtes Trink- oder Badewasser erworben, aber auch durch verschmutzte Nahrungsmittel. Um gesund zu bleiben, ist es deshalb wichtig, sich an bestimmte Hygieneregeln zu halten – vor allem in tropischen oder subtropischen Gebieten:

- »Cook it, boil it, peel it or forget it!«: Verzehren Sie nur ausreichend gekochte bzw. gut durchgebratene und heiß servierte Speisen. Lassen Sie die Finger von Meeresfrüchten, rohem Fisch, kalten Büffets, rohem Gemüse und rohen Salaten sowie Salaten mit Mayonnaise, Speisen mit frischen Eiern und Speiseeis.
- Essen Sie Obst grundsätzlich nur geschält.
- Trinken Sie nur abgekochtes Wasser und benutzen Sie keine Eiswürfel. Fürs Zähneputzen Mineralwasser verwenden – dieses sollte jedoch nur aus geschlossenen Flaschen stammen.
- Bereiten Sie Trinkwasser gegebenenfalls mit desinfizierenden Tabletten auf.
- Meiden Sie öffentliche Schwimmbäder oder das Baden in Lagunen. Das Wasser enthält bei Cholera-Epidemien relativ oft Cholera-Bakterien.
- Waschen Sie sich oft die Hände.

Institut nur acht Cholerafälle gemeldet. Opfer sind vor allem unterernährte Menschen mit einem geschwächten Immunsystem, die in Regionen mit mangelhaften Hygienebedingungen und einer ungenügenden medizinischen Versorgung leben.

Wie wird die Erkrankung übertragen?

Die Erkrankten scheiden die Erreger über den Darm aus; der primäre Übertragungsweg ist daher der Kontakt mit infiziertem Stuhl (Schmierinfektion). Da die Choleraerreger aber sehr widerstandsfähig sind und zudem mehrere Tage außerhalb des menschlichen Körpers überleben können, erfolgt eine Infektion sehr häufig auch über infiziertes Trinkwasser oder Lebensmittel – allen voran Meeresfrüchte, Fisch, Gemüse und Salate.

Wann treten die ersten Symptome auf?

Die Zeit zwischen der Infektion und dem Beginn der Symptome beträgt wenige Stunden bis wenige Tage.

Besteht die Gefahr eines tödlichen Verlaufs?

Wird der Flüssigkeits- und Mineralienverlust rechtzeitig ersetzt und ist das Immunsystem des Erkrankten intakt, ist ein tödlicher Verlauf selten. Bei unterernährten, geschwächten Personen dagegen ist die Sterblichkeit mit bis zu 50 Prozent hoch.

Die Impfung

Welcher Impfstoff wird eingesetzt?

In Deutschland ist derzeit nur ein Impfstoff zur aktiven Immunisierung gegen Cholera zugelassen. Hierbei handelt es sich um einen Totimpfstoff, der abgetötete Cholera-Erreger von verschiedenen Cholerastämmen enthält und oral verabreicht, also geschluckt wird.

Welche Zusätze sind im Impfstoff enthalten?

Der Choleraimpfstoff enthält Natriumhydrogencarbonat, Zitronensäure und Natriumcarbonat.

Wie hoch ist die Schutzrate?

Die Angaben variieren: Die Schutzwirkung beträgt zwischen 60 und 90 Prozent. Die aktuelle Datenlage lässt jedoch vermuten, dass der Impfstoff insgesamt eher mäßig wirksam ist. Außerdem schützt er nicht vor einer Infektion mit Erregern der Gruppe Vibrio cholerae O139, die in den letzten Jahren für einen Großteil der Cholera-Epidemien verantwortlich war.

Für welches Gebiet kann eine Impfung sinnvoll sein?

Cholera tritt vor allem in Regionen mit ungenügenden hygienischen Bedingungen auf, etwa in Fernost, Afrika, Süd- und Mittelamerika. Für Touristen ist das Erkrankungsrisiko jedoch äußerst gering.

Können auch Kinder geimpft werden?

Mit dem in Deutschland zugelassenen Impfstoff können Kinder ab zwei Jahren geimpft werden.

Wann beginnt der Impfschutz?

Der Schutz beginnt nach zirka sechs Tagen und hält etwa sechs Monate an – je nach Impfstoff eventuell auch länger.

Wer sollte geimpft werden?

In Deutschland wird die Choleraimpfung nicht empfohlen. Nach Angaben des Auswärtigen Amtes sollte sie nur im Ausnahmefall erfolgen – etwa wenn eine Reise in Gebiete führt, in denen keine zeitnahe medizinische Versorgung möglich ist, oder wenn sie der Flüchtlings- oder Katastrophenhilfe dient.

Wann sollte nicht geimpft werden?

- Besteht eine behandlungsbedürftige Erkrankung oder ein akuter Magen-Darm-Infekt, sollte erst zwei Wochen nach vollständiger Genesung geimpft werden. Banale Erkältungen stellen dagegen keinen Hinderungsgrund dar.
- Kam es bei einer vorangegangenen Impfung zu einer allergischen Reaktion auf Bestandteile des Impfstoffs oder ist

eine Allergie oder Überempfindlichkeit gegen einen der im Impfstoff enthaltenen Bestandteile bekannt, sollte von einer (weiteren) Impfung abgesehen werden.

- Bei einer angeborenen oder erworbenen Immunschwäche sollte ebenfalls auf eine Impfung verzichtet werden.
- Außerdem sollte nicht geimpft werden, wenn zum Impftermin Antibiotika oder Malariamittel eingenommen werden.
- Mit dem in Deutschland zur Verfügung stehenden Impfstoff dürfen Kinder unter zwei Jahren nicht geimpft werden.
- Sowohl in der Schwangerschaft als auch in der Stillzeit sollten Sie vorsichtshalber auf eine Choleraimpfung verzichten.

Welche Nebenwirkungen sind bekannt?

Der Impfstoff ist gut verträglich. Als Nebenwirkungen werden vor allem Bauchschmerzen, Übelkeit, Erbrechen und leichte Durchfälle, mitunter auch Fieber beobachtet. Sehr selten kommt es zu allergischen Reaktionen, die sich meist unmittelbar nach der Impfung zeigen.

Häufige Fragen

? Warum wird die Impfung nicht empfohlen?

In erster Linie ist die Schutzrate nicht überzeugend. Die Weltgesundheitsorganisation (WHO) befürchtet deshalb, dass die Impfung ein falsches Sicherheitsgefühl vermitteln könnte: Der Geimpfte vernachlässigt unter Umständen die hygienischen Vorsichtsmaßnahmen und setzt sich so einer größeren Gesundheitsgefahr aus als ohne Impfung.

? Wie hoch ist das Cholerarisiko für einen Touristen?

Wenn Sie Hygienemaßnahmen konsequent einhalten, verfügen Sie im Allgemeinen über genügend Schutz. Nur wenn Sie sich für längere Zeit im Land aufhalten – etwa im Katastrophendienst, als Entwicklungshelfer oder Rucksackreisender, kann eine Ansteckungsgefahr nicht ausgeschlossen werden.

? Gibt es Länder, die einen Impfnachweis verlangen?

Die Weltgesundheitsorganisation (WHO) verlangt zwar derzeit für kein Land einen Impfnachweis gegen Cholera. Es kann aber sein, dass lokale Behörden einen solchen fordern. Um sicherzugehen, informieren Sie sich rechtzeitig vor Reiseantritt beim jeweiligen Konsulat.

? Ersetzt die Choleraimpfung hygienische Vorsichtsmaßnahmen?

Nein, die Choleraimpfung bietet keinen 100-prozentigen Schutz und ersetzt auf keinen Fall die hygienischen Maßnahmen (→ Seite 244).

? Gibt es noch andere Choleraimpfstoffe?

Ja, etwa einen Lebendimpfstoff, der in der Schweiz entwickelt wurde und schon seit einigen Jahren in Europa erhältlich ist. In Deutschland ist dieser Impfstoff jedoch nicht zugelassen. Er muss deshalb über internationale Apotheken aus dem Ausland importiert werden.

Pro und Kontra

Für eine Impfung spricht ...

... dass Sie als Flüchtlings- oder Katastrophenhelfer in ein Gebiet reisen, in dem Choleragefahr herrscht.

... dass Sie als Rucksackreisender in (tropischen) Gebieten mit ungenügenden hygienischen Bedingungen und fernab einer medizinischen Versorgung unterwegs sind.

... dass lokale Behörden des Reiselandes einen Impfnachweis bei der Einreise verlangen.

Gegen eine Impfung spricht ...

... die Möglichkeit, dass Nebenwirkungen auftreten.

... dass die Impfung aufgrund einer unzureichenden Schutzwirkung nicht empfohlen wird.

Gelbfieber

- Wird bei geplantem Aufenthalt in ein Risikogebiet als Reiseimpfung empfohlen.
- **Basisimpfung:** Zur Grundimmunisierung ist eine Impfdosis erforderlich.
- **Auffrischimpfung:** Eine Wiederholungsimpfung wird nach zehn Jahren empfohlen.

Die Erkrankung

Gelbfieber ist eine schwere, mitunter tödlich verlaufende Infektionskrankheit, die durch das Gelbfiebervirus hervorgerufen wird. Abhängig vom Übertragungsweg (→ Seite 250) werden zwei Formen unterschieden: das inzwischen eher seltene urbane Gelbfieber und das Dschungel-Gelbfieber. Der Verlauf ist bei beiden Formen gleich: Nach dem Stich durch eine infizierte Mücke vermehren sich die Erreger zunächst in den Lymphknoten, ehe sie über die Blutbahn in Leber, Milz, Muskulatur, Knochenmark und Gehirn gelangen. In 60 bis 80 Prozent der Fälle zeigen sich lediglich grippeähnliche Symptome; gleichwohl entwickelt der Betroffene eine lebenslange Immunität. Bricht die Erkrankung aus, leidet der Erkrankte zunächst unter hohem Fieber, Erbrechen, Kopf- und Gliederschmerzen sowie einem auffallend langsamen Pulsschlag. Nach drei bis vier Tagen fällt das Fieber wieder ab. Bei einem Teil der Betroffenen setzen einige Stunden bis Tage später die klassischen Symptome des Gelbfiebers ein: Gelbfärbung der Haut, Schleimhäute und Lederhäute der Augen (Gelbsucht) als Zeichen einer akuten Leberentzündung (Hepatitis), erneut hohes Fieber, häufig auch Bluterbrechen als Folge von Blutungen im Magen-Darm-Trakt sowie Schleimhautblutungen. Innerhalb weniger Stunden kann es zu Leber-, Nieren- oder Herz-Kreislauf-Versagen kommen. Eine spezifische Behandlung gibt es nicht.

Wie hoch ist die Wahrscheinlichkeit zu erkranken?

In ausgewiesenen Gelbfiebergebieten (→ rechte Seite) ist das Infektionsrisiko hoch: Potenziell kann jeder Stich einer Mücke Gelbfiebererreger übertragen.

Wie wird die Erkrankung übertragen?

Das urbane Gelbfieber wird in dicht besiedelten Regionen durch Mücken (vor allem Aedes aegypti oder Haemagogus) von Mensch zu Mensch übertragen. Das Dschungel-Gelbfieber dagegen wird von bestimmten Affenarten über die Mücken auf den Menschen übertragen.
Wegen dieser indirekten Infektionswege sind die Gelbfiebererreger nur schwer auszurotten.

Wann treten die ersten Symptome auf?

Die Zeit zwischen der Infektion und dem Beginn der Symptome beträgt etwa drei bis sechs Tage.

Besteht die Gefahr eines tödlichen Verlaufs?

Bricht das Gelbfieber aus, beträgt die Todesrate 60 Prozent und mehr; vor allem Erkrankte über 50 Jahre haben eine ungünstige Prognose.

Die Impfung

Welcher Impfstoff wird eingesetzt?

Es handelt sich um einen Lebendimpfstoff, der abgeschwächte (attenuierte) Gelbfieberviren enthält, die auf Hühnerembryonen gezüchtet werden.

Welche Zusätze sind im Impfstoff enthalten?

Der Impfstoff (Stamaril®) enthält neben Spuren von Hühnereiweiß Laktose, Sorbitol E 420, L-Histidinhydrochlorid, L-Alanin, Natriumchlorid, Kaliumchlorid, Natriummonohydrogenphosphat, Kaliumdihydrogenphosphat, Kalziumchlorid und Magnesiumsulfat.

Wie hoch ist die Schutzrate?

Die Schutzrate beträgt zirka 95 Prozent und ist damit sehr hoch.

Für welches Gebiet kann eine Impfung sinnvoll sein?

Eine Infektionsgefahr besteht vor allem in Afrika zwischen dem 15. nördlichen und südlichen Breitengrad (etwa Senegal, Togo, Nigeria, Zentralafrikanische Republik, Angola, Kenia und Somalia) sowie in den südamerikanischen Ländern Brasilien, Bolivien, Kolumbien, Ecuador und Peru. Seit Anfang 2008 wird Südamerika-Urlaubern ausdrücklich empfohlen, sich intensiv über das Gelbfieberrisiko in ihrer Reiseregion zu informieren; vor allem in Brasilien nehmen Gelbfieberinfektionen deutlich zu. Ebenso sind inzwischen Erkrankungsfälle aus Argentinien und – erstmals seit 30 Jahren – auch wieder aus Paraguay gemeldet geworden.

Können auch Kinder geimpft werden?

Der Impfhersteller hat die Altersgrenze für Kinder vor Kurzem heraufgesetzt: Nun können Säuglinge nicht mehr ab dem siebten, sondern erst ab dem zehnten Lebensmonat gegen Gelbfieber geimpft werden.

Wann beginnt der Impfschutz?

Etwa zehn Tage nach der Gelbfieberimpfung besteht ein ausreichender Impfschutz.

Wer sollte geimpft werden?

Alle Reisenden, die einen Aufenthalt in einem Gelbfieberrisikogebiet planen, sollten sich impfen lassen.

TIPP

Informationen über das aktuelle Gelbfiebervorkommen in Ihrem Reiseland erhalten Sie bei Tropeninstituten oder den entsprechenden Konsulaten.

Wann sollte nicht geimpft werden?

- Besteht eine behandlungsbedürftige Erkrankung, sollte erst zwei Wochen nach vollständiger Genesung geimpft werden. Banale Erkältungen sind kein Hinderungsgrund.
- Nicht geimpft werden sollte, wenn eine chronische Erkrankung, Erkrankungen des Nervensystems oder eine Lebererkrankung vorliegen. Gleiches gilt, wenn eine Thymuserkrankung bekannt ist oder die Thymusdrüse entfernt werden musste.
- Bei einer Hühnereiweißallergie darf nicht geimpft werden.
- Kam es bei einer vorangegangenen Impfung zu einer allergischen Reaktion auf Bestandteile des Impfstoffs oder ist eine Allergie oder Überempfindlichkeit gegen einen anderen der im Impfstoff enthaltenen Bestandteile bekannt, sollte von einer (weiteren) Impfung abgesehen werden.
- Bei einer angeborenen oder erworbenen Immunschwäche, aber auch wenn eine medikamentöse Hemmung des Immunsystems (beispielsweise mit Kortison) beziehungsweise eine Chemo- oder Strahlentherapie durchgeführt wird, sollte ebenfalls auf eine Impfung verzichtet werden.
- Säuglinge unter neun Monaten dürfen nicht geimpft werden.
- Nicht geimpft werden sollte, wenn zum Impftermin eine Hyposensibilisierung zur Allergiebehandlung erfolgt.
- In der Schwangerschaft und Stillzeit sollte vorsichtshalber auf eine Impfung verzichtet werden – es sei denn, es besteht ein unvermeidbares Infektionsrisiko.
- Da das Risiko schwerer Nebenwirkungen für Personen jenseits der 60 deutlich erhöht zu sein scheint, sollte eine Erstimpfung in diesem Alter nur dann durchgeführt werden, wenn ein hohes beziehungsweise unvermeidbares Infektionsrisiko vorliegt.

Welche Nebenwirkungen sind bekannt?

Der Impfstoff ist mäßig bis gut verträglich. Als Nebenwirkungen kommt es in rund zehn Prozent der Fälle zu Lokalreaktionen mit Rötungen und schmerzhaften Schwellungen im

TIPP

Empfehlungen des Auswärtigen Amtes für das Verhalten nach der Gelbfieberimpfung:

- Nach der Impfung sollten Sie sich eine Woche lang keinen starken körperlichen Anstrengungen aussetzen (z. B. Leistungssport, Operationen, Sauna). Meiden Sie außerdem Sonnenbäder sowie übermäßigen Alkoholgenuss.
- Bis zu vier Wochen nach der Gelbfieberimpfung dürfen Sie kein Blut spenden.
- Nach der Impfung sollte eine Schwangerschaft für die nächsten vier Wochen vermieden werden. Eine Impfung in der Schwangerschaft oder eine Schwangerschaft nach der Impfung ist jedoch trotzdem kein Grund für einen Schwangerschaftsabbruch.

Bereich der Impfstelle. Daneben treten häufig Kopf- und Muskelschmerzen auf, mitunter auch Magen-Darm-Beschwerden sowie mäßiges Fieber zwischen dem vierten und siebten Tag nach der Impfung. Selten wird von allergischen Reaktionen berichtet, die sich meist unmittelbar nach der Impfung zeigen. Im Extremfall entwickelt sich ein anaphylaktischer Schock. Beobachtet wurden in Einzelfällen krankhafte Veränderungen der Lymphknoten und Gehirnentzündungen (Enzephalopathie) – bei Säuglingen im ersten Lebensjahr – sowie Multiorganversagen vor allem bei über 60-Jährigen.

Häufige Fragen

? Stimmt es, dass ich mich nur bei bestimmten Impfstellen gegen Gelbfieber impfen lassen kann?

Das ist richtig: Eine Gelbfieberimpfung dürfen nur staatlich zugelassene Impfärzte an ausgewiesenen Gelbfieberimpfstellen verabreichen, die von der Weltgesundheitsorganisation (WHO) dazu ermächtigt wurden. Im Übrigen haben sich alle Länder der Welt verpflichtet, Gelbfieberimpfungen für den internationalen Reiseverkehr nach den Regeln der WHO durchzuführen. Ein aktuelles Verzeichnis von Gelbfieberimpfstellen in Ihrer Nähe finden Sie beispielsweise auf der Homepage des Centrums für Reisemedizin (→ Seite 282).

? Ich habe mich gegen Gelbfieber impfen lassen. Muss ich mich auf Fernreisen trotzdem noch gegen Mückenstiche schützen?

Auf jeden Fall. Zumal Mücken in tropischen Ländern auch noch andere Infektionskrankheiten übertragen können, allen voran Malaria, gegen die es bislang keine Impfung gibt. Mückenmittel (Repellents), Räucherspiralen und Moskitonetze über dem Bett können das Risiko für Mückenstiche deutlich reduzieren.

? Stichwort Malaria: Gibt es auch gegen Malaria eine Impfung?

Bislang gibt es keine Impfung gegen Malaria. Zur Vorbeugung wird die mehrwöchige Einnahme von Antimalariamitteln empfohlen (zum Beispiel Chloroquin). Welches Mittel wie lange eingenommen werden soll, richtet sich nach dem Infektionsrisiko des Reiseziels. Da auch die medikamentöse Prophylaxe keine 100-prozentige Garantie bietet, kommt dem Schutz vor Mückenstichen die wichtigste vorbeugende Bedeutung zu (siehe oben). Die Malariaprophylaxe sollte man auf jeden Fall ernst nehmen, zumal die Malaria tropica, die häufigste der vier Malariaformen, lebensgefährlich sein kann. Ihre Symptome ähneln zunächst denen einer Grippe: Fieber(schübe), Frösteln, Muskel- und Kopfschmerzen, oft begleitet von Husten, Erbrechen und Durchfall. Später kann es zu Leber- und Nierenversagen, Krämpfen und Koma kommen. Der Krankheitsverlauf der anderen Malariaformen ist meist milder, wobei sich die Symptome Monate bis Jahre später zeigen können.

? Besteht die Gefahr, dass ich meine Umgebung nach der Gelbfieberimpfung mit Impfviren infiziere?

Obwohl der Gelbfieberimpfstoff auf abgeschwächten Lebendimpfviren basiert, besteht nach derzeitigem Erkenntnisstand keine Gefahr, dass Geimpfte diese auf Kontaktpersonen übertragen. Die Impfung ist demnach für andere Familienangehörige ungefährlich, zum Beispiel für eine Schwangere oder kleine Kinder.

? Kann ich mein Kind zeitgleich zur Gelbfieberimpfung auch gegen Masern, Mumps und Röteln impfen lassen?

Im Prinzip ja. Weitere Lebendimpfungen wie Mumps, Masern, Röteln und Windpocken dürfen Sie jedoch nur gleichzeitig oder aber im zeitlichen Abstand von vier Wochen vor beziehungsweise nach der Gelbfieberimpfung durchführen lassen. Teilen Sie Ihrem Arzt zudem mit, wenn Ihr Kind oder Sie selbst kurz vor der geplanten Gelbfieberimpfung andere Impfungen oder ein Immunglobulinpräparat (Antikörperpräparat) verabreicht bekommen haben, beispielsweise zur Vorbeugung von Hepatitis.

Pro und Kontra

Für eine Impfung spricht ...

... dass Sie in ein Gebiet reisen, für das die Impfung empfohlen wird.
... dass die lokalen Behörden einen Impfnachweis bei der Einreise verlangen.
... dass Sie als Rucksackreisender in (tropischen) Gebieten mit ungenügenden hygienischen Bedingungen und fernab einer medizinischen Versorgung unterwegs sind.

Gegen eine Impfung spricht ...

... die Möglichkeit, dass Nebenwirkungen auftreten.
... dass Sie in ein Gebiet ohne Infektionsrisiko reisen.

Hepatitis A

- Wird bei geplantem Aufenthalt in einem Risikogebiet als Reiseimpfung empfohlen
- **Basisimpfung:** Zur Grundimmunisierung sind zwei Impfdosen erforderlich, wobei die zweite Impfung je nach Präparat sechs bis zwölf Monate nach der ersten erfolgt. Wird eine Kombinationsimpfung gegen Hepatitis A und B durchgeführt, sind drei Teilimpfungen notwendig: Die zweite Impfung wird vier Wochen nach der ersten Impfung, die dritte sechs bis zwölf Monate nach der zweiten Teilimpfung verabreicht.
- **Auffrischimpfung:** Sie wird zwar nicht explizit empfohlen, kann aber nach zehn Jahren für Risikogruppen sinnvoll sein – sofern sie weiterhin einem erhöhten Infektionsrisiko ausgesetzt sind und eine Blutuntersuchung ergibt, dass zu wenig Antikörper im Blut vorhanden sind.

Die Erkrankung

Hepatitis A ist eine akute Leberentzündung, die durch das Hepatitis-A-Virus verursacht wird. Die Infektionskrankheit ist weit verbreitet: In tropischen und subtropischen Ländern haben mehr als 90 Prozent der unter 10-Jährigen bereits eine Infektion durchgemacht. Aber auch in den Industrieländern spielt Hepatitis A eine Rolle: Untersuchungen zufolge lässt sich in Mitteleuropa bei mindestens fünf Prozent der unter 30-Jährigen eine Immunität nachweisen. Auffällig ist, dass gerade Kinder unter sechs Jahren sehr häufig eine Infektion ohne Krankheitszeichen durchmachen und dabei eine lebenslange Immunität erwerben (»stille Feiung«). Je älter der Betroffene ist, desto wahrscheinlicher ist es, dass es zum Ausbruch der Erkrankung kommt: Bei 6- bis 14-Jährigen sind es bereits etwa 50 Prozent, bei älteren Jugendlichen und Erwachsenen sogar 70 Prozent und mehr.

Die Erkrankung beginnt mit unspezifischen Symptomen, die zunächst an einen grippalen oder Magen-Darm-Infekt erinnern. Ein bis zwei Wochen später entwickelt sich dann eine Gelbsucht: Haut, Schleimhäute und Lederhaut der Augen färben sich gelb, der Urin ist dunkel und der Stuhl entfärbt, grauweiß; oft geht damit ein quälender Juckreiz am ganzen Körper einher – ein Zeichen der Leberentzündung. Meist kommen dazu noch weitere Beschwerden wie Müdigkeit, Bauchschmerzen, Appetitlosigkeit, Erbrechen und Fieber.
Bei Kindern und Jugendlichen heilt die Erkrankung meist innerhalb weniger Tage folgenlos aus. Bei Erwachsenen dauert das akute Erkrankungsstadium dagegen bis zu vier Wochen und die Symptome sind in der Regel deutlicher ausgeprägt. In seltenen Fällen ist auch ein fulminanter Verlauf möglich: Innerhalb weniger Tage büßt die entzündete Leber infolge einer ausgeprägten Leberzellschädigung ihre Funktionsfähigkeit ein. Nur eine Lebertransplantation kann den Patienten dann noch vor dem Tod retten. Ist die Leber bereits vorgeschädigt (zum Beispiel durch langjährigen Alkoholkonsum oder eine Hepatitis C) und der Erkrankte älter als 60 Jahre, besteht ebenfalls ein erhöhtes Risiko, an einer Hepatitis-A-Infektion zu sterben. Insgesamt hat die Erkrankung jedoch eine günstige Prognose: Anders als die Hepatitis B (→ Seite 77 ff.) geht sie so gut wie nie in einen chronischen Verlauf über; somit gibt es auch keine chronischen Virusträger. Die Behandlung erfolgt symptomatisch mit Bettruhe und Schonkost.

Wie hoch ist die Wahrscheinlichkeit zu erkranken?

Die Wahrscheinlichkeit zu erkranken ist in den Gebieten, in denen Hepatitis A verbreitet ist, hoch. Die Infektionsgefahr kann jedoch allein durch allgemeine hygienische Verhaltensmaßnahmen (→ Seite 244) deutlich reduziert werden.

Wie wird die Erkrankung übertragen?

Erkrankte scheiden die Erreger über den Darm aus. Zu einer Übertragung kommt es, wenn die Viren durch den Mund in den Körper gelangen, etwa durch den Genuss infizierten Trinkwassers oder verunreinigter Nahrungsmittel (wie Meeresfrüchte, Fisch, Gemüse, Salate), aber auch durch direkten Kontakt mit erregerhaltigem Material wie Kot (Schmierinfektion). In Einzelfällen wurde auch eine Übertragung durch Bluttransfusionen beobachtet.

Wann treten die ersten Symptome auf?

Die Zeit zwischen Infektion und Beginn der ersten Symptome beträgt – je nach Ausmaß der Leberzellschädigung – zwei bis sechs Wochen.

Besteht die Gefahr eines tödlichen Verlaufs?

Die Gefahr, an Hepatitis A zu sterben, ist sehr gering. Mit zunehmendem Alter steigt jedoch das Risiko von rund 0,1 Prozent bei den unter 14-Jährigen bis hin zu etwa zwei Prozent.

Die Impfung

Welcher Impfstoff wird eingesetzt?

Es handelt sich um einen Totimpfstoff, der inaktivierte Hepatitis-A-Viren enthält, die auf menschlichen Zellen angezüchtet werden. Bei der Mehrzahl der momentan auf dem Markt erhältlichen Impfstoffe sind die inaktivierten Viren zur Verstärkung der immunisierenden Wirkung an Aluminiumhydroxid gebunden (adsorbiert). Zwei seit 2002 zugelassene Impfstoffe basieren auf einem neuen Wirkprinzip, bei dem abgetötetes Influenza-Virus-Hämagglutinin (Virosomen) und Phospholipide für den immunsteigernden Effekt verwendet werden. Neben den Einzelimpfstoffen stehen zudem zwei Kombinationsimpfstoffe zur Verfügung: Einer, der auch gegen Hepatitis-B-Viren gerichtet ist, ein weiterer, der zusätzlich zur Hepatitis-A-Infektion gegen Typhus schützt (→ Seite 269 ff.). Wird dieser Kombinationsimpfstoff verabreicht, muss die Impfserie gegen Hepatitis A nach sechs bis zwölf Monaten mit einer Einzelimpfstoffdosis vervollständigt werden.

Welche Zusätze sind im Impfstoff enthalten?

Die Zusammensetzung der Zusatzstoffe variiert je nach Impfstoff, fast alle enthalten Spuren von Formaldehyd, einige auch kleine Mengen von Antibiotika (etwa Neomycinsulfat oder Polymyxin B).

Wie hoch ist die Schutzrate?

Die Schutzrate beträgt etwa 95 Prozent und ist damit sehr hoch. Bei einer angeborenen oder erworbenen Immunschwäche kann die Impfwirkung eingeschränkt sein.

Für welches Gebiet kann eine Impfung sinnvoll sein?

Hepatitis-A-Viren sind weltweit verbreitet. Abhängig vom jeweiligen Hygienestandard, aber auch von den durchschnittlichen Außentemperaturen zirkulieren die Erreger jedoch in bestimmten Ländern intensiver als in anderen – allen voran in tropischen und subtropischen Ländern, aber auch in ost- und südeuropäische Staaten wie Türkei, Griechenland, Spanien oder das südliche Italien; das Robert-Koch-Institut weist inzwischen sogar den »gesamten Mittelmeerraum« als Hochrisikogebiet aus.

Können auch Kinder geimpft werden?

Ab dem zweiten Lebensjahr kann mit speziell für diese Altersgruppe zugelassenen Impfstoffen geimpft werden: Ein Impfstoff kann bis zum 15., ein anderer bis zum 18. Lebensjahr verabreicht werden. Weitere Impfstoffe sind erst ab einem Alter von 16 Jahren zugelassen.

Wann beginnt der Impfschutz?

Bereits die erste Impfung erzeugt etwa 14 Tage später einen ausreichenden Impfschutz. Allerdings hält dieser vermutlich maximal zwölf Monate an. Nach sechs bis zwölf Monaten erfolgt deshalb eine zweite Impfung: Danach dürfte nach derzeitiger Datenlage für mindestens 10 Jahre eine Immunisierung bestehen.

Wer sollte geimpft werden?

Eine generelle (Reise-)Impfempfehlung besteht nicht, allerdings bezeichnet das Robert Koch-Institut Reisen in ein Hochrisikogebiet ausdrücklich als Anlass für eine Hepatitis-A-Impfung. Außerdem kann laut STIKO eine Impfung sinnvoll sein, wenn Sie

- an einer chronischen Leberkrankheit oder einer chronischen Erkrankung mit Leberbeteiligung leiden.
- an einer substitutionspflichtigen Hämophilie erkrankt sind.
- Kontakt mit einem Hepatitis-A-Erkrankten haben.
- aufgrund Ihres Berufs (etwa im Gesundheitsdienst, in Laboratorien oder psychiatrischen Einrichtungen, aber auch in Kindertagesstätten oder Kinderheimen sowie in Kanalisation und Klärwerk) einem erhöhten Hepatitis-A-Infektionsrisiko ausgesetzt sind.
- Homosexuell aktive Männer sollten sich ebenfalls gegen Hepatitis A impfen lassen.

Wann sollte nicht geimpft werden?

- Besteht eine behandlungsbedürftige Erkrankung, sollte erst zwei Wochen nach vollständiger Genesung geimpft werden. Banale Erkältungen stellen dagegen keinen Hinderungsgrund für die Hepatitis-A-Impfung dar.
- Ist eine Hühnereiweißallergie bekannt, darf keine Impfung mit einem Hepatitis-A-Impfstoff erfolgen, der Influenza-Hämagglutinin enthält.
- Kam es bei einer vorangegangenen Impfung zu einer allergischen Reaktion auf Bestandteile des Impfstoffs oder ist eine Allergie oder Überempfindlichkeit gegen einen der im Impfstoff enthaltenen Bestandteile bekannt, sollte von einer (weiteren) Impfung abgesehen werden.
- Säuglinge unter zwölf Monaten dürfen nicht gegen Hepatitis A geimpft werden.
- In der Schwangerschaft und Stillzeit sollte vorsichtshalber auf eine Impfung verzichtet werden – es sei denn, es besteht ein unvermeidbares Infektionsrisiko.

Welche Nebenwirkungen sind bekannt?

Der Impfstoff ist gut verträglich. Als Nebenwirkungen werden Lokalreaktionen mit Rötungen und schmerzhaften Schwellungen im Bereich der Impfstelle (bei 10 bis 20 Prozent) genannt, daneben auch vorübergehende Störungen des Allgemeinbefindens wie mäßiges Fieber, Abgeschlagenheit, Kopf- und Gliederschmerzen. Selten kommt es zu allergischen Reaktionen, die sich meist unmittelbar nach der Impfung zeigen; im Extremfall kann sich ein anaphylaktischer Schock entwickeln. Ebenso liegen Berichte vor, wonach es in Einzelfällen zu neurologischen Störungen wie einem Guillain-Barré-Syndrom oder Gehirnentzündungen (Enzephalopathie) sowie zu Blutgerinnungsstörungen gekommen ist; das Robert Koch-Institut hält einen ursächlichen Zusammenhang jedoch für fraglich.

Häufige Fragen

? Wie viele Hepatitis-A-Fälle werden jährlich in Deutschland registriert?

Zurzeit werden jedes Jahr zirka 1500 Hepatitis-A-Fälle gemeldet; die Mehrzahl hat sich im Ausland infiziert. Damit rangiert Hepatitis A laut Robert Koch-Institut an erster Stelle der Reise-Infektionskrankheiten.

? Wie lange ist Hepatitis A ansteckend?

Eine Ansteckungsgefahr besteht bereits ein bis zwei Wochen vor Auftreten der ersten Krankheitszeichen und dauert ein bis zwei Wochen nach Beginn der Hepatitis A an.

? Was schützt im Ausland noch vor Hepatitis A?

Oberstes Gebot ist die Einhaltung allgemeiner Hygienemaßnahmen (→ Seite 244).

? Wie lange hält der Impfschutz an?

Nach derzeitiger Datenlage mindestens 10 Jahre.

? Ich habe mich vor 20 Jahren passiv gegen Hepatitis A immunisieren lassen. Bin ich noch geschützt?

Nein. Bis zur Einführung der Aktivimpfung Anfang der 1990er-Jahre war die Passivimpfung mit Immunglobulin G zwar die einzige Möglichkeit zur Hepatitis-A-Prophylaxe. Da sie aber maximal vier Monate schützt, erfolgt sie heute kaum noch.

? Eine enge Kontaktperson ist akut an Hepatitis A erkrankt. Was kann ich tun, um mich nicht anzustecken?

Wichtigste Maßnahme ist die sorgfältige Handhygiene mit desinfizierenden Seifen und einer Bürste. Im Idealfall steht für den Erkrankten eine eigene Toilette bereit. Ansonsten sollte die Toilette nach jedem Gang gründlich desinfiziert werden. Kochen Sie Bettwäsche, Handtücher und andere vom Erkrankten benutzte Wäsche möglichst aus. Unter Umständen sollten Sie sich außerdem impfen lassen.

? Ich weiß nicht, ob ich schon einmal Hepatitis-A-infiziert war. Wie kann ich das herausfinden?

Eine einfache Blutuntersuchung zum Nachweis von schützenden Antikörpern kann darüber Aufschluss geben.

Pro und Kontra

Für eine Impfung spricht ...

... dass Sie einen längeren Aufenthalt in einem (sub-)tropischen Land oder in einem anderen Risikogebiet planen.

... dass Sie zu einer Risikogruppe gehören (→ Seite 260).

... dass Sie Kontakt zu einem Hepatitis-A-Erkrankten haben und über keinen Immunschutz verfügen.

Gegen eine Impfung spricht ...

... die Möglichkeit, dass Nebenwirkungen auftreten.

... dass Sie weder einer Risikogruppe angehören noch einen längeren Aufenthalt in einem Risikogebiet planen.

Japanische Enzephalitis

- Wird bei mehrwöchigem Aufenthalt in einem Risikogebiet als Reiseimpfung empfohlen
- **Basisimpfung:** Zur Grundimmunisierung sind drei Impfungen jeweils am 1., 7. und 30. Tag erforderlich. Zur Schnellimmunisierung kann auch am 1., 7. und 14. Tag geimpft werden. (Diese Angaben beziehen sich auf einen ausländischen Impfstoff, der hierzulande besonders oft verabreicht wird.)
- **Auffrischimpfung:** Eine erste Auffrischimpfung wird nach zwei bis drei Jahren empfohlen.

Die Erkrankung

Die Japanische Enzephalitis ist eine hierzulande wenig bekannte Virusinfektion, die überwiegend in asiatischen Ländern, neuerdings aber auch in einigen Gebieten Australiens eine Rolle spielt. In 90 Prozent der Fälle bleibt die Infektion symptomlos, allenfalls treten grippeähnliche Symptome auf. Bricht die Erkrankung jedoch aus, ist der Verlauf in der Regel schwer und endet oft tödlich. Zudem besteht die Gefahr für Dauerschäden: Bis zu 40 Prozent der Betroffenen tragen geistige und körperliche Behinderungen davon, etwa Störungen der Motorik bis hin zu Lähmungen der Extremitäten; auch Wesensveränderungen sind möglich.

Erste Krankheitszeichen der Japanischen Enzephalitis sind hohes Fieber, heftige Kopfschmerzen und Erbrechen. Innerhalb von drei bis vier Tagen gesellen sich dazu Benommenheit und Bewusstlosigkeit bis hin zu Koma, Krampfanfällen und Lähmungen. Die intensivmedizinische Überwachung in einer Klinik zielt darauf ab, die Vitalfunktionen stabil zu halten. Weil es jedoch keine spezifische Behandlung für die Japanische Enzephalitis gibt, kann dem Betroffenen aus medizinischer Sicht kaum geholfen werden.

Wie hoch ist die Wahrscheinlichkeit zu erkranken?

Für Touristen, die sich nur kurze Zeit in einem Verbreitungsgebiet aufhalten, ist die Gefahr gering. Das Infektionsrisiko erhöht sich jedoch, wenn die Reise länger als vier Wochen dauert und in ländliche Regionen führt, in denen vor allem Reis angebaut wird. Ebenso spielen klimatische Bedingungen eine Rolle: Während der Regenzeit und bei überwiegend feuchtwarmen Klima vermehren sich Culexmücken, einer der Überträger der Japanischen Enzephalitis, besonders rasch.

Wie wird die Erkrankung übertragen?

Der Erreger der Japanischen Enzephalitis findet sich als Parasit vor allem bei Schweinen, Pferden und wild lebenden Vögeln. Wird das Virus von Stechmücken (vor allem Culex- oder Mansinamücken) aufgenommen, kann es auf den Menschen übertragen werden. Weil die befallenen Tiere in der Regel nicht selbst erkranken, lässt sich bei ihnen eine Infektion kaum feststellen. Allein schon deshalb sind die Erreger der Japanischen Enzephalitis nur schwer auszurotten.

Wann treten die ersten Symptome auf?

Die Zeit zwischen der Infektion und dem Beginn der Symptome beträgt 5 bis 15 Tage.

Besteht die Gefahr eines tödlichen Verlaufs?

Bei Ausbruch der Erkrankung verläuft diese in 25 Prozent der Fälle tödlich; vor allem erkrankte Kinder und ältere Menschen haben eine ungünstige Prognose.

Die Impfung

Welcher Impfstoff wird eingesetzt?

Es stehen verschiedene ausländische Impfstoffe mit jeweils unterschiedlicher Zusammensetzung zur Verfügung. In Deutschland wird derzeit hauptsächlich ein Totimpfstoff eingesetzt, der in Japan entwickelt wurde. Er enthält abgetötete

Japanische-Enzephalitis-Viren, die aus dem Gehirn von Mäusen gewonnen und mit Formaldehyd gereinigt werden. Der Impfstoff ist in Deutschland zwar nicht zugelassen, kann aber über internationale Apotheken bezogen werden.

Welche Zusätze sind im Impfstoff enthalten?

Die meisten Impfstoffe enthalten neben Spuren von Formaldehyd unter anderem Thiomersal und Gelatine.

Wie hoch ist die Schutzrate?

Die Schutzrate wird im Allgemeinen mit rund 91 Prozent angegeben. Es gibt aber auch Quellen, die den Impfstoffen nur eine 80-prozentige Wirksamkeit bescheinigen.

Für welches Gebiet kann eine Impfung sinnvoll sein?

Die Japanische Enzephalitis tritt vor allem in ländlichen Gebieten Südostasiens auf, in denen Reis angebaut wird. Das Auswärtige Amt nennt folgende Länder, in denen vor allem während der Regenzeit beziehungsweise in feuchtwarmen Monaten ein erhöhtes Infektionsrisiko besteht: China, Taiwan, Japan, Indien, Sri Lanka, Pakistan, Nepal, Thailand, Myanmar, Ostsibirien, Guam, Laos, Kambodscha, Vietnam, Philippinen, Korea, Bangladesch, Indonesien, Malaysia, Brunei, Papua-Neu-Guniea und Nord-Australien.

Können auch Kinder geimpft werden?

Kinder können ab dem zweiten Lebensjahr gegen die Japanische Enzephalitis geimpft werden. Bis zum vollendeten dritten Lebensjahr erhalten sie dabei jeweils nur eine halbe Impfdosis.

T TIPP

Ob auch im Reiseland Ihrer Wahl die Gefahr einer Infektion mit Japanischer Enzephalitis besteht, können Sie bei einem Tropeninstitut oder dem entsprechenden Konsulat erfragen.

Wann beginnt der Impfschutz?

Die Schutzwirkung setzt frühestens 14 bis 21 Tage nach der zweiten Impfung ein; deshalb sollte die letzte Impfung spätestens zehn Tage vor Beginn der Reise verabreicht werden.

Wer sollte geimpft werden?

Es sollten sich alle Reisende impfen lassen, die einen längeren Aufenthalt von mindestens vier Wochen in der ländlichen Region eines Risikogebiets (→ Seite 265) planen.

Wann sollte nicht geimpft werden?

- Besteht eine behandlungsbedürftige Erkrankung, sollte erst zwei Wochen nach vollständiger Genesung geimpft werden. Banale Erkältungen stellen keinen Hinderungsgrund dar.
- Patienten mit akut-entzündlichen oder chronisch-entzündlichen Erkrankungen des Zentralnervensystems dürfen sich nicht impfen lassen.
- Ist eine Allergie (etwa gegen Insektengift) bekannt, ist schon einmal eine Nesselsucht (Urtikaria) aufgetreten oder wird eine Überempfindlichkeit gegen Nagetier-Proteine beziehungsweise Proteine aus Nervenzellen vermutet, sollte nicht geimpft werden.
- Kam es bei einer vorangegangenen Impfung zu einer allergischen Reaktion auf Bestandteile des Impfstoffs oder ist eine Allergie oder Überempfindlichkeit gegen einen anderen der im Impfstoff enthaltenen Bestandteile bekannt, sollte von einer (weiteren) Impfung abgesehen werden.
- Kinder unter zwölf Monaten dürfen nicht geimpft werden.
- Das Gleiche gilt für Schwangerschaft und Stillzeit.
- Besteht eine chronische Erkrankung oder eine angeborene beziehungsweise erworbene Immunschwäche, sollten Nutzen und Risiken der Impfung sorgfältig abgewogen werden.

Welche Nebenwirkungen sind bekannt?

Der Impfstoff ist mäßig verträglich. In bis zu 30 Prozent kommt es zu Lokalreaktionen mit Rötungen und schmerzhaften Schwellungen im Bereich der Impfstelle. Weitere häufige Begleiterscheinungen (bei etwa zehn Prozent) sind vorübergehende Allgemeinbeschwerden wie Fieber, Frösteln, Kopf- und Gliederschmerzen, Schwäche, Bauchschmerzen, Übelkeit und Erbrechen in den ersten vier Tagen nach der Impfung. Auch allergische Reaktionen wie Nesselsucht oder eine Schwellung der Kehlkopfschleimhaut sind häufig; im Extremfall kann sich infolge der Impfung ein anaphylaktischer Schock entwickeln. In Einzelfällen wurden Hirnhautentzündungen (Meningitis) und andere Schädigungen des Nervensystems beobachtet.

Häufige Fragen

? Gibt es noch andere Impfstoffe gegen die Japanische Enzephalitis?

Ja, verschiedene asiatische Länder haben eigene Impfstoffe – zumeist Totimpfstoffe – entwickelt, von denen ein Großteil auch in Europa erhältlich ist. Da sie in Deutschland jedoch nicht zugelassen sind, müssen sie über internationale Apothe-

TIPP

Das Auswärtige Amt empfiehlt nach der Impfung gegen die Japanische Enzephalitis Folgendes:

- Verzichten Sie in den ersten 48 Stunden nach der Impfung auf (übermäßigen) Alkoholgenuss.
- Solange eine Impfreaktion im Bereich der Einstichstelle besteht, sollten Sie weder Sport noch andere außergewöhnliche körperliche Anstrengungen unternehmen.
- Bis zu 17 Tage nach einer Impfung ist eine allergische Reaktion möglich. Halten Sie sich deshalb zumindest in den ersten zehn Tagen nach einer Impfung in Gebieten mit rascher medizinischer Versorgung auf.

ken aus dem Ausland importiert werden. Derzeit steht zudem ein neuer Impfstoff vor der Zulassung, der in Europa entwickelt wurde. Er muss nur zweimal verabreicht werden, soll eine höhere Wirksamkeit haben und besser verträglich sein.

? Kann ich mich von jedem Arzt impfen lassen?

Am besten lassen Sie sich von einem Tropenmediziner impfen, der über ausreichende Erfahrung in Umgang und Dosierung mit den importierten Impfstoffen verfügt.

? Wir planen eine Hotelurlaub in Malaysia. Müssen wir uns impfen lassen?

In diesem Fall ist eine Impfung gegen Japanische Enzephalitis normalerweise nicht notwendig.

? Was kann ich sonst noch tun, um mich vor einer Infektion zu schützen?

Beachten Sie unbedingt die allgemeinen Mückenschutzmaßnahmen (→ Seite 254). Da die Mücken nachtaktiv sind, sollten Sie während eines Aufenthalts im Freien spätestens ab der Dämmerung so bekleidet sein, dass möglichst alle Hautstellen bedeckt sind. Alternativ reiben beziehungsweise sprühen Sie sich sorgfältig mit einem Mückenmittel (Repellent) ein.

Pro und Kontra

Für eine Impfung spricht ...

... dass Sie einen mindestens vierwöchigen Aufenthalt in einem Risikogebiet planen.

... dass Sie als Rucksackreisender überwiegend in ländlichen Regionen von Risikogebieten unterwegs sind.

Gegen eine Impfung spricht ...

... die Möglichkeit, dass Nebenwirkungen auftreten.

... dass Ihr Aufenthalt in einem Risikogebiet nur ein paar Tage dauert.

Typhus

- Wird bei Aufenthalt in einem Risikogebiet als Reiseimpfung empfohlen
- **Basisimpfung:** Bei der Spritzimpfung ist zur Grundimmunisierung eine Impfdosis erforderlich. Die Schluckimpfung erfordert die dreimalige Einnahme, und zwar jeweils am ersten, dritten und fünften Tag.
- **Auffrischimpfung:** Bei der Spritzimpfung wird eine Auffrischung nach drei Jahren empfohlen. Die Schluckimpfung schützt zwar mindestens zwei Jahre, sollte nach Angaben des Herstellers jedoch nach einem Jahr aufgefrischt werden.

Die Erkrankung

Typhus (Typhus abdominalis) ist eine schwere bakterielle Infektionskrankheit, die durch Salmonella-typhi-Bakterien hervorgerufen wird. In Ländern mit niedrigem Hygienestandard stellt Typhus ein ernstes Problem dar und sorgt regelmäßig für Massenerkrankungen. In Mitteleuropa sind einheimische Erkrankungen dagegen inzwischen selten; meist handelt es sich um eingeschleppte Infektionen von Ferntouristen. Typischerweise setzt nach ersten unspezifischen Symptomen wie Abgeschlagenheit, Gliederschmerzen und trockenem Husten ein langsam ansteigendes (treppenförmiges), dann über mehrere Tage anhaltendes hohes Fieber (> 40 °C) ein, das oft von Benommenheit und einem verlangsamten Herzschlag, aber nie von Schüttelfrost begleitet wird. In der zweiten Woche kommt es nach anfänglicher Verstopfung zu starken grünlichen (erbsenbreiartigen), blutigen Durchfällen; oft zeigen sich auch hellrosa Flecken auf der Bauch- und Brusthaut. Zwischenzeitlich kann das Fieber stark schwanken. Insgesamt dauert es meist drei Wochen und länger, bis das Fieber vollständig abgeklungen ist. Lebensbedrohlich wird die Erkrankung, wenn sich Komplikationen einstellen, wie sie häufig in der dritten Krankheitswoche auftreten. Häufigste Folgeerscheinungen sind Darmblutungen und ein Darmdurchbruch. Ist das Gehirn beteiligt, können sich eine Hirnschwellung, ein Hirnabszess oder eine Hirnhautentzündung (Meningitis) entwickeln. Aber auch Knochenmarkentzündungen, Herzmuskel- oder Lungenentzündungen, gelegentlich sogar eine Blutvergiftung mit Nieren- und Herz-Kreislauf-Versagen kommen vor. Wird möglichst früh eine hoch dosierte Behandlung mit Antibiotika eingeleitet, kann das Komplikations- und Sterberisiko deutlich gesenkt werden. Leider wird immer häufiger beobachtet, dass bislang wirksame Antibiotika nicht mehr greifen, weil die Bakterien gegen sie resistent geworden sind.

Wie hoch ist die Wahrscheinlichkeit zu erkranken?

In Afrika und Südostasien ist Typhus immer noch weit verbreitet. Werden entsprechende hygienische Verhaltensmaßnahmen eingehalten, ist das Risiko für Fernreisende jedoch gering.

Wie wird die Erkrankung übertragen?

Häufigster Übertragungsweg ist der Genuss von infiziertem Trinkwasser oder Nahrungsmitteln (wie Fisch, Gemüse, Salate). Da die Erkrankten – mitunter sogar Gesunde nach durchgemachter Erkrankung (Dauerausscheider) – die Erreger über den Darm ausscheiden, kann auch der direkte Kontakt mit erregerhaltigem Kot eine Infektion hervorrufen, wenn dieser etwa über die Hände in den Mund gelangt (Schmierinfektion).

Wann treten die ersten Symptome auf?

Die Zeit zwischen der Infektion und dem Beginn der Symptome beträgt etwa 3 bis 60 Tage, meist jedoch 8 bis 14 Tage.

Besteht die Gefahr eines tödlichen Verlaufs?

Bei rechtzeitig eingeleiteter Behandlung beträgt die Sterblichkeitsrate etwa ein Prozent. Bleibt die Therapie aus, verläuft die Erkrankung bei fünf bis sieben Prozent tödlich.

Die Impfung

Welcher Impfstoff wird eingesetzt?

Es stehen zwei Impfstofftypen zur Verfügung, die jeweils auf einem anderen Prinzip beruhen: ein Lebendimpfstoff zum Einnehmen (»Schluckimpfung«) und ein Totimpfstoff (Polysaccharidimpfstoff) zum Spritzen. Der Lebendimpfstoff besteht aus abgetöteten Keimen und Typhuserregern, die durch Mutationen in den Zellkulturen abgeschwächt (attenuiert) wurden. Er wird in Kapselform eingenommen. Der Totimpfstoff enthält gereinigte Kapselbestandteile (Polysaccharide) der Typhuserreger. Neben den Einzelimpfstoffen sind in Deutschland zwei Kombinationsimpfstoffe gegen Typhus und Hepatitis A zugelassen.

Welche Zusätze sind im Impfstoff enthalten?

Der Lebendimpfstoff enthält unter anderem Vitamine und Zucker, ein Bestandteil der Totimpfstoffe ist Phenol.

Wie hoch ist die Schutzrate?

Die Angaben zur Schutzrate beider Impfformen sind uneinheitlich und liegen zwischen 50 und 70 Prozent.

Für welches Gebiet kann eine Impfung sinnvoll sein?

Das Robert Koch-Institut empfiehlt eine Impfprophylaxe, wenn Reisen in bestimmte Gebiete in Asien, Südarmerika und Nordafrika anstehen. In den letzten Jahren handelte es sich bei fast allen gemeldeten Typhusfällen um in Deutschland eingeschleppte Infektionen aus Indien, Pakistan, Nepal, Türkei, Indonesien und Tunesien.

Können auch Kinder geimpft werden?

Der Lebendimpfstoff (Schluckimpfung) ist ab dem Alter von einem Jahr zugelassen. Allerdings werden die Impfkapseln Kindern unter drei Jahren nur ungern verabreicht. Der Polysaccharidimpfstoff zum Spritzen ist bei Kindern unter zwei Jahren nicht wirksam und wird deshalb erst ab dem dritten Lebensjahr empfohlen. Die beiden erhältlichen Hepatitis-A-Typhus-Kombinationsimpfstoffe sind erst ab einem Alter von 15 beziehungsweise 16 Jahren zugelassen.

Wann beginnt der Impfschutz?

Bei der Schluckimpfung besteht nach etwa zehn Tagen ein ausreichender Impfschutz; bei der Spritzimpfung kann es bis zu 14 Tage dauern. Deshalb sollte die Impfung mindestens zwei Wochen vor Reisebeginn vorgenommen werden.

Wer sollte geimpft werden?

Es sollten sich alle Reisende impfen lassen, die einen Aufenthalt in einem Gebiet mit Typhusrisiko (→ Seite 271) planen. Außerdem wird eine Impfung empfohlen, wenn Sie mit einem Dauerausscheider in einem Haushalt leben oder aufgrund Ihrer beruflichen Tätigkeit Kontakt mit erregerhaltigem Material haben (zum Beispiel in einem Labor).

Wann sollte nicht geimpft werden?

- Besteht eine behandlungsbedürftige Erkrankung, sollte erst zwei Wochen nach vollständiger Genesung geimpft werden. Banale Erkältungen stellen dagegen keinen Hinderungsgrund für eine Impfung dar.
- Kam es bei einer vorangegangenen Impfung zu einer allergischen Reaktion auf Bestandteile des Impfstoffs oder ist eine Allergie oder Überempfindlichkeit gegen einen der im Impfstoff enthaltenen Bestandteile bekannt, sollte von einer (weiteren) Impfung abgesehen werden.

T TIPP

Informationen über das aktuelle Vorkommen von Typhus an Ihrem Reiseziel erhalten Sie bei Tropeninstituten oder dem Konsulat des entsprechenden Landes.

W WICHTIG

Bei einer angeborenen oder erworbenen Immunschwäche sowie bei einer behandlungsbedingten Unterdrückung des Immunsystems kann die Impfwirkung des Polysaccharidimpfstoffs eingeschränkt sein.

- Bei einer angeborenen oder erworbenen Immunschwäche, aber auch, wenn mit Medikamenten zur Hemmung des Immunsystems (wie Kortison) behandelt wird, darf keine Schluckimpfung erfolgen.
- Für Personen mit einer Thrombozytopenie ist die Spritzimpfung nur eingeschränkt zu empfehlen beziehungsweise sollte sie nur dann durchgeführt werden, wenn aus ärztlicher Sicht nichts dagegenspricht.
- Säuglinge unter zwölf Monaten dürfen nicht geimpft werden.
- In der Schwangerschaft und Stillzeit sollte vorsichtshalber auf eine Impfung verzichtet werden – es sei denn, es besteht ein unvermeidbares Infektionsrisiko.

Welche Nebenwirkungen sind bekannt?

Die Impfstoffe scheinen nur mäßig gut verträglich zu sein. Als häufige Nebenwirkungen werden Lokalreaktionen mit Rötungen und schmerzhaften Schwellungen im Bereich der Impfstelle genannt, aber auch Beschwerden des Magen-Darm-Trakts wie Übelkeit, Bauchkrämpfe und Durchfall sowie Juckreiz am ganzen Körper. Bei der Schluckimpfung treten zudem gelegentlich Störungen des Allgemeinbefindens auf, etwa Fieber, Kopf- und Gliederschmerzen.

Sehr selten kommt es nach der Verabreichung beider Impfstoffe zu allergischen Reaktionen (vor allem Nesselsucht), die sich meist unmittelbar nach der Impfung zeigen; im Extremfall kann sich infolge der Impfung ein anaphylaktischer Schock entwickeln. Auch Gelenkentzündungen wurden im Zusammenhang mit der Typhusimpfung beobachtet.

Häufige Fragen

? Ist Typhus immer noch eine häufige Erkrankung?

Ja. Weltweit kommt es Schätzungen zufolge jährlich zu 22 Millionen Erkrankungsfällen, 200 000 Erkrankte sterben jedes Jahr. Hierzulande ist Typhus jedoch selten geworden: Während in den 1950er-Jahren noch mehr als 10 000 Typhuserkrankungen pro Jahr registriert wurden, waren es in den letzten Jahren im Durchschnitt weniger als 100 – und von diesen Fällen wurden mindestens drei Viertel importiert.

? Wie lange ist Typhus ansteckend?

Die Ansteckungsgefahr startet ungefähr eine Woche nach Auftreten der ersten Krankheitssymptome mit Beginn der Erregerausscheidung im Stuhl. Die Erreger können dann über Wochen ausgeschieden werden, auch wenn die Krankheitssymptome schon längst abgeklungen sind. In zwei bis fünf Prozent der Fälle bleibt dies permanent so, ohne dass der Betroffene Symptome zeigt (Dauerausscheider).

? Schützt die Impfung auch gegen Paratyphus?

Nein, gegen Paratyphus, der durch Salmonella paratyphi verursacht wird, gibt es keinen Impfstoff. Der Übertragungsweg ist zwar der Gleiche wie bei Typhus abdominalis und auch das Krankheitsbild ist ähnlich; der Verlauf ist jedoch gelegentlich milder und die Gefahr für Komplikationen insgesamt etwas geringer. Am besten schützen Sie sich vor einer Paratyphus-Infektion, indem Sie die gleichen Verhaltensregeln wie die zur Vorbeugung eines Typhus beherzigen (→ Seite 275).

? Bin ich nach einer durchgemachten Erkrankung immun gegen den Typhus?

Nein, Sie können auch dann immer wieder erkranken, wenn Sie schon einmal Typhus hatten. Lediglich im ersten Jahr nach der Erkrankung besteht ein gewisser Immunschutz.

? Ich möchte eine Schluckimpfung gegen Typhus durchführen lassen. Was muss ich beachten?

Wichtig ist, dass Sie unmittelbar vor, während und drei Tage nach der Impfung keine Malariamittel, Antibiotika oder Abführmittel einnehmen – dies würde den Impfeffekt stark beeinträchtigen. Um Einnahmefehler zu vermeiden, halten Sie sich zudem genau an die Vorgaben des Arztes und beachten Sie die Angaben zur richtigen Lagerung der Kapseln. Nehmen Sie die Kapseln jeweils eine Stunde vor dem Essen ein.

? Was kann ich sonst noch tun, um mich vor einer Typhusinfektion zu schützen?

Typhus wird meist über Trinkwasser übertragen. Deshalb sollten Sie auf Fernreisen kein Leitungswasser oder daraus hergestelltes Eis für Getränke zu sich nehmen. Auch rohe oder nicht ausreichend erhitzte Speisen wie Blatt- und Feinkostsalate, Meeresfrüchte, ungeschältes Obst oder Säfte können mit Typhuserregern kontaminiert sein (→ Seite 244). Achten Sie außerdem auf intensive Hygiene im Toilettenbereich (vor allem auf häufiges Händewaschen).

Pro und Kontra

Für eine Impfung spricht ...

... dass Sie einen längeren Aufenthalt in einem Risikogebiet mit geringem hygienischem Standard planen oder unter Bedingungen reisen, durch die die Einhaltung entsprechender hygienischer Vorsichtsmaßnahmen nicht 100-prozentig gewährleistet ist.

... dass Sie mit einem Dauerausscheider zusammenleben.

Gegen eine Impfung spricht ...

... die Möglichkeit, dass Nebenwirkungen auftreten.

... dass Sie sich nur einige Tage in einem Risikogebiet aufhalten und hygienische Vorsichtsmaßnahmen beachten.

Zum Nachschlagen

Glossar

Adjuvans: Immunverstärker.

AIDS: Abkürzung für Acquired Immune Deficiency Syndrome (engl. für erworbenes Immundefektsyndrom); Krankheitsbild mit einer Vielzahl typischer Symptome, die durch eine Infektion mit dem Immundefizienz-Virus (HIV) hervorgerufen werden.

anaphylaktischer Schock: unmittelbare, oft lebensbedrohliche allergische Reaktion des Organismus, z. B. auf einen unverträglichen Impfstoff.

Angioödem: massive Schwellungen, die meistens Lidregion oder Lippen, mitunter auch andere Hautregionen und sehr selten innere Organe betreffen.

Antigene: Merkmale körperfremder Stoffe, gegen die der Organismus → Antikörper bildet.

Antikörper: Eiweißverbindungen, die nach überstandener Erkrankung vom → Immunsystem gebildet und dann ins Blut abgegeben werden und fortan gegen diese Krankheit schützen.

Antikörpertiter: Maßangabe der Labormedizin für Verdünnungen von Antikörpern zum Nachweis von Antikörpern im Blut. Der letzte Verdünnungswert, bei dem sich noch Antikörper nachweisen lassen, ist der entsprechende Titer.

Asthma bronchiale: anhaltende Entzündung der Atemwege, die mit einer Überempfindlichkeit der Bronchien einhergeht und über eine Verengung der Atemwege zu Husten und Atemnot führt.

Ataxie: Störungen der Muskelkoordination und des Gleichgewichts mit Gangstörungen (z. B. Schwanken) durch Schädigungen im Nervensystem, meist im Kleinhirn.

Autismus: angeborene, unheilbare Wahrnehmungs- und Informationsverarbeitungsstörung des Gehirns, die sich meist in Kommunikationsstörungen äußert und sich bereits im frühen Kindesalter zeigt.

Bakterien: mikroskopisch kleine, im Allgemeinen sehr widerstandsfähige einzellige Lebewesen, die über keinen festen Zellkern verfügen und sich durch einfache Querteilung fortpflanzen.

Bronchospasmus: Krampfzustand der Bronchialmuskulatur mit schwerer Atemnot.

Cri encéphalique: Stunden, im Extremfall sogar Tage anhaltendes schrilles Schreien von Säuglingen; wird vor allem in Zusammenhang mit einer Keuchhustenimpfung beobachtet.

Diabetes Typ 1: Form der Zuckerkrankheit, bei der die Inselzellen der Bauchspeicheldrüse kein Insulin mehr produzieren.

Endemiegebiet: Region, in der ein Erreger weit verbreitet bzw. ständig vorhanden ist.

Enzephalitis: lebensbedrohliche akute Entzündung des Hirngewebes.

Epidemie: zeitlich und örtlich begrenzte Häufung einer Infektionskrankheit.

Erythema exsudativum multiforme: akut-entzündliche Erkrankung der Haut, oft mit runden, blasenartigen Herden. Sind auch die Schleimhäute betroffen, besteht ein → Stevens-Johnson-Syndrom.

Glomerulonephritis: Entzündung der Nierenkörperchen; die verschiedenen Formen reichen von relativ harmlosen Verläufen ohne Einbußen der Nierenfunktion über eine chronische Form mit über Jahre zunehmender Abnahme der Nierenfunktion bis hin zu einer schweren akuten Form, die unbehandelt in Monaten zum Nierenversagen führt.

Guillain-Barré-Syndrom: akute entzündliche Erkrankung der peripheren Nerven und Nervenwurzeln, die sich vor allem in aufsteigenden Lähmungen äußert.

Hämagglutinin: ein spezielles Eiweiß (Glycoprotein) auf der Oberfläche von Influenza-Viren.

Hämophilie: Gruppe genetisch bedingter Blutgerinnungsstörungen mit Blutungsneigung.

HIV-Infektion: durch das humane Immundefizienz-Virus (HIV) ausgelöste Immunschwächekrankheit mit zunehmendem Verlust der Abwehrkräfte, was zum Krankheitsbild → AIDS führt.

Hypotone-hyporesponsive Episoden (HHE): vorübergehende zentralnervöse Symptome wie Apathie, aber auch Unruhe und schrilles Schreien bis hin zu kollapsähnlichen Kreislaufreaktionen; treten meist einige Stunden nach einer Impfung (z. B. Keuchhustenimpfung) auf.

Immundefekt: Störungen oder Fehlen von bestimmten Abwehrfunktionen des Organismus mit einer erhöhten Anfälligkeit für Infektionen. Ein Immundefekt kann als Folge einer Entwicklungsstörung der noch nicht ausgereiften Stammzellen im Knochenmark angeboren oder erworben (z. B. → HIV-Infektion) sein.

Immunität: angeborene oder erworbene Fähigkeit des Organismus, Krankheitserreger durch körpereigene Antikörper oder spezialisierte T-Zellen so zu bekämpfen, dass keine Erkrankung (mehr) ausbricht.

Immunsystem: alle Bestandteile des Organismus, die das körpereigene Abwehrsystem bilden und damit verantwortlich sind für sämtliche angeborene oder erworbene Abwehrmechanismen zum Schutz des Körpers vor Krankheitserregern und anderen körperfremden Substanzen.

Impfabstände: Zeitabstand innerhalb einer Impfserie.

Infektion: Übertragung, Haftenbleiben, Eindringen und Vermehrung von Mikroorganismen (z. B. Viren, Bakterien) im Organismus. Die Folge ist eine Erkrankung, die jedoch auch ohne Symptome und für den Infizierten unbemerkt bestehen kann.

Inkubationszeit: Zeit zwischen Ansteckung und Ausbruch einer Infektionskrankheit.

invasiv: eindringend; eine invasive Infektion beschränkt sich nicht auf die Oberfläche des Organismus (z. B. Haut, Schleimhaut), sondern breitet sich in die tieferen Gewebeschichten oder innere Organe aus.

Kombinationsimpfstoff: Kombination verschiedener Impfkomponenten.

Konjugat-Impfstoff: Impfstoffe, die zur Verstärkung der immunisierenden Wirkung an ein Trägereiweiß gebunden sind.

Kontraindikation: Gegenanzeige; Umstände, die die Anwendung eines Arzneimittels bzw. Impfstoffs verbieten.

Lumbalpunktion: Gewinnung von Gehirn-Rückenmarks-Flüssigkeit (Liquor) aus dem Liquorraum über eine im unteren Wirbelsäulenbereich eingeführte Hohlnadel.

Lupus Erythematodes: entzündliche, chronisch-schubweise verlaufende Autoimmunkrankheit, oft mit Beteiligung von Haut, Blutgefäßen, Gelenken und inneren Organen.

Makrophagen: große Fresszellen, die vor allem an der unspezifischen Immunabwehr beteiligt sind.

Mehrfachimpfstoff: → Kombinationsimpfstoff.

Meningoenzephalitis: akute lebensbedrohliche Entzündung des Hirngewebes und der Hirnhäute.

Morbus Crohn: chronisch-entzündliche, meist in Schüben verlaufende Darmerkrankung.

Multiple Sklerose: entzündliche, meist in Schüben verlaufende Erkrankung von Gehirn und Rückenmark durch herdförmige Entmarkung von Nervensträngen.

Myelitis: akute Entzündung des Rückenmarks oder des Knochenmarks (Osteomyelitis).

Nesselsucht (Urtikaria): Hautausschlag mit juckenden, weißen oder hellroten Erhabenheiten (Quaddeln).

Nestschutz: Hat eine Frau im Laufe ihres bisherigen Lebens selbst eine Infektionskrankheit durchgemacht oder wurde sie gegen diese Krankheit geimpft, gibt sie in der Schwangerschaft ihre Antikörper an ihr Kind weiter, das dann in den ersten Lebensmonaten gegen diese Erkrankung geschützt ist.

Neuritis: akute Entzündung eines Nervs, die z. B. zu Sensibilitätsstörungen oder schlaffen Lähmungen führen kann.

Pandemie: länder- und kontinentübergreifende Ausbreitung einer Infektionskrankheit.

Pap-Abstrich: Ordnungs- und Bewertungsschema zur Beurteilung der Gut- oder Bösartigkeit von Zellen aus Gebärmuttermund-, Gebärmutterhals- und Scheidenabstrichen.

Plexusneuritis: akute Nervenentzündung, die ein Nervengeflecht, z. B. den Armplexus in seiner Gesamtheit oder unter Verschonung einzelner Äste, befallen hat. Die dabei auftretenden neurologischen Symptome (z. B. Lähmungen, Sensibilitätsstörungen) folgen stets dem Versorgungsgebiet des einzelnen geschädigten Nerven.

Polysaccharid: komplexe Mehrfach- oder Vielfachzucker, bestehend aus langen Einfachzuckermolekülen.

Polysaccharid-Impfstoff: auf Zuckerbestandteilen (Polysaccharide) der Kapselhülle von Bakterien basierender Impfstoff; erzeugt bei Kleinkindern unter zwei Jahren keine ausreichende Schutzwirkung.

postvakzinal: nach der Impfung auftretend.

präklinisch: vor dem Ausbruch einer Krankheit oder dem Auftreten von Symptomen.

Prophylaxe: alle Maßnahmen, die der Verhütung von Krankheiten dienen, z. B. eine Schutzimpfung zur Vorbeugung gegen eine bestimmte Infektionskrankheit.

Reye-Syndrom: akute lebensbedrohliche Erkrankung im Kindesalter mit Ödembildung im Gehirn und einer Leberfunktionsstörung.

Riegelungsimpfung: unverzügliche Durchführung von Impfungen bei allen Personen, die direkten Kontakt zu einer Person mit einer ansteckenden Krankheit hatten.

Serokonversion: labortechnisch nachweisbare Entwicklung von Antikörpern gegen Antigene eines Fremdkörpers im Rahmen einer Immunantwort.

Slow-Virus-Infektion: Viruserkrankung, bei der zwischen Ansteckung und Ausbruch der Krankheit Jahre vergehen.

Stevens-Johnson-Syndrom: akute Hauterkrankung mit schmerzhaften Blasen im Mund-, Rachen- und Genitalbereich, hohem Fieber und Bindehautentzündung.

STIKO: aus 16 Mitgliedern bestehende Ständige Impfkommission, die ihren Sitz am Robert Koch-Institut in Berlin hat.

Stille Feiung: nicht bemerkte Infektion, die dank der körpereigenen Immunreaktion dennoch eine Immunität verleiht.

Thrombozytopenie: Verminderung von Blutplättchen (Thrombozyten), die Gerinnungsstörungen mit Blutungsneigung, z. B. an der Schleimhaut, zur Folge hat.

T-Lymphozyten: Abwehrzellen; Untergruppe von weißen Blutkörperchen, die an der Immunabwehr beteiligt sind.

Toxin: Giftstoff.

Toxoidimpfstoff: Impfstoffe, die keine Erreger oder deren Bestandteile enthalten, sondern das Gift (Toxin), das von den Bakterien gebildet wird; regelmäßige Auffrischimpfungen notwendig.

Vakzine: Impfstoff.

Viren: organische Strukturen, die kleiner und einfacher gebaut sind als → Bakterien, keinen eigenen Stoffwechsel haben und deshalb zur Fortpflanzung eine Wirtszelle benötigen.

Zytostatika: das Zellwachstum hemmende Stoffe.

Bücher, die weiterhelfen

Deutsche Gesellschaft für pädiatrische Infektiologie e.V. (DGPI): *Handbuch Infektionen bei Kindern und Jugendlichen*; München

Ehrengut, Wolfgang: *Erfahrungen eines Gutachters über Impfschäden in der Bundesrepublik Deutschland von 1955–2004*; Books On Demand, Norderstedt

Goebel, Wolfgang: *Schutzimpfungen selbst verantwortet*; aethera, Stuttgart

Hirte, Martin: *Impfen Pro & Contra*; Droemer/Knaur, München

Bücher aus dem GRÄFE UND UNZER VERLAG, München

Keicher, Ursula: *Quickfinder Kinderkrankheiten*

Schaenzler, Nicole/Bieger, Wilfried P.: *GU Kompass Laborwerte*

Schaenzler, Nicole/Koppenwallner, Christoph: *Quickfinder Symptome*

Schaenzler, Nicole/Riker, Ulf: *GU Kompass Medizinische Fachbegriffe*

Adressen, die weiterhelfen

Öffentlich empfohlene Impfungen Deutschland:

Paul-Ehrlich-Institut
Paul-Ehrlich-Str. 51–59
63225 Langen
www.pei.de
Bundesamt für Sera und Impfstoffe; selbstständige Bundesoberbehörde im Geschäftsbereich des Bundesministeriums für Gesundheit und Soziale Sicherung (BMGS). Zu seinen Aufgaben gehört u. a. die staatliche Zulassung und Überwachung von Impfstoffen sowie die Erfassung von Impfkomplikationen.

Robert Koch-Institut (RKI)
Postfach 65 02 61
D-13302 Berlin
Besucher:
Nordufer 20
13353 Berlin
www.rki.de
Bundesinstitut für Infektionskrankheiten und nicht übertragbare Krankheiten; ist direkt dem Bundesministerium für Gesundheit unterstellt. Das Robert Koch-Institut hat die Aufgabe, Konzepte zu entwickeln, die die Weiterverbreitung von Infektionskrankheiten verhindern. Dies schließt auch die Durchführung

epidemiologischer Untersuchungen und laborgestützter Analysen sowie Forschung zu Ursache, Diagnostik und Vorbeugung ein. Das Expertengremium der Ständigen Impfkommission (STIKO) mit Sitz am RKI gibt Impfempfehlungen heraus. Sie werden regelmäßig aktualisiert und den neuesten Erkenntnissen der Impfstoffforschung, aber auch der Entwicklung bestimmter Infektionskrankheiten angepasst.

Österreich:
Bundesministerium für Gesundheit, Familie und Jugend
Radetzkystr. 2
A-1030 Wien
www.bmgfj.gv.at

Schweiz:
Bundesamt für Gesundheit BAG
CH-3003 Bern
www.bag.admin.ch

Reiseimpfungen
Institut für Tropenmedizin Berlin
Spandauer Damm 130
Haus 10
14050 Berlin
www.charite.de/tropenmedizin/

Bernhard-Nocht-Institut für Tropenmedizin
Bernhard-Nocht-Str. 74
20359 Hamburg
www.bni-hamburg.de

CRM Centrum für Reisemedizin GmbH
Hansaallee 321
40549 Düsseldorf
www.crm.de

Deutsche Gesellschaft für Tropenmedizin und Internationale Gesundheit (DTG) e. V. –
Info Service
Postfach 40 04 66
80704 München
www.dtg.mwn.de

Internetadressen, die weiterhelfen

www.auswaertiges-amt.de
Unter »Reise und Sicherheit« und dort unter »Informationen des Gesundheitsdienstes« finden Sie umfassende Infos zu den Themen Reisen und Gesundheit, z. B. notwendige Impfungen.

www.dgk.de
Homepage des Deutschen Grünen Kreuzes mit einem ausführlichen Informationsteil zum Thema »Impfungen und Infektionskrankheiten«.

www.impfschaden.de
Die Seite setzt sich kritisch mit dem Thema Impfen auseinander und erwägt Pro & Kontra der empfohlenen Standard- sowie der wichtigsten Reiseimpfungen.

www.impfschutzverband.de
Selbsthilfegruppe von Impfgeschädigten und ihren Angehörigen.

www.kinderaerzte-im-netz.de
Homepage des Berufverbands der Kinder- und Jugendärzte e.V. (BVKJ), die u. a. umfassend über alle wichtigen Erkrankungen im Kindes- und Jugendalter informiert; hier können auch die aktuellen Stellungnahmen des BVKJ zum Thema Impfen nachgelesen werden.

www.who.int
Informationen zum aktuellen Infektionsgeschehen in den einzelnen Ländern (englischsprachig).

www.zecken.de
Hier finden Sie u. a. eine Übersicht über die aktuellen FSME-Risikogebiete in Deutschland und Europa sowie alles Wissenswerte zum Thema Zecken sowie zur Vorbeugung von Zeckenbissen.

Register

HÄUFIGKEITSANGABEN

Den Angaben zu Reaktionen und Komplikationen liegen in Anlehnung an internationale Klassifikationen (*European Medicines Agency – EMEA*) folgende Werte zugrunde:

Sehr häufig:	› 10 Prozent
Häufig:	1–10 Prozent
Gelegentlich:	0,1–1 Prozent
Selten:	0,01–0,1 Prozent
Sehr selten:	‹ 0,01 Prozent

Impfkalender für Säuglinge, Kinder, Jugendliche und Erwachsene

Impfstoff/ Antigenkombinationen	Alter in Monaten						Alter in Jahren				
	Geburt	2	3	4	11–14	15–23 siehe a)	5–6 siehe a)	9–11 siehe a)	12–17 siehe a)	ab 18	≥60
T *		1.	2.	3.	4.		A	A		A ******	
D/d * siehe b)		1.	2.	3.	4.		A	A		A ******	
aP/ap *		1.	2.	3.	4.		A	A			
Hib *		1.	2. c)	3.	4.						
IPV *		1.	2. c)	3.	4.			A			
HB *		1.	2. c)	3.	4.			G			
Pneumokokken **		1.	2.	3.	4.						S
Meningokokken					1. d) ab 12 Monate						
MMR ***					1.	2.					
Varizellen					1.	e)		f)			
Influenza ****											S
HPV *****									SM		

Quelle: Empfehlungen der Ständigen Impfkommission (STIKO) am Robert Koch-Institut/Stand: Juni 2008

Abkürzungen und Erläuterungen zum Impfkalender der STIKO

aP/ap: Impfung gegen Keuchhusten (Pertussis)
D/d: Impfung gegen Diphtherie
Influenza: Impfung gegen Influenza-Viren (Grippeimpfung)
HB: Impfung gegen Hepatitis B
Hib: Impfung gegen Haemophilus influenzae b
HPV: Impfung gegen humane Papillomaviren
Meningokokken: Impfung gegen Meningokokken
MMR: Impfung gegen Masern, Mumps, Röteln
Pneumokokken: Impfung gegen Pneumokokken
IPV: Impfung gegen Kinderlähmung mittels Spritze
T: Impfung gegen Tetanus
Varizellen: Impfung gegen Windpocken

A = Auffrischimpfung
G = Grundimmunisierung aller nicht geimpften Jugendlichen bzw. Komplettierung unvollständigen Impfschutzes
S = Standardimpfung
SM = Standardimpfung für Mädchen

a) Zu diesen Zeitpunkten unbedingt Impfstatus überprüfen und ggf. vervollständigen.
b) Ab 5 bzw. 6 Jahren zur Auffrischimpfung Impfstoff mit reduziertem Diphtherietoxoid-Gehalt (d) verwenden.
c) Bei monovalenter Anwendung bzw. bei der Verwendung eines Kombinationsimpfstoffs ohne Pertussiskomponente kann diese Dosis entfallen.
d) Nicht zusammen mit Pneumokokkenimpfung.
e) Bei Anwendung des Kombinationsimpfstoffs MMRV 2. Dosis gegen Varizellen erforderlich. Zwischen beiden Dosen sollten 4–6 Wochen liegen.
f) Bei nicht immunisierten Ungeimpften 1 Dosis Einzelimpfstoff bis zum vollendeten 13. Lebensjahr, danach 2 Dosen Impfstoff.

* Abstand zwischen den Impfungen der Grundimmunisierung: mind. 4 Wochen; zwischen vorletzter und letzter mind. 6 Monate.
** Pneumokokkenimpfung bis zum vollendeten 2. Lebensjahr mit Konjugatimpfstoff; Standardimpfung ab 60 Jahren mit Polysaccharid-Impfstoff und Wiederimpfung im Abstand von 6 Jahren.
*** Mindestabstand zwischen den Impfungen: 4 Wochen.
**** Jährlich mit dem von der WHO empfohlenen aktuellen Impfstoff.
***** Grundimmunisierung mit 3 Dosen für alle Mädchen zwischen 12 und 17 Jahren.
****** Jeweils 10 Jahre nach der letzten vorangegangenen Dosis.

Impressum

Programmleitung: Ulrich Ehrlenspiel
Redaktion: Barbara Fellenberg
Lektorat: Sylvie Hinderberger
Fotos: Cover: Marcel Weber, München
U4: Focus/SPL
Gestaltung und Layout: independent Medien-Design
Herstellung: Markus Plötz
Satz: Filmsatz Schröter, München
Druck und Bindung: Druckerei Auer, Donauwörth

ISBN 978-3-8338-1145-6

1. Auflage 2008

GRÄFE UND UNZER

Ein Unternehmen der
GANSKE VERLAGSGRUPPE

Umwelthinweis:
Dieses Buch wurde auf chlorfrei gebleichtem Papier gedruckt. Um Rohstoffe zu sparen, haben wir auf Folienverpackung verzichtet.

Die **GU Homepage** finden Sie im Internet unter
www.gu-online.de